CB068129

DICAS E ARMADILHAS EM
CIRURGIA DE
CABEÇA E PESCOÇO

DICAS E ARMADILHAS EM CIRURGIA DE CABEÇA E PESCOÇO

Sugestões Práticas para Minimizar Complicações

Claudio R. Cernea
*Departamento de Cirurgia de Cabeça e Pescoço,
Faculdade de Medicina da Universidade de São Paulo,
São Paulo, Brasil*

Fernando L. Dias, *Rio de Janeiro*
Dan M. Fliss, *Tel Aviv*
Roberto A. Lima, *Rio de Janeiro*
Eugene N. Myers, *Pittsburgh, Pa.*
William I. Wei, *Hong Kong*

Revisão Técnica
Ricardo R. Figueiredo
*Médico-Otorrinolaringologista
Mestrado em Cirurgia Geral – Otorrinolaringologia – pela
Universidade Federal do Rio de Janeiro
Professor Adjunto e Chefe do Serviço de Otorrinolaringologia da
Faculdade de Medicina de Valença, RJ*

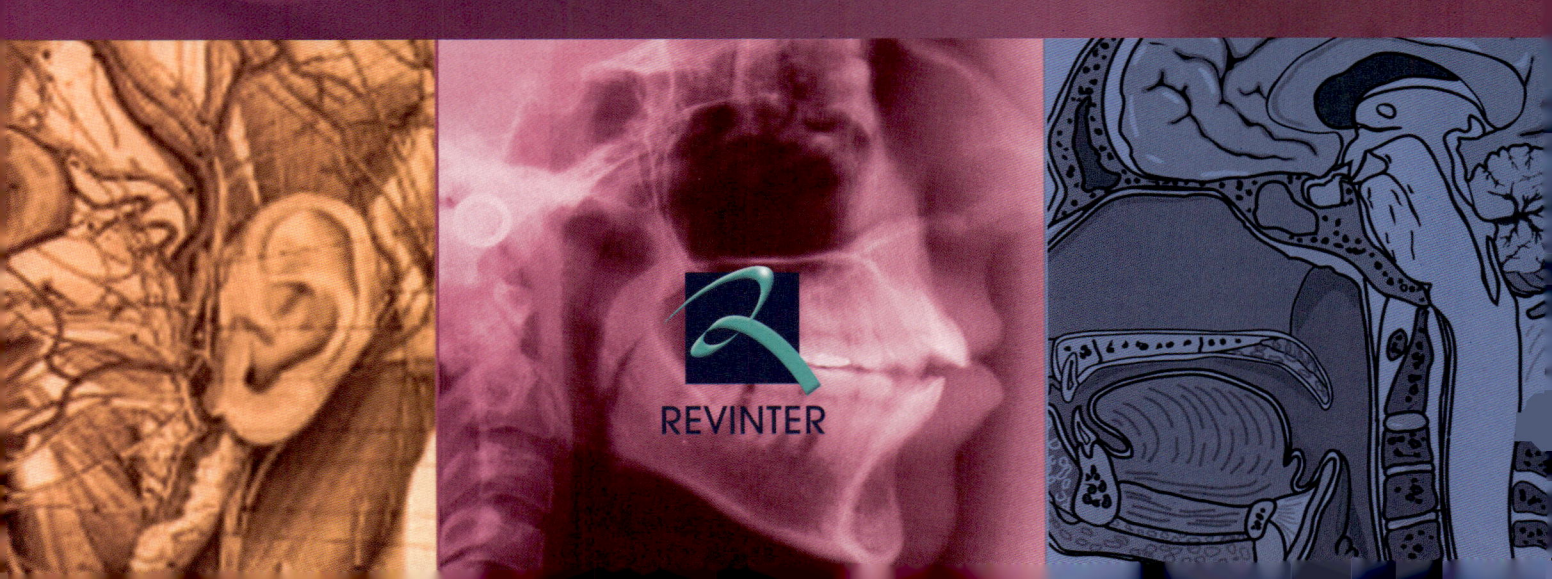

REVINTER

Dicas e Armadilhas em Cirurgia de Cabeça e Pescoço
Sugestões Práticas para Minimizar Complicações
Copyright © 2011 by Livraria e Editora Revinter Ltda.

ISBN 978-85-372-0351-4

Todos os direitos reservados.
É expressamente proibida a reprodução
deste livro, no seu todo ou em parte,
por quaisquer meios, sem o consentimento
por escrito da Editora.

Tradução:
NELSON GOMES DE OLIVEIRA (Caps. 1.1 a 2.12, 9.3, 10.1 a 13.3)
Médico, RJ
LILIAN BROGNA STANISCIA (Caps. 3.1 a 5.4)
Tradutora, SP
MÔNICA REGINA BRITO (Caps. 6.1 a 8.10)
Tradutora, SP
RACHEL KOPIT CUNHA (Caps. 9.1 e 9.2)
Tradutora, MG
NANCY DOS REIS JUOZAPAVICIUS (Caps. 14.1 a 15.4)
Tradutora, SP

Revisão Técnica:
RICARDO R. FIGUEIREDO
Médico-Otorrinolaringologista
Mestrado em Cirurgia Geral – Otorrinolaringologia – pela Universidade Federal do Rio de Janeiro
Professor Adjunto e Chefe do Serviço de Otorrinolaringologia da Faculdade de Medicina de Valença, RJ

Nota: A medicina é uma ciência em constante evolução. À medida que novas pesquisas e experiências ampliam os nossos conhecimentos, são necessárias mudanças no tratamento clínico e medicamentoso. Os autores e o editor fizeram verificações junto a fontes que se acredita sejam confiáveis, em seus esforços para proporcionar informações acuradas e, em geral, de acordo com os padrões aceitos no momento da publicação. No entanto, em vista da possibilidade de erro humano ou mudanças nas ciências médicas, nem os autores e o editor nem qualquer outra parte envolvida na preparação ou publicação deste livro garantem que as instruções aqui contidas são, em todos os aspectos, precisas ou completas, e rejeitam toda a responsabilidade por qualquer erro ou omissão ou pelos resultados obtidos com o uso das prescrições aqui expressas. Incentivamos os leitores a confirmar as nossas indicações com outras fontes. Por exemplo e em particular, recomendamos que verifiquem as bulas em cada medicamento que planejam administrar para terem a certeza de que as informações contidas nesta obra são precisas e de que não tenham sido feitas mudanças na dose recomendada ou nas contraindicações à administração. Esta recomendação é de particular importância em conjunto com medicações novas ou usadas com pouca frequência.

Título original:
Pearls and Pitfalls in Head and Neck Surgery: Practical Tips to Minimize Complications
Copyright © 2008 by S. Karger AG

Livraria e Editora REVINTER Ltda.
Rua do Matoso, 170 – Tijuca
20270-135 – Rio de Janeiro – RJ
Tel.: (21) 2563-9700 – Fax: (21) 2563-9701
livraria@revinter.com.br – www.revinter.com.br

Autores Correspondentes por Capítulos

1.1
Dr. Orlo H. Clark, MD
UCSF/Mt. Zion Medical Center
Department of Surgery
1600 Divisadero St., Box 1674
Hellman Building, Room C-347
San Francisco 94143-1674 CA, USA
E-Mail clarko@surgery.ucsf.edu

1.2/7.2/7.10/8.9/8.10
Prof. Claudio R. Cernea
Departamento de Cirurgia de Cabeça e
Pescoço, Faculdade de Medicina da
Universidade de São Paulo
Alameda Franca, 267, conj. 21
Jardim Paulista
01422-000 São Paulo, SP, Brasil
E-Mail cerneamd@uol.com.br

1.3
Dr. Gregory W. Randolph, MD
243 Charles Street
Boston 02114 MA, USA
E-Mail
Gregory_Randolph@meei.harvard.edu

1.4/1.6
Prof. Ashok R. Shaha
Head and Neck Service
Memorial Sloan-Kettering Cancer Ctr.
Cornell Univ. Med. Center
1275 York Ave.
New York 10021 N.Y., USA
E-Mail shahaa@mskcc.org

1.5
Prof. Jean-François Henry, MD
University Hospital Marseille
Department of Endocrine Surgery
264, rue Saint-Pierre
Marseille 13385 Cedex 05, France
E-Mail
jean-francois.henry@mail.ap-hm.fr

1.7
Dr. Jeremy L. Freeman, MD, FRCSC, FACS
Mount Sinai Hospital
600 University Avenue 401
Toronto M5G 1X5, Canada
E-Mail jfreeman@mtsinai.on.ca

1.8
Dr. Erivelto M. Volpi, MD
R. das Figueiras, 551
09080-370 Santo André, SP, Brasil
E-Mail eriveltovolpi@hotmail.com

1.9
Dr. William B. Inabnet, MD, FACS
Chief, Section of Endocrine Surgery
Co-Director of New York Thyroid Center
Associate Professor of Clin. Surgery
College of Physicians and
Surgeons of Columbia University
161 Fort Washington Ave.
New York 10032 NY, USA
E-Mail wbi2102@columbia.edu

1.10
Prof. Keith S. Heller, MD, FACS
Professor and Chief of Endocrine Surgery
New York University, School of Medicine

530 First Avuene, Suite 6H
New York 10016 NY, USA
E-Mail keith.heller@med.nyu.edu

1.11
Dr. Fábio Luiz de Menezes Montenegro,
MD
Rua Apeninos, 1118, apt. 62
Paraíso
04104-021 São Paulo, SP, Brasil
E-Mail fabiomonte@uol.com.br

1.12
Dr. Alfred Simental, MD
Chief Otolaryngology,
Head and Neck Surgery
11234 Anderson St. Suite 2584
Loma Linda 92354 CA, USA
E-Mail asimenta@ahs.llumc.edu

1.13/8.1/8.4
Dr. Dan M. Fliss, MD
Department of Otolaryngology
Head and Neck Surgery
Tel-Aviv Sourasky Medical Center
6 Weizmann St.
Tel Aviv 64239, Israel
E-Mail fliss@tasmc.health.gov.il

1.14
Dr. Marcos R. Tavares, MD
Departamento de Cirurgia de Cabeça e
Pescoço
Faculdade de Medicina da Universidade de
São Paulo
Rua Joaquim Floriano, 101, conj. 601
04534-010 São Paulo, SP, Brasil
E-Mail Tavares.mr@uol.com.br

1.15
Dr. Patrick Sheahan
125 Pier View Street, No. 109
Daniel Island
Charleston 29492 SC, USA
E-Mail sheahan.patrick@gmail.com

1.16
Prof. Thomas V. McCaffrey, MD, PhD
Professor and Chair
Department of Otolaryngology
Head and Neck Surgery
University of South Florida
12902 Magnolia Drive
Suite 3057

Tampa 33612-9497 FL, USA
E-Mail Thomas.McCaffrey@Moffitt.org

2.1
Dr. Michiel van den Brekel, MD, PhD
Netherlands Cancer Institute
Plesmanlaan 121
1066 CX Amsterdam, The Netherlands
E-Mail m.vd.brekel@nki.nl

2.2
Dr. Yoav P. Talmi, MD, FACS
Chief of Head and Neck Service
The Chaim Sheba Med. Center
Tel Hashomer, Israel 52621
E-Mail yoav.talmi@sheba.health.gov.il

2.3/7.1/7.9/8.5
Prof. Fernando L. Dias, MD, FACS
Chefe do Departamento de Cirurgia de
Cabeça e Pescoço, Instituto Nacional de
Câncer
Professor de Cirurgia da Escola Médica de
Pós-Graduação
Av. Alexandre Ferreira, 190
Lagoa
2270220 Rio de Janeiro, RJ, Brasil
E-Mail fdias@inca.gov.br

2.4
Prof. Francisco Civantos, MD, FACS
Co-Director, Head and Neck Surgery
Associate Professor
Department of Otolaryngology
University of Miami
Sylvester Comprehensive Cancer Ctr.
1475 NW 12 Ave. No. 4027
Miami 33136 FL, USA
E-Mail FCivanto@med.miami.edu

2.5
Prof. Jesus E. Medina, MD
Department of Otorhinolaryngology
University of Oklahoma
Health Sciences Center
P.O. Box 26901
Oklahoma City 73190 OK, USA
E-Mail jesus-medina@ouhsc.edu

2.6
Dr. John C. O'Brien, Jr., MD
Sammons Cancer Center
Baylor University Medical Center
1004 North Washington Avenue
Dallas 75204-6416 TX, USA
E-Mail job8223@aol.com

2.7
Prof. K. Thomas Robbins, MD
Simmons Cooper Cancer Institute
at Southern Illinois University
P.O. Box 19677
Springfield 62794-9677 IL, USA
E-Mail trobbins@siumed.edu

2.8
Dr. Jonas T. Johnson
Dept. of Otolaryngology
University of Pittsburgh
Suite 500, 203 Lothrop Street
Pittsburgh 15213 PA, USA
E-Mail johnsonjt@upmc.edu

2.9a
Prof. James Cohen, MD, PhD
Department of Otolaryngology
Head and Neck Surgery
Oregon Health Sci. University
3710 SW US Veterans Hospital Road
Portland 97239 OR, USA
E-Mail James.Cohen2@VA.gov

2.9b/7.3
Dr. Randal S. Weber, MD, FACS
Department of Head and Neck Surgery
University of Texas
M.D. Anderson Cancer Center
1515 Holcombe Boulevard
Box 441
Houston 77030-4009 TX, USA
E-Mail rsweber@mdanderson.org

2.10
Dr. Rod P. Rezaee, MD, FACS
University Hospital
Case Medical Center
1110 Euclid Avenue
4th Floor Lakeside Bldg.
Cleveland 44106 OH, USA
E-Mail rod.rezaee@uhhospitals.org

2.11
Prof. Gary L. Clayman, DMD, MD
Department of Head and Neck Surgery
The University of Texas
M.D. Anderson Cancer Center
1515 Holcombe Boulevard, Unit 441
Houston 77030 TX, USA
E-Mail gclayman@mdanderson.org

2.12/4.10
Dr. Bhuvanesh Singh MD, PhD, FACS
Laboratory of Epithelial Cancer Biology
Head and Neck Service
Memorial Sloan-Kettering Cancer Ctr.
1275 York Avenue
New York 10065 NY, USA
E-Mail singhb@mskcc.org

3.1
Prof. Charles René Leemans, MD, PhD
Professor and Chairman
Department of Otolaryngology
Head and Neck Surgery
VU University Medical Center (VUmc)
P.O. Box 7075
1007 MB Amsterdam, The Netherlands
E-Mail chr.leemans@vumc.nl

3.2
Dr. Neal D. Futran, MD, DMD
Department of Otolaryngology
Head and Neck Surgery
Uni. of Washington School of Medicine
1959 NE Pacific Street, Room BB 1165
Seattle 98195-6515 WA, USA
E-Mail nfutran@u.washington.edu

3.3
Dr. Richard J. Wong, MD
Memorial Sloan-Kettering Cancer Center
Head and Neck Service, C-1069
Department of Surgery
1275 York Avenue
New York 10021 NY, USA
E-Mail wongr@mskcc.org

3.4
Dr. Matthew M. Hanasono, MD
Department of Plastic Surgery
The University of Texas
M.D. Anderson Cancer Center
1515 Holcombe Boulevard, Unit 443
Houston 77030 TX, USA
E-Mail mhanasono@mdanderson.org

3.5
Dr. Jacob Kligerman, MD
Av. Rui Barbosa, 870, apt. 901
22250-020 Rio de Janeiro, Flamengo,
Brasil
E-Mail jkligerman@uol.com.br

3.6
Dr. Sheng-Po Hao
14 F, No. 16, Alley 4, Lane 137
Min-Sheng E. Road
Taipei, Taiwan (ROC)
E-Mail shengpo@adm.cgmh.org.tw

4.1
Dr. F. Christopher Holsinger, MD, FACS
Department of Head and Neck Surgery
The University of Texas
M.D. Anderson Cancer Center
1515 Holcombe Boulevard
Box 441
Houston 77030-4009 TX, USA
E-Mail holsinger@mdanderson.org

4.2
Dr. Steven M. Zeitels, MD, FACS
Director
Center for Laryngeal Surgery and
Voice Rehabilitation
Massachusetts General Hospital
One Bowdoin Square
11th floor
Boston 02114 MA, USA
E-Mail steven@mgh.harvard.edu

4.3
Dr. Onivaldo Cervantes
Rua Estela, 515
Bloco G, conj. 81
04011-002 Vila Mariana
São Paulo, SP, Brasil
E-Mail ocervantes@uol.com.br

4.4/4.9/13.1
Dr. Eugene N. Myers
Distinguished Prof. and Emeritus Chair
Department of Otolaryngology
University of Pittsburgh
School of Medicine
The Eye & Ear Insitute, Suite 519
200 Lothrop Street
Pittsburgh 15213 PA, USA
E-Mail myersen@msx.upmc.edu

4.5/14.2
Dr. med. Roberto A. Lima, MD
Av. Armando Lombardi, 1000, bloco 2 107
22640-000 Rio de Janeiro, Brasil
E-Mail rlimamd@uol.com.br

4.6/15.4
Prof. Gregory S. Weinstein, MD, FACS
Professor and Vice Chair
The Department of Otorhinolaryngology
Head and Neck Surgery
The University of Pennsylvania
3400 Spruce Street
Philadelphia 19035 PA, USA
E-Mail
gregory.weinstein@uphs.upenn.edu

4.7
Prof. Javier Gavilán, MD
Servicio de ORL
Hospital Unviersitario La Paz
Paseo de la Castellana, 261
28046 Madrid, Spain
E-Mail jgavilan.hulp@salud.madrid.org

4.8/5.2
Prof. Dennis H. Kraus, MD
Memorial Sloan-Kettering Cancer Center
Head and Neck Service
1275 York Avenue
New York 10065 NY, USA
E-Mail krausd@mskcc.org

5.1
Dr. Abrão Rapoport
Cirurgia de Cabeça e Pescoço
Hospital Heliópolis
Rua Congeo Xavier, 276, 10º andar
04231-030 São Paulo, SP, Brasil
E-Mail arapoport@terra.com.br

5.3
Dr. Frans J.M. Hilgers, MD, PhD
Netherlands Cancer Institute
Plesmanlaan 121
1066 CX Amsterdam, The Netherlands
E-Mail f.hilgers@nki.nl

5.4/6.1/6.2/6.3/14.12
Prof. William I. Wei
Li Shu Pui Professor of Surgery
Chair in Otorhinolaryngology
Department of Surgery
University of Hong Kong Med. Ctr.
Queen Mary Hospital
Hong Kong, People's Republic of China
E-Mail hrmswwi@hkucc.hku.hk

7.4
Prof. Peter C. Neligan, MB, FRCS
University of Washington Med. Ctr.
Division of Plastic Surgery
1959 NE Pacific St.
Box 356410
Seattle 98195-6410 WA, USA
E-Mail pneligan@uwashington.edu

7.5
Dr. Richard V. Smith, MD, FACS
Department of Otorhinolaryngology
Head and Neck Surgery
3400 Bainbridge Avenue
Bronx 10467 NY, USA
E-Mail rsmith@montefiore.org

7.6
Prof. Bruce J. Davidson, MD, FACS
Professor and Chairman
Department of Otolarynology
Head and Neck Surgery
Georgetown University Medical Center
Washington 20007 DC, USA
E-Mail davidsob@georgetown.edu

7.7
Prof. Alfio José Tincani, MD
Professor de Cirurgia de Cabeça e Pescoço da
Universidade Estadual de Campinas –
UNICAMP
Rua Geraldo Trefiglio, 140
13083-793 Campinas, SP, Brasil
E-Mail alfio.jt@gmail.com

7.8
Dr. Randall P. Morton, MB, BS, MSc, FRACS
Counties-Manukau DHB, and
Auckland University
PO Box 98 743
South Auckland Mail Centre
Manukau 2240
Auckland, New Zealand
E-Mail rpmorton@middlemore.co.nz

7.11
Dr. Jeffrey D. Spiro, MD
Division of Otolaryngology/
Head and Neck Surgery
University of Connecticut Health Ctr
263 Farmington Avenue MC-6228
Farmington 06030-6228 CT, USA
E-Mail spiro@nso.uchc.edu

7.12
Dr. Kwang Hyun Kim, MD
Department of Otolaryngology
Head and Neck Surgery
Seoul National University
College of Medicine
28, Yeongeon-dong, Jongno-gu
110-744 Korea, South Korea
E-Mail kimkwang@plaza.snu.ac.kr

8.2
Dr. Fernando Walder, MD
Universidade Federal de Campinas
UNIFESP
Rua Joaquim Floriano, 397, 3º andar
04534-011 São Paulo, SP, Brasil
E-Mail fernandowalder@terra.com.br

8.3
Dr. Eduardo Vellutini
Praça Amadeu Amaral, 27/71
01327-010 São Paulo, SP, Brasil
E-Mail evellu@terra.com.br

8.6
Prof. Ehab Hanna MD, FACS
Professor and Vice Chairman
Director of Skull Base Surgery
Medical Director Head and Neck Ctr.
Department of Head and Neck Surgery
University of Texas
M.D. Anderson Cancer Center
1515 Holcombe Boulevard, Unit 441
Houston 77030-4009 TX, USA
E-Mail eyhanna@mdanderson.org

8.7
Dr. Marcos Q.T. Gomes
Praça Amadeu Amaral, 27/71
01327-010 São Paulo, SP, Brasil
E-Mail marcos@dfvneuro.com.br

8.8
Dr. Patrick J. Gullane, MB
Department of Otolaryngology
Head and Neck Surgery
200 Elizabeth Street, 8N-800
Toronto M5G 2C4, Canada
E-Mail Patrick.gullane@uhn.on.ca

9.1/9.2
Prof. James Y. Suen, MD
Professor and Chairman
Department of Otolaryngology
Head and Neck Surgery
4301 W. Markham St.
Little Rock 72205 AR, USA
E-Mail suenjamesy@uams.edu and
suenjamesy@exchange.uams.edu

9.3
Dr. Eduardo Noda Kihara
Departamento de Neurorradiologia
Intervencionista
Hospital Albert Einstein
Avenida Albert Einstein, 701
Hemodinâmica, 4º andar
05651-091 São Paulo, SP, Brasil
E-Mail kihara@einstein.br

10.1
Dr. Marcelo D. Durazzo, MD
Praça Amadeu Amaral, 47, suíte 41
01413-000 São Paulo, SP, Brasil
E-Mail durazzo@attglobal.net

10.2
Dr. Nilton T. Herter, MD
Av. Independência, 1211, sala 201
90035-075 Porto Alegre, Brasil
E-Mail nherter@uol.com.br

11.1
Dr. Nadir Ahmad
Department of Otolaryngology
Head and Neck
Vanderbilt University Medical Center
7209 Medical Center East, South Tower
1215 21st Avenue South
Nashville 37232-8605 TN, USA
E-Mail nadirahmad@hotmail.com

11.2
Dr. Ziv Gil, MD
Department of Otolaryngology
Head and Neck Surgery
Tel-Aviv Sourasky Medical Center
6 Weizmann Street
64239 Tel-Aviv, Israel
E-Mail ziv@baseofskull.org

11.3
Dr. Kerry D. Olsen, MD
Mayo Clinic Rochester
200 First Street Southwest
Rochester 55905 MN, USA
E-Mail olsen.kerry@mayo.edu

12.1
Prof. Flávio C. Hojaij, MD
Rua Padre João Manuel, 450, conj. 18
01411-001 São Paulo, SP, Brasil
E-Mail fchojaij@uol.com.br

12.2
Dr. Dorival De Carlucci, Jr., MD
Rua Padre João Manuel, 45, sala 18
Cerqueira César
01411-001 São Paulo, SP, Brasil
E-Mail decarlucci@uol.com.br

13.2
Dr. Carlos N. Lehn, MD
Chefe do Departamento de Cirurgia de
Cabeça e Pescoço
Hospital Heliópolis
Rua Joaquim Floriano, 636, apt. 22
04534-002 São Paulo, SP, Brasil
E-Mail cnlehn@terra.com.br

13.3
Prof. David W. Eisele, MD, FACS
Professor and Chairman
400 Parnassus Avenue
Suite A-730
San Francisco 94143-0342 CA, USA
E-Mail deisele@ohns.ucsf.edu

14.1
Dr. Luiz Carlos Ishida, MD
Divisão de Cirurgia Plástica da
Faculdade de Medicina da
Universidade de São Paulo
Rua Itamiami, 35
Vila Mariana
04120-100 São Paulo, SP, Brasil
E-Mail lci@uol.com.br

14.3
Dr. José Magrim, MD, PhD
Departamento de Cirurgia de Cabeça e
Pescoço e Otorrinolaringologia
Hospital AC Camargo
Rua Professor Antonio Prudente, 211
01509-900 São Paulo, SP, Brasil
E-Mail jgon13@terra.com.br

14.4
Prof. Richard E. Hayden, MD
Professor and Chair
Department of Otolaryngology
Head and Neck Surgery
5777 East Mayo Boulevard
Phoenix 85054 AZ, USA
E-Mail hayden.richard@mayo.edu

14.5
Prof. Gady Har-El, MD, FACS
Chairman, Dept. of Otolaryngology
Head and Neck Surgery
Lenox Hill Hospital, New York
Prof. of Otolaryngology & Neurosur.
State University of New York
Downstate Medical Center
Brooklyn 11201 NY, USA
E-Mail gadyh@aol.com

14.6/14.8/14.10
Dr. Julio Morais Besteiro, MD, PhD
Professor-Assistente de Cirurgia Plástica da
Faculdade de Medicina da Universidade de
São Paulo
Rua Baronesa de Bela Vista, 196
04612-000 São Paulo, SP, Brasil
E-Mail jmorais@br2001.com.br

14.7
Dr. Mark L. Urken, MD
Beth Israel Medical Center
10 Union Square East, Suite 5B
New York 10003 NY, USA
E-Mail murken@chpnet.org

14.9
Dr. Mario S.L. Galvão, MD
Departamento de Microcirurgia Reconstrutora,
Instituto Nacional de Câncer
Rua Visconde Silva, 52, suíte 1006
Botafogo, Rio de Janeiro, Brasil
E-Mail galvaorj@iis.com.br

14.11
Prof. John J. Coleman, III, MD
Professor of Surgery
Chief of Plastic Surgery
Indiana University School of Med.
Roudebush VAMC- Indianapolis
Indianapolis 46204 IN, USA
E-Mail jjcolema@iupui.edu

15.1
Dr. Paulo Campos Carneiro, MD, PhD
Departamento de Patologia,
Faculdade de Medicina da
Universidade de São Paulo
Av. Rebouças, 353, conj. 114
05401-000 Cerqueira Cesar,
São Paulo, SP, Brasil
E-Mail p.carneiro@saudetotal.com.br

15.2
Dr. Pedro Michaluart, Jr., MD
Serviço de Cabeça e Pescoço
Hospital das Clinicas da Faculdade
de Medicina da Universidade
de São Paulo
R. Dr. Enéas de Carvalho Aguiar, 255
8º andar, sala 8074
05403-900 São Paulo, SP, Brasil
E-Mail pemic@uol.com.br

15.3
Dr. Erich M. Sturgis, MD, MPH
Department of Head and Neck Surgery
and Epidemiology
The University of Texas
M.D. Anderson Cancer Center
1515 Holcombe Boulevard, Unit 441
Houston 77030-4009 TX, USA
E-Mail esturgis@mdanderson.org

Sumário

Glândulas Tireoide e Paratireoides

1.1 Como Evitar Lesão do Nervo Laríngeo Inferior 2
Jacob Moalem, Orlo H. Clark

1.2 Como Evitar Lesão do Ramo Externo do Nervo Laríngeo Superior 4
Claudio R. Cernea, Alberto R. Ferraz

1.3 Monitoramento do Nervo Laríngeo Recorrente em Cirurgia da Tireoide e Paratireoides –
Técnica do Sistema NIM 2 6
David J. Lesnik, Lenine Garcia Brandão, Gregory W. Randolph

1.4 Como Preservar as Glândulas Paratireoides durante a Cirurgia da Tireoide 8
Ashok R. Shaha, Vergilius José F. de Araújo Filho

1.5 Tireoidectomia de Complementação 10
Eveline Slotema, Jean-François Henry

1.6 Cirurgia de Bócios Intratorácicos 12
Ashok R. Shaha, James L. Netterville, Nadir Ahmad

1.7 Como Decidir a Extensão da Tireoidectomia em Doenças Benignas 14
Jeremy L. Freeman

1.8 Tireoidectomia Videoassistida Minimamente Invasiva 16
Erivelto M. Volpi, Gabrielle Matterazzi, Fernando L. Dias, Paolo Miccoli

1.9 Paratireoidectomia Videoassistida 18
William B. Inabnet

1.10 Paratireoidectomia Limitada 20
Keith S. Heller

1.11 Sugestões Práticas para o Tratamento Cirúrgico do Hiperparatireoidismo Secundário 22
Fábio Luiz de Menezes Montenegro, Rodrigo Oliveira Santos, Anói Castro Cordeiro

1.12 Paratireoidectomia Reoperatória 24
Alfred Simental

1.13 Dissecção Cervical Paratraqueal – Dicas Cirúrgicas 26
A. Khafif, L.P. Kowalski, Dan M. Fliss

1.14 Tratamento dos Linfonodos no Câncer Medular da Tireoide 28
Marcos R. Tavares

1.15 Como Tratar um Carcinoma Bem Diferenciado com Invasão do Nervo Recorrente 30
Patrick Sheahan, Jatin P. Shah

1.16 Tratamento do Câncer Invasivo da Tireoide 32
Thomas V. McCaffrey

Metástases Cervicais

2.1 Estudo Pré-Operatório do Pescoço no Carcinoma de Células Escamosas de Cabeça e Pescoço.... 34
Michiel van den Brekel, Frans J.M. Hilgers

2.2 Pescoço N0 no Câncer Oral – Aguardar e Observar.. 36
Yoav P. Talmi

2.3 Pescoço N0 no Câncer Oral – Esvaziamento Cervical Eletivo.. 38
Fernando L. Dias, Roberto A. Lima

2.4 Biópsia de Linfonodo Sentinela no Tratamento do Câncer Oral N0 40
Francisco Civantos

2.5 Esvaziamento Cervical Seletivo no Tratamento do Pescoço N+ nos Cânceres da Cavidade Oral ... 42
Jesus E. Medina, Greg Krempl

2.6 Como Tratar o XI Nervo nos Esvaziamentos Cervicais 44
Lance E. Oxford, John C. O'Brien, Jr.

2.7 Preservação do Nervo Marginal da Mandíbula em Cirurgia Cervical 46
K. Thomas Robbins

2.8 Esvaziamento Cervical Bilateral – Sugestões Práticas 48
Jonas T. Johnson

2.9a Como Tratar Linfonodos Retrofaríngeos
1. Via de Acesso Transoral 50
James Cohen, Randal S. Weber

2.9b Como Tratar Linfonodos Retrofaríngeos
2. Via de Acesso Transcervical.. 52
Randal S. Weber

2.10 Tratamento do Pescoço Linfonodo-Positivo em Pacientes Submetidos à Quimiorradioterapia..... 54
Rod P. Rezaee, Pierre Lavertu

2.11 Como Evitar Lesão do Ducto Torácico durante Ressecção Cirúrgica de
Linfonodos Nível IV Esquerdos 56
Gary L. Clayman

2.12 Quais São os Novos Conceitos em Esvaziamento Cervical Modificado Funcional?............ 58
Bhuvanesh Singh

Tumores Orais e Orofaríngeos

3.1 Como Reconstruir Pequenos Defeitos da Língua e Soalho da Boca............................... 60
Remco de Bree, C. René Leemans

3.2 Reconstrução de Grandes Defeitos da Língua e Soalho da Boca................................... 62
Neal D. Futran

3.3 Como Avaliar as Margens Cirúrgicas em Ressecções da Mandíbula............................. 64
Richard J. Wong

3.4 Como Reconstruir Defeitos da Mandíbula Anterior em Pacientes com Doenças Vasculares 66
Matthew M. Hanasono

3.5 Margens Cirúrgicas Adequadas em Ressecções de Carcinomas da Língua 68
Jacob Kligerman

3.6 Sugestões Práticas para Administrar a Osteorradionecrose Mandibular 70
Sheng-Po Hao

Tumores Laríngeos

4.1 Sugestões Práticas para a Ressecção a *Laser* do Câncer de Laringe 72
F. Christopher Holsinger, N. Scott Howard, Andrew McWhorter

4.2 Sugestões Práticas para o Tratamento Fonomicrocirúrgico de
Lesões Benignas nas Pregas Vocais 74
Steven M. Zeitels, Gerardo Lopez Guerra

4.3 Reconstrução Glótica depois da Laringectomia Parcial Vertical 76
Onivaldo Cervantes, Márcio Abrahão

4.4 Faringotomia Supra-Hióidea 78
Eugene N. Myers, Robert L. Ferris

4.5 Manobras Intraoperatórias para Melhorar o
Resultado Funcional após a Laringectomia Supraglótica 80
Roberto A. Lima, Fernando L. Dias

4.6 Sugestões Práticas para Realizar a Laringectomia Parcial Supracricóidea 82
Gregory S. Weinstein, F. Christopher Holsinger, Ollivier Laccourreye

4.7 Manobras Intraoperatórias para Melhorar os Resultados Funcionais após a
Laringectomia Total 84
Javier Gavilán, Jesús Herranz

4.8 Como Administrar a Recorrência na Área do Traqueostoma 86
Dennis H. Kraus

4.9 Estenose do Traqueostoma depois da Laringectomia Total 88
Eugene N. Myers

4.10 Como Prevenir e Tratar a Fístula Faringocutânea depois da Laringectomia 90
Bhuvanesh Singh

Câncer Hipofaríngeo

5.1 Como Tratar Pequenos Tumores Primários Hipofaríngeos com Pescoço N3 92
Abrão Rapoport, Marcos Brasilino de Carvalho

5.2 Sugestões Práticas para Reconstruir Defeitos na Laringectomia Total/Faringectomia Parcial 94
Dennis H. Kraus

5.3 Sugestões Práticas para Reabilitação da Voz depois da Faringolaringectomia 96
Frans J.M. Hilgers, Michiel van den Brekel

5.4 Como Escolher o Método Reconstrutivo depois da Faringolaringectomia Total 98
William I. Wei, Jimmy Y.W. Chan

Câncer Nasofaríngeo

6.1 Indicações para o Tratamento Cirúrgico do Câncer Nasofaríngeo 100
William I. Wei, Rockson Wei

6.2 Sugestões Práticas para a Realização de Rotação Maxilar. 102
William I. Wei, Raymond W.M. Ng

6.3 Controle das Metástases Cervicais do Carcinoma Nasofaríngeo 104
William I. Wei, W.K. Ho

Tumores das Glândulas Salivares

7.1 Sugestões Práticas para Identificar o Tronco Principal do Nervo Facial 106
Fernando L. Dias, Roberto A. Lima, Jorge Pinho

7.2 Abordagem Retrógrada do Nervo Facial – Indicações e Técnica 108
Flavio C. Hojaij, Caio Plopper, Claudio R. Cernea

7.3 Decisões Intraoperatórias de Sacrifício do Nervo Facial na Cirurgia da Parótida. 110
Randal S. Weber, F. Christopher Holsinger

7.4 Quando e como Reconstruir o Nervo Facial Excisado na Cirurgia da Parótida. 112
Peter C. Neligan

7.5 Abordagens dos Tumores de Lobo Profundo da Parótida. 114
Richard V. Smith

7.6 Adenoma Pleomórfico Recorrente de Parótida 116
Bruce J. Davidson

7.7 Como Superar as Limitações da Punção Aspirativa por Agulha Fina e
Biópsia de Congelação durante as Cirurgias para Tumores das Glândulas Salivares 118
Alfio José Tincani, Sanford Dubner

7.8 Sugestões Práticas para Poupar o Nervo Auricular Magno na Parotidectomia 120
Randall P. Morton

7.9 Indicações para o Esvaziamento Cervical Eletivo nos Cânceres de Parótida. 122
Roberto A. Lima, Fernando L. Dias

7.10 Indicações para Parotidectomia "Tática" nas Lesões Não Salivares 124
Caio Plopper, Claudio R. Cernea

7.11 Quando não Operar em um Tumor Parotídeo 126
Jeffrey D. Spiro, Ronald H. Spiro

7.12 Sugestões Práticas sobre a Excisão da Glândula Submandibular 128
Kwang Hyun Kim

Tumores da Base do Crânio

8.1 Sugestões Práticas para Acesso Subcraniano 130
Ziv Gil, Dan M. Fliss

8.2 Técnica de Translocação Facial 132
Fernando Walder

8.3 Como Tratar Grandes Defeitos Durais na Cirurgia da Base do Crânio.................... 134
Eduardo Vellutini, Marcos Q.T. Gomes

8.4 Qual É o Melhor Método para Selar o Diafragma Craniofacial?.................... 136
Ziv Gil, Dan M. Fliss

8.5 Contraindicações para a Ressecção de Tumores da Base do Crânio.................... 138
Fernando L. Dias, Roberto A. Lima

8.6 Sugestões Práticas sobre a Preservação e Exenteração Orbital.................... 140
Ehab Hanna

8.7 Sugestões Práticas para o Acesso do Seio Cavernoso.................... 142
Marcos Q.T. Gomes, Eduardo Vellutini

8.8 Como Reconstruir Grandes Defeitos da Base do Crânio.................... 144
Patrick J. Gullane, Christine B. Novak, Kristen J. Otto, Peter C. Neligan

8.9 Tratamento Cirúrgico de Tumores Recorrentes da Base do Crânio.................... 146
Claudio R. Cernea, Ehab Hanna

8.10 Tratamento de Extensas Lesões Fibro-Ósseas da Base do Crânio.................... 148
Claudio R. Cernea, Bert W. O'Malley, Jr.

Tumores Vasculares

9.1 Sugestões Práticas para Controlar Malformações Arteriovenosas Extensas.................... 150
Gresham T. Richter, James Y. Suen

9.2 Como Tratar Malformações Linfáticas Extensas.................... 152
James Y. Suen, Gresham T. Tichter

9.3 Como Lidar com Episódios de Sangramento de Emergência em Malformações Arteriovenosas.. 154
Eduardo Noda Kihara, Mario Sergio Duarte Andrioli, Eduardo Noda Kihara Filho

Tumores Congênitos

10.1 Sugestões Práticas para Tratar Cistos e Fístulas de Fendas Branquiais.................... 156
Marcelo D. Durazzo, Gilberto de Britto e Silva Filho

10.2 Como Evitar Surpresas no Tratamento do Cisto de Ducto Tireoglosso.................... 158
Nilton T. Herter

Tumores do Espaço Parafaríngeo

11.1 Como Tratar Tumores Extensos de Corpo Carotídeo.................... 160
Nadir Ahmad, James L. Netterville

11.2 Como Tratar Tumores Neurogênicos Extensos.................... 162
Ziv Gil, Dan M. Fliss

11.3 Como Escolher uma Via de Acesso Cirúrgica a uma Massa no Espaço Parafaríngeo.................... 164
Kerry D. Olsen

Infecções de Cabeça e Pescoço

12.1 Sugestões Práticas para Acessar um Abscesso Profundo do Pescoço 166
Flávio C. Hojaij, Caio Plopper

12.2 Tratamento da Fascite Necrosante 168
Dorival De Carlucci, Jr.

Traqueotomia

13.1 Minimização das Complicações na Traqueotomia 170
Eugene N. Myers

13.2 Emergência de Obstrução da Via Aérea Superior – Cricotireoidotomia ou Traqueotomia? 172
Carlos N. Lehn

13.3 Prevenção de Complicações em Traqueotomia Convencional e Traqueotomia de
Dilatação Percutânea 174
David W. Eisele

Reconstrução

14.1 Sugestões Práticas para Executar Retalho Anterolateral Microvascular da Coxa 176
Luiz Carlos Ishida, Luis Henrique Ishida

14.2 Sugestões Práticas para Executar um Retalho Deltopeitoral 178
Roberto A. Lima, Fernando L. Dias, Jorge Pinho Filho

14.3 Sugestões Práticas para Executar Retalho de Peitoral Maior 180
José Magrim, João Gonçalves Filho

14.4 Sugestões Práticas para Executar Retalho de Trapézio 182
Richard E. Hayden

14.5 Retalho Miocutâneo de Músculo Grande Dorsal para Reconstrução de Cabeça e Pescoço 184
Gady Har-El, Michael Singer

14.6 Retalho do Reto Abdominal Transversal 186
Julio Morais Besteiro

14.7 Sugestões Práticas para Executar Retalho Microvascular do Antebraço 188
Adam S. Jacobson, Mark L. Urken

14.8 Reconstrução da Mandíbula com Transferência Microvascular de Fíbula 190
Julio Morais Besteiro

14.9 Sugestões Práticas para Executar Retalho de Crista Ilíaca Microvascular 192
Mario S.L. Galvão

14.10 Retalho Escapular 194
Julio Morais Besteiro

14.11 Reconstrução de Defeitos Faringoesofágicos com Autoenxerto Livre Jejunal 196
John J. Coleman, III

14.12 Sugestões Práticas para Executar um *Pull-Up* Gástrico 198
William I. Wei, Vivian Mok

Diversos

15.1 Indicações e Limitações de Biópsia Aspirativa com Agulha Fina de Massas Cervicais Laterais 200
Paulo Campos Carneiro, Luiz Fernando Ferraz da Silva

15.2 Quando e Como Realizar uma Biópsia Aberta de Pescoço de uma Massa Cervical Lateral 202
Pedro Michaluart, Jr., Sérgio Samir Arap

15.3 Sugestões Práticas para Tratamento de Sarcomas de Cabeça e Pescoço Associados à Radiação . . 204
Thomas D. Shellenberger, Erich M. Sturgis

15.4 Sugestões Práticas para Executar Cirurgia Robótica Transoral 206
Gregory S Weinstein, Bert W. O'Malley, Jr.

Índice Remissivo 209

Prefácio

O principal objetivo deste livro é apresentar ao leitor informação muito concisa e útil sobre o que deve ou não ser feito ao lidar com situações diagnósticas e terapêuticas específicas em cirurgia de cabeça e pescoço. Este não é um livro-texto convencional, contendo uma coletânea abrangente de todo material disponível, nem é um atlas de anatomia ou técnicas cirúrgicas. Em vez disto, um grupo altamente selecionado de eminentes peritos de todo o mundo foi convidado a compartilhar suas experiências sobre assuntos-chave nas diferentes áreas da nossa especialidade. Todos concordaram em discutir, em um capítulo muito sucinto, sua visão, enfatizando dicas úteis e, particularmente, advertindo contra armadilhas potencialmente perigosas que possam afetar o diagnóstico e o tratamento dos nossos pacientes. Além disto, todos os colaboradores foram orientados a recomendar diretrizes práticas para nos ajudar no exercício cotidiano.

As diferentes seções incluem a maioria das doenças encontradas pelo cirurgião de cabeça e pescoço na prática diária: (1) glândulas tireoide e paratireoides; (2) metástases cervicais; (3) tumores orais e orofaríngeos; (4) tumores laríngeos; (5) câncer hipofaríngeo; (6) câncer nasofaríngeo; (7) tumores das glândulas salivares; (8) tumores da base do crânio; (9) tumores vasculares; (10) tumores congênitos; (11) tumores do espaço parafaríngeo; (12) infecções de cabeça e pescoço; (13) traqueotomia; (14) reconstrução e (15) diversos.

Quero agradecer a todos os autores pelos esforços em lidar, eficientemente, com seus respectivos assuntos no limitado espaço disponível. Acredito que eles fizeram um ótimo trabalho.

Desejo estender minha profunda gratidão aos coeditores Dan M. Fliss, MD, Eugene N. Myers, MD, Fernando L. Dias, MD, Roberto A. Lima, MD, e William I. Wei, MD, cuja participação foi vital neste livro, não apenas em virtude do número e da qualidade de suas contribuições, mas também por causa das suas valiosas sugestões concernentes a revisões, tópicos e autores.

Por outro lado, quero agradecer aos editores Steven Karger *(in memoriam)* e Thomas Karger, que acreditaram neste projeto e o tornaram uma realidade. Meu especial reconhecimento vai para Mrs. Elisabeth Anyawike, a Editora de Produção extremamente eficiente, que me ajudou a lidar com todas as dificuldades durante o processo de edição.

Finalmente, minha eterna gratidão à minha querida esposa, Selma S. Cernea, MD, por sua serenidade, paciência e pelo seu apoio.

Claudio R. Cernea
São Paulo

Glândulas Tireoide e Paratireoides

1.1 Como Evitar Lesão do Nervo Laríngeo Inferior

Jacob Moalem, Orlo H. Clark

University of California, Division of Endocrine Surgery, San Francisco, California, USA

DICAS

- Conhecimento detalhado das relações anatômicas e variações do nervo laríngeo inferior (NLI) são imperativos para executar com segurança tireoidectomia ou paratireoidectomia.
- Evitar ligadura em massa e permanecer tão próximo quanto possível da glândula tireoide o tempo todo.
- Identificar, definitivamente, o NLI antes de sacrificar ramos da artéria tireóidea inferior (ATI).
- Manter hemostasia meticulosa e um campo de dissecção limpo o tempo todo para excelente visualização.
- Avaliar por completo a glândula tireoide e os linfonodos adjacentes, quanto a nódulos suspeitos, antes de executar tireoidectomia ou paratireoidectomia, a fim de eliminar o potencial de reoperação.
- Considerar uma política de "você toca, você compra": abrandar as indicações de lobectomia tireóidea a qualquer tempo em que um lobo for exposto por outra razão.
- Efetuar laringoscopia direta pré-operatória em todos os pacientes com disfonia ou fatores de risco para disfunção de prega vocal unilateral prévias.

ARMADILHAS

- Lesão do NLI é até 5 vezes mais frequente em cirurgia reoperatória. Este risco é ainda mais alto ao reoperar condições malignas, em oposição a condições benignas.
- O local mais comum onde o NLI é lesado é próximo do ligamento de Berry. Pode ocorrer lesão por causa de tração excessiva, cautério, presença de NLI ramificado ou suturas hemostáticas erradamente colocadas.

Introdução

Os termos nervo laríngeo "inferior" e "recorrente" foram usados intercambiavelmente para descrever um ramo do vago torácico que faz uma alça em torno da artéria subclávia (à direita) ou do arco aórtico (à esquerda) e, a seguir, ascende para se arborizar terminalmente [1]. O NLI carrega fibras sensitivas, motoras e parassimpáticas, e se divide em ramo interno (sensitivo para as pregas vocais e subglote) e ramo externo (motor para os músculos intrínsecos da laringe exceto o cricotireóideo). Em até 70% dos casos esta ramificação é extralaríngea, predispondo um ramo do nervo à lesão. Na vasta maioria destes casos, esta bifurcação ocorre a não mais de 1,0 cm da cartilagem cricoide [2, 3].

A disfunção do NLI está entre as mais comuns, temidas e litigiosas complicações das explorações cervicais, e é associada à disfunção temporária ou permanente de prega vocal. Quando ocorre lesão bilateral, a morbidade é ainda mais dramática, muitas vezes exigindo traqueostomia.

Sugestões Práticas

1. A maioria dos autores afirma que a identificação de rotina do NLI, em oposição à sua evitação, constitui o método de escolha para reduzir a possibilidade de lesão [4].

2. Na literatura cirúrgica moderna, o NLI nunca foi descrito penetrando a fáscia da glândula tireoide. Entretanto, o nervo pode ser circundado ou desviado por um nódulo tireóideo ou por um câncer tireóideo invasivo.

3. Muitos cirurgiões usam as relações com a ATI, sulco traqueoesofágico e ligamento de Berry como marcos anatômicos para identificar o nervo. Entretanto:
   - Embora a maioria dos NLIs sejam posteriores à ATI, aproximadamente 1/3 foram identificados anteriores aos, ou se interdigitando com, seus ramos (12-32,5% e 6,5-27%, respectivamente) [3, 5].
   - Em aproximadamente 2/3 dos casos o NLI é situado dentro do sulco traqueoesofágico. Entretanto, em aproximadamente 1/3 dos casos o nervo é lateral à traqueia, e em aproximadamente 1% o nervo é anterior à traqueia [3].
   - Estudos de autópsia demonstram que o NLI é, em geral, situado dorsolateralmente ao ligamento

de Berry, a uma distância média de 3 mm [6]. Há relatos, no entanto, nos quais o nervo passa posteromedialmente ao, ou através do, ligamento de Berry [7].

4. Uma variante particularmente temida é o NLI não recorrente (NLINR). Sabendo-se que ocorre em 0,3-1,6% dos casos, NLINR é quase sempre encontrado no lado direito onde é associado à (e pode ser predito por [8]) origem anômala da artéria braquiocefálica. Digno de nota: o NLINR pode ser associado à artéria tireóidea superior (tipo A) ou à ATI (tipo B) [8]. Em qualquer dos dois casos seu curso é muito mais oblíquo (ou mesmo transverso) do que o esperado. Há dois relatos de NLINR esquerdo, ambos em associação a um arco aórtico direito [9].

5. O uso de amplificação com lupa de 2,5-3,5× ajuda a otimizar a visualização e minimizar o risco de lesão do NLI.

6. Embora cada vez mais empregada, não há evidência convincente de que o uso de rotina do monitoramento ou estimulação do NLI resulte em taxas mais baixas de lesão nervosa [10].

7. Recuperação da função é possível em casos nos quais ocorre paralisia pós-operatória apesar da identificação e preservação do NLI. Neste grupo, a recuperação de prega vocal é descrita em até 94,6% dos pacientes dentro de uma média de 31 dias [4].

Conclusão

Conforme é amplamente descrito, a tireoidectomia constantemente segura é exequível, mas depende de técnica cirúrgica meticulosa. Experiência do cirurgião, familiaridade íntima com a anatomia do NLI, amplificação e vigilância constante, todos minimizam o risco de complicações altamente mórbidas.

Referências Bibliográficas

1. Mirilas P, Skandalakis JE: Benign anatomical mistakes: the correct anatomical term for the recurrent laryngeal nerve. Am Surg 2002;68:95–97.
2. Nemiroff PM, Katz AD: Extralaryngeal divisions of the recurrent laryngeal nerve. Surgical and clinical significance. Am J Surg 1982;144:466–469.
3. Ardito G, Revelli L, D'Alatri L, et al: Revisited anatomy of the recurrent laryngeal nerves. Am J Surg 2004;187:249–253.
4. Chiang FY, Wang LF, Huang YF, et al: Recurrent laryngeal nerve palsy after thyroidectomy with routine identification of the recurrent laryngeal nerve. Surgery 2005;137:342–347.
5. Steinberg JL, Khane GJ, Fernandes CM, et al: Anatomy of the recurrent laryngeal nerve: a redescription. J Laryngol Otol 1986; 100:919–927.
6. Sasou S, Nakamura S, Kurihara H: Suspensory ligament of Berry: its relationship to recurrent laryngeal nerve and anatomic examination of 24 autopsies. Head Neck 1998;20:695–698.
7. Yalcin B, Ozan H: Detailed investigation of the relationship between the inferior laryngeal nerve including laryngeal branches and ligament of Berry. J Am Coll Surg 2006;202:291–296.
8. Toniato A, Mazzarotto R, Piotto A, et al: Identification of the nonrecurrent laryngeal nerve during thyroid surgery: 20-year experience. World J Surg 2004;28:659–661.
9. Henry JF, Audiffret J, Denizot A, et al: The nonrecurrent inferior laryngeal nerve: review of 33 cases, including two on the left side. Surgery 1988;104:977–984.
10. Dralle H, Sekulla C, Haerting J, et al: Risk factors of paralysis and functional outcome after recurrent laryngeal nerve monitoring in thyroid surgery. Surgery 2004;136:1310–1322.

Glândulas Tireoide e Paratireoides

1.2 Como Evitar Lesão do Ramo Externo do Nervo Laríngeo Superior

Claudio R. Cernea, Alberto R. Ferraz

Departamento de Cirurgia de Cabeça e Pescoço, Faculdade de Medicina da Universidade de São Paulo, São Paulo, Brasil

DICAS

- Manter em mente que o ramo externo do nervo laríngeo superior (RENLS) pode ser encontrado no campo operatório de uma tireoidectomia em 15-20% dos casos.
- Evitar ligadura em massa dos vasos do polo superior da tireoide.
- Usar monitoramento da função do nervo ou, pelo menos, um estimulador de nervo, especialmente ao efetuar uma tireoidectomia em um profissional da voz.

ARMADILHAS

- Risco de lesão do RENLS é muito mais alto em bócios grandes.
- Uso excessivo do cautério próximo ao músculo cricotireóideo (MCT) pode causar o mesmo impacto funcional sobre o desempenho vocal.

Introdução

O RENLS é o principal suprimento motor para o MCT. A contração deste músculo estica a prega vocal, especialmente durante a produção de sons de alta frequência [1]. Por essa razão, a paralisia do RENLS leva a um importante comprometimento do desempenho vocal, principalmente em mulheres e profissionais da voz.

Este nervo cruza os vasos tireóideos superiores, geralmente mais de 1 cm acima da margem superior do polo superior da tireoide, antes de alcançar o MCT, em uma região definida como o triângulo esternotireóideo [2]. Entretanto, em 15-20% dos casos ele pode cruzar os vasos mais próximo, ou mesmo inferiormente à margem. Este é o nervo tipo 2b [3] e neste caso, o nervo é mais vulnerável à lesão inadvertida durante a tireoidectomia [4]. Além disso, se a glândula tireoide estiver acentuadamente aumentada, o polo superior da tireoide é elevado, aumentando a possibilidade de um nervo tipo 2b e, consequentemente, também o risco de sua lesão [5]. Em metade dos casos que apresentaram esta complicação após tireoidectomia, ela foi permanente [4] e nenhum tratamento eficaz foi descrito até agora. Por essas razões, a prevenção de lesão do RENLS durante a tireoidectomia é fortemente aconselhada.

Sugestões Práticas

Embora, provavelmente, não seja necessário procurar ativamente o RENLS durante uma tireoidectomia de rotina na maioria dos casos, é importante manter em mente algumas situações que poderiam aumentar o risco da sua lesão e estar preparado para preveni-la:

1. De acordo com alguns autores, o RENLS tipo 2b é mais prevalente em pacientes com baixa estatura [6] e com grande crescimento da tireoide [5, 6].

2. Pedir ao seu anestesiologista para não paralisar o seu paciente.

3. Considerar o uso de algum tipo de monitoramento nervosa ou, pelo menos, um estimulador de nervo descartável simples. Se um sistema de monitoramento nervoso for empregado, o potencial observado após estimulação do RENLS, apesar de ser muito menor que o registro do nervo recorrente, é muito típico. Além disso, a contração do MCT, em resposta a um estímulo simples de 0,5 mA no RENLS é muito facilmente demonstrada no campo cirúrgico. Estas medidas são obrigatórias ao operar um profissional da voz ou dentro de um campo reoperatório.

4. Manter sempre em mente que há uma probabilidade de 15-20% de encontrar um nervo tipo 2b. Portanto, qualquer estrutura anatômica que pareça um pequeno nervo indo na direção do MCT deve ser cuidadosamente preservada.

5. Amplificação é aconselhável. Lupa cirúrgica grande angular, com lentes de amplificação 2,5-3,5 vezes ajuda a identificar o RENLS.

6. Secção do músculo esternotireóideo melhora, acentuadamente, a visualização do polo superior da tireoide sem nenhum impacto negativo sobre o desempenho vocal [7].

7. Procurar evitar ligaduras em massa do pedículo tireóideo superior. Em vez disso, identificar e ligar separadamente os ramos dos vasos tireóideos superiores. Se um bisturi harmônico ou um aparelho de fechamento for usado, certificar-se de não incluir o RENLS no instrumento.

8. A classificação anatômica do RENLS foi criada com base em um campo de tireoidectomia convencional. Entretanto, ao efetuar uma tireoidectomia videoassistida, lembrar-se de que o RENLS é grandemente aproximado do polo superior da tireoide, pois nenhuma hiperextensão do pescoço é exercida. Por outro lado, a grande amplificação oferecida pelo endoscópio ajuda a identificar e preservar o nervo em quase todos os pacientes, contanto que o cirurgião seja cônscio deste posicionamento diferente.

Conclusão

Neste capítulo, o leitor é introduzido a uma complicação frequentemente despercebida da tireoidectomia, a lesão do RENLS. A paralisia resultante do MCT muitas vezes é permanente. É importante conceber que 15-20% dos nervos podem ser encontrados durante uma tireoidectomia, e o cirurgião deve ser capaz de identificá-los, preferivelmente com monitoramento nervoso ou com um estimulador nervoso, a fim de manter sua integridade ao dissecar o polo superior da tireoide.

Referências Bibliográficas

1. Kark AE, Kissin MW, Auerbach R, et al: Voice changes after thyroidectomy: role of the external laryngeal nerve. Br Med J (Clin Res Ed) 1984;289:1412–1415.
2. Moosman DA, DeWeese MS: The external laryngeal nerve as related to thyroidectomy. Surg Gynecol Obstet 1968;127:1011–1016.
3. Cernea CR, Ferraz AR, Nishio S, et al: Surgical anatomy of the external branch of the superior laryngeal nerve. Head Neck 1992;14:380–383.
4. Cernea CR, Ferraz AR, Furlani J, et al: Identification of the external branch of the superior laryngeal nerve during thyroidectomy. Am J Surg 1992;164:634–639.
5. Cernea CR, Nishio S, Hojaij FC: Identification of the external branch of the superior laryngeal nerve (EBSLN) in large goiters. Am J Otolaryngol 1995;16:307–311.
6. Furlan JC, Cordeiro AC, Brandão LG: Study of some 'intrinsic risk factors' that can enhance an iatrogenic injury of the external branch of the superior laryngeal nerve. Otolaryngol Head Neck Surg 2003;128:396–400.
7. Cernea CR, Ferraz AR, Cordeiro AC: Surgical anatomy of the superior laryngeal nerve; in Randolph GW (ed): Surgery of the Thyroid and Parathyroid Glands. Philadelphia, Saunders-Elsevier, 2003, pp 293–299.

Glândulas Tireoide e Paratireoides

1.3 Monitoramento do Nervo Laríngeo Recorrente em Cirurgia da Tireoide e Paratireoides – Técnica do Sistema NIM 2

David J. Lesnik[a], Lenine Garcia Brandão[b], Gregory W. Randolph[a]

[a]Massachusetts Eye and Ear Infirmary, Thyroid Surgical Division, Harvard Medical School, Boston, Mass., USA
[b]Cirurgia de Cabeça e Pescoço, Hospital das Clínicas, Faculdade de Medicina da Universidade de São Paulo, São Paulo, Brasil

Dicas

- O monitoramento do nervo laríngeo recorrente (NLR) ajudará na identificação e proteção do NLR durante cirurgia tireóidea e paratireóidea, especialmente em casos difíceis ou de revisão.
- O monitor de nervo pode ser usado para localizar o NLR antes da identificação visual, acelerando a cirurgia e minimizando a dissecção nervosa.
- O monitoramento pode ser usado para prognosticar a função pós-operatória e influenciar a decisão de executar cirurgia bilateral.
- Ao usar o sistema NIM 2, atenção ao detalhe e confirmação da posição do tubo, pré-operatoriamente, são essenciais.

Armadilhas

- O monitor não é um substituto para técnica cirúrgica cuidadosa e hemostasia meticulosa.
- Estimulação negativa verdadeira do NLR não pode ser confiável até que sejam obtidas identificação definitiva e estimulação positiva do NLR.
- Nenhuma estrutura na região tireóidea lateral deve ser pinçada, ligada ou cortada até que o NLR seja identificado visual e eletricamente.

Introdução

A lesão do NLR é um risco importante associado à cirurgia da tireoide e paratireoides. Embora o déficit permanente seja raro, esta complicação pós-operatória pode levar a apreciáveis dificuldades com a fala e a deglutição. Numerosos estudos determinaram que a identificação de rotina do NLR é associada a taxas mais baixas de lesão. Por essa razão, o monitoramento do NLR representa um avanço técnico útil que pode ajudar bastante o cirurgião a identificar e proteger o NLR durante cirurgia, especialmente em casos difíceis, por exemplo, bócio grande ou tóxico, malignidade, ou casos reoperatórios.

O monitoramento do NLR tem três funções: (1) facilitar a identificação neural, (2) ajudar na dissecção neural e (3) prognosticar a respeito da função neural pós-operatória. O monitoramento pode reduzir a incidência de lesão nervosa, todavia, não é usado universalmente. Descrevemos aqui nosso método preferido de monitoramento e identificação do NLR e oferecemos algumas dicas para o sucesso.

Monitoramento Nervoso com NIM 2

Na nossa experiência, o sistema NIM 2 (Xomed NIM 2, Jacksonville, Fla., USA) é o estado da arte no monitoramento do NLR. O sistema NIM 2 emprega um tubo endotraqueal (ET) especialmente desenhado (tubo ET NIM 2 EMG), equipado com eletrodos de superfície bilaterais que estão em contato com o aspecto medial das pregas vocais verdadeiras. Um explorador estimulador estéril de mão é conectado a um monitor e este é usado para fornecer o estímulo ajustável (0,5-3 mA) ao NLR. Isto permite monitoramento passivo e evocado dos músculos tireoaritenóideos do monitor ao cirurgião durante cirurgia da tireoide ou paratireoides.

Um benefício adicional do uso do sistema NIM 2 é, muitas vezes, uma localização inicial do nervo antes da identificação visual definida. O estímulo explorador de extremidade romba pode ser usado em mais alta intensidade (p. ex., 2 Ma) para sondar o tecido mole do triângulo do NLR começando em um nível mais superficial prosseguindo para mais profundo. Esta técnica frequentemente antecipa a identificação da parte proximal do NLR sem dissecção mais extensa.

Sugestões Práticas para o Sistema NIM 2 [de 1]

1. Succinilcolina ou outros agentes paralisantes de ação curta permitem relaxamento completo para boa posição do tubo ET com retorno rápido da atividade EMG.

2. Cuidado deve ser tomado para posicionar os eletrodos de superfície na região da glote e o manguito do tubo ET na subglote.
3. Posicionar o paciente antes de fixar o tubo ET.
4. Verificar quanto à:
   a) Variação respiratória no traçado EMG básico; isto é universal e confirma bom posicionamento do tubo.
   b) Impedância de menos de 5 kΩ com *impedance imbalance* de menos de 1 kΩ.
6. Ajustes do monitor:
   a) Limiar para evento (resposta EMG): 100 µV
   b) Explorador estimulador: 1 mA.
7. Notas sobre o campo cirúrgico:
   a) Testar estimulação em um músculo pré-tireoidiano para confirmar contração e que a corrente é recebida no monitor Xomed.
   b) Identificar, visualmente, o NLR e confirmar o verdadeiro positivo antes de aceitar qualquer estimulação como negativa.

Conclusões

Monitoramento nervoso pode ajudar o cirurgião com identificação mais rápida e confiante do NLR durante cirurgia tireóidea e paratireóidea. Ele também facilitará a dissecção ao longo do NLR, o que é especialmente útil em certos casos como um NLR que se ramifica distalmente.

Se usado adequadamente, o monitoramento nervoso pode ajudar o cirurgião a evitar disfunção pós-operatória do NRL.

Bibliografia

Brandão JSN, Brandão LG, Cavalheiro BG, Sondermann A, Vitols I: Intraoperative monitoring of inferior laringeal nerve during thyroidectomies and neck dissections. XIX Congresso Brasileiro de Cirurgia de Cabeça e Pescoço, Curitiba, 2003.

Horn D, Rötzscher VM: Intraoperative electromyogram monitoring of the recurrent laryngeal nerve: experience with an intralaryngeal surface electrode. Langenbecks Arch Surg 1999;384:392–395.

Premachandra DJ, Radcliffe GJ, Stearns MP: Intraoperative identification of the recurrent laryngeal nerve and demonstration of its function. Laryngoscope 1990;100:94–96.

Randolph GW: Surgical anatomy of the recurrent laryngeal nerve; in Randolph GW (ed): Surgery of the Thyroid and Parathyroid Glands. Philadelphia, Saunders-Elsevier, 2003, pp 316–320.

Riddell V: Thyroidectomy: prevention of bilateral recurrent laryngeal nerve palsy: results of identification of the nerve in over 23 consecutive years (1946–1969) with description of an additional safety measure. Br J Surg 1970;57:1–11.

Sasaki CT, Mitra S: Recurrent laryngeal nerve monitoring by cricopharyngeus contraction. Laryngoscope 2001;111:738–739.

Satoh I: Evoked electromyographic test applied for recurrent laryngeal nerve paralysis. Laryngoscope 1978;88:2022–2031.

Thomusch O, Drawee H: Advantages of intraoperative neuromonitoring in thyroid gland operations (in German). Dtsch Med Wochenschr 2000;125:774.

Glândulas Tireoide e Paratireoides

1.4 Como Preservar as Glândulas Paratireoides durante a Cirurgia da Tireoide

Ashok R. Shaha, Vergilius José F. de Araújo Filho

Head and Neck Service, Memorial Sloan-Kettering Cancer Center, Cornell University Medical Center, New York, N.Y., USA

DICAS

- A incidência de hipoparatireoidismo temporário é de 25-30%, enquanto a incidência de hipoparatireoidismo permanente é de 2-3% e depende de certas modificações técnicas, como dissecção de pescoço, dissecção de linfonodos paratraqueais (nível VI), bócios grandes e subesternais, ou tireoidite de Hashimoto.
- Suprimento sanguíneo paratireóideo a partir da artéria tireóidea inferior e, ocasionalmente, da artéria tireóidea superior ou diretamente dos vasos tireóideos. Preservar paratireoides com suprimento sanguíneo.
- Paratireoide desvascularizada deve ser autotransplantada no músculo do pescoço. Glândulas paratireoides podem ser parecidas com linfonodos, tecido tireóideo ou gordura.

ARMADILHAS

- Sintomas de hipoparatireoidismo podem ser sutis. Entretanto, os sintomas podem se tornar sérios, especialmente com o desenvolvimento de tetania.
- Hipocalcemia grave pode ocorrer mesmo 2-3 dias após a cirurgia inicial.
- Suplemento de cálcio intravenoso pode ter toxicidade cardíaca se dado rapidamente, e pode irritar a pele se infiltrado.
- Grandes doses de cálcio oral e vitamina D podem levar à hipercalcemia iatrogênica.

Introdução

Desde que Ivor Sandstrom descreveu as glândulas paratireoides nos seres humanos, houve considerável interesse na sua função e preservação, particularmente durante a tireoidectomia total [1]. Uma das complicações sérias da tireoidectomia total é o hipoparatireoidismo temporário (25-30%) ou permanente (2-3%). A morbidade a partir do hipoparatireoidismo permanente é considerável, com uma necessidade, durante toda a vida, de cálcio e vitamina D. Estas pequenas glândulas fugidias são cruciais para sustentar boa saúde nos pacientes submetidos à tireoidectomia total. Dosagens seriadas dos níveis de cálcio e a tendência dos níveis de cálcio entre 8 e 23 horas são úteis. A análise dos níveis séricos de paratormônio também tem sido útil com relação à alta segura dos pacientes.

Técnica Cirúrgica

1. Reconhecer localizações normais e anormais das paratireoides. Elas podem, ocasionalmente, não ter descido, localizadas entre a traqueia e o esôfago, no mediastino superior, ou no interior da glândula tireoide.

2. Os ramos da artéria tireóidea inferior devem ser ligados junto à cápsula da tireoide, de modo que os diminutos ramos que suprem as glândulas paratireoides possam ser preservados [2, 3].

3. Evitar hematoma na superfície ou lesão de afastador das glândulas paratireoides. Usar eletrocautério judiciosamente. Paratireoides anteriores sobre a superfície da tireoide, recebendo seu suprimento sanguíneo diretamente da glândula tireoide, podem ser muito difíceis de preservar *in situ* e podem exigir autotransplante. Cuidado intenso deve ser aplicado a fim de identificar e preservar as glândulas paratireoides em pacientes que estejam se submetendo à tireoidectomia total com dissecção de pescoço, cirurgia de bócios volumosos e subesternais, e tireoidite de Hashimoto. Pacientes submetidos à laringofaringectomia total e à tireoidectomia total estão sob o mais alto risco de hipoparatireoidismo permanente [4].

Autotransplante de Paratireoides

Durante a cirurgia, se a glândula paratireoide parecer desvascularizada, por alteração de cor ou separação do tecido mole circundante, ela deverá ser autotransplantada depois de se confirmar, com um pequeno fragmento em corte de congelação, que se trata da glândula paratireoide. Confirmar a presença de tecido paratireóideo para evitar autotransplante de um carcinoma tireóideo metastático. A glândula paratireoide deve ser fragmentada em pequenos pedaços e autotransplantada, preferivelmente no músculo esternocleiomastóideo contralateral. Não há nenhuma necessidade de autotransplantar a glândula paratireoide no antebraço. Geralmente 60-70% das glândulas paratireoides autotransplantadas funcionarão dentro de 6-12 semanas.

Tratamento do Hipoparatireoidismo Temporário e Permanente

O paciente deve ser observado estreitamente pós-operatoriamente. Verificar níveis seriados de cálcio sérico, 8 e 23 horas pós-cirurgia. Cálcio ionizado é um parâmetro muito melhor. Se o paciente estiver assintomático, a reposição de cálcio geralmente não será sugerida. Entretanto, se os níveis de cálcio forem abaixo de 7,5 mg/dL, suplementação de cálcio deve ser considerada, uma vez que os pacientes podem desenvolver sinais e sintomas sérios de hipocalcemia. Os pacientes devem ser checados quanto aos sinais de Chvostek e Trousseau [5, 6]. Se o paciente tiver sintomas graves, é recomendado gliconato de cálcio intravenoso. Suplementação de cálcio subsequente é sugerida, juntamente com cálcio e vitamina D. Em geral, a vitamina D leva, aproximadamente, 48 horas para efeitos bioquímicos. Esses pacientes necessitarão de posologia aumentada de suplementação de cálcio, 4-6 vezes/dia. É importante checar os níveis de cálcio 48-72 horas depois dessa suplementação intensiva, a fim de evitar hipercalcemia iatrogênica. A análise dos níveis séricos de paratormônio pode ser útil.

Conclusão

Uma compreensão da anatomia das glândulas paratireoides normais, suas variações, suprimento sanguíneo e preservação durante tireoidectomia é crucial para evitar hipoparatireoidismo. Toda tentativa deve ser feita para preservar as glândulas paratireoides e seu suprimento sanguíneo, ou autotransplantá-las, se necessário. Os pacientes devem ser observados estreitamente quanto a hipoparatireoidismo e tratados expeditamente a fim de evitar sintomas graves de hipocalcemia.

Referências Bibliográficas

1. Halsted WS, Evans HM: The parathyroid glandules: their blood supply and their preservation in operations on the thyroid gland. Ann Surg 1907;46:489–507.
2. Shaha AR, Jaffe BM: Parathyroid preservation during thyroid surgery. Am J Otol 1988;19:113–117.
3. Araújo Filho VJF, Silva Filho GB, Brandão LG., Santos LRM, Ferraz AR: The importance of the ligation of the inferior thyroid artery in parathyroid function after subtotal thyroidectomy Clinics 2000;55:113–120.
4. Alveryd A: Parathyroid glands in thyroid surgery. Acta Chir Scand Suppl 1968;389:1–120.
5. Roh JL, Park CI: Routine oral calcium and vitamin D supplements for prevention of hypocalcemia after total thyroidectomy. Am J Surg 2006;192:675–678.
6. Chia SH, Weisman RA, Tieu D, Kelly C, Dillmann WH, Orloff LA: Prospective study of perioperative factors predicting hypocalcemia after thyroid and parathyroid surgery. Arch Otolaryngol Head Neck Surg 2006;132:41–45.

1.5 Tireoidectomia de Complementação

Eveline Slotema, Jean-François Henry
Department of Endocrine Surgery, University Hospital Marseille, Marseille, France

D I C A S

- Minimizar a necessidade de cirurgia reoperatória é a maneira mais eficaz de diminuir os riscos operatórios.
- Considerar cada glândula paratireoide (GP) como se fosse a última que ficou, mesmo em ressecção unilateral.

A R M A D I L H A S

- Evitar reoperações em planos dissecados previamente, não fazendo lobectomias subtotais nem enucleações.
- A avaliação de lobo contralateral por palpação está superada e é inferior à avaliação ultrassônica.

Introdução

A tireoidectomia de complementação (TC) é uma reoperação unilateral em um lobo tireóideo (LT) não operado anteriormente, a fim de evitar o risco de recorrência no lobo contralateral. A incidência de carcinoma bilateral da tireoide relatada na literatura varia de 30 a 88% [1, 2]. Nenhuma característica do tumor inicial prediz, confiavelmente, a presença de tumor no segundo lado [3], exceto a multifocalidade. A TC é recomendada em todos os pacientes com câncer diferenciado (> 10 mm) que tenham importante tecido tireóideo residual sobrando no pescoço (captação de ^{131}I > 5% em 24 horas) [2]. O uso de terapia pós-operatória com radioiodo diminui a taxa de recorrência e metástase à distância, melhorando a sobrevida quando comparada à lobectomia tireóidea unilateral [4]. Finalmente, a TC permite a vigilância tumoral por medições de tireoglobulina.

Para evitar a TC, procurar obter um diagnóstico correto antes ou durante a cirurgia inicial com citologia de aspiração com agulha fina (AAF), ultrassom pré-operatório e corte de congelação (CC). Não obstante, nem AAF nem CC são absolutamente confiáveis no diagnóstico de câncer, especialmente em lesões foliculares e oncocíticas [5]. Portanto, nas neoplasias com mais de 4 cm de diâmetro com estes resultados de AAF, pode ser considerada a tireoidectomia total profilática [2].

Sugestões Práticas para Facilitar TC

A fim de evitar reoperações em planos previamente dissecados, lobectomias unilaterais totais, sempre incluindo o istmo e a pirâmide de Lallouette, são preferidas a ressecções subtotais. Avaliação dos linfonodos durante a cirurgia inicial é importante.

Os nervos laríngeos recorrente e superior e ambas as PTs devem ser preservados na operação original. A artéria tireóidea (AT) inferior, portanto, não deve ser ligada. Uma glândula desvascularizada deve ser autotransplantada. Considerar cada GP como se fosse a única que restou, mesmo em ressecção unilateral.

Avaliação intraoperatória do lobo contralateral por palpação é inútil. A ultrassonografia é muito mais exata. Não dissecar entre o músculo esternotireóideo (MET) e a glândula tireoide. Se a palpação for julgada necessária, ela deverá ser feita entre o MET e o esterno-hióideo (MEI), a fim de evitar aderências ao longo da cápsula da tireoide [6].

Sugestões Práticas para Efetuar TC

A cronologia da TC pode contribuir substancialmente para a dificuldade cirúrgica. Dentro de 1 semana, não ocorrem aderências densas. Portanto, a reoperação deve ser realizada não depois de 5 dias pós-operatórios, ou adiada durante, pelo menos, 3 meses [7]. Psicologicamente, é melhor interesse do paciente reoperar tão logo seja possível.

Laringoscopia direta deve ser realizada em todos os casos antes da TC, pois 30-40% das paralisias de nervo laríngeo recorrente (NLR) são assintomáticas [6]. A paralisia transitória pode ser uma contraindicação temporária à reoperação. Em pacientes com paralisia definitiva de NLR, a indicação de TC necessita ser discutida com consideração do risco de paralisia bilateral de NLR e necessidade de traqueostomia. Nesses casos, monitoramento eletromiográfico do NLR é fortemente aconselhado, se não em toda cirurgia tireóidea reoperatória [8].

Preferivelmente, a cicatriz original é incisada para acesso à tireoide. Os músculos pré-tireoidianos são dissecados na linha mediana e afastados lateralmente, se não tiverem aderido ao LT como resultado da cirurgia anterior. Esta é a situação ideal. Com aderências moderadas, acesso é ganho entre o MEI e o MET. Se houver fibrose densa, pode ser usada uma via de acesso posterolateral, segundo Henry e Sebag [9].

Visualização direta do NLR é obrigatória. Em caso de aderências, o NLR deve ser identificado em uma área previamente não dissecada e, a seguir, acompanhado dentro da área dissecada. O nervo pode ser identificado inferiormente abaixo da AT inferior, no sulco traqueoesofágico e, então, acompanhado para cima, ou superiormente, depois de divisão da AT superior, com subsequente tração lateral e para baixo do polo superior da tireoide, identificado como seu ponto de entrada. Então, ele pode ser acompanhado para baixo.

Uma revisão meticulosa das anotações operatórias precedentes e da patologia quanto à possível simetria das paratireoides pode ser útil. Para autotransplantar GP desvascularizada, a peça operatória deve ser cuidadosamente examinada antes de passá-la à análise patológica.

Conclusão

Quando uma lobectomia tireóidea unilateral é indicada, o cirurgião e o citopatologista devem ser cuidadosos para evitar, ou pelo menos facilitar possível TC. Isto significa obter um diagnóstico correto na cirurgia inicial, efetuar nada menos que uma lobectomia total com preservação de ambas GPs e NLR, evitando qualquer dissecção no lado contralateral. Por essa razão, quando indicada, a TC é simplesmente uma cirurgia unilateral em um LT previamente não dissecado, e um procedimento que pode ser executado com segurança.

Referências Bibliográficas

1. Clark OH: Total thyroidectomy: the treatment of choice for patients with differentiated thyroid cancer. Ann Surg 1982;196:361–370.
2. Pasieka JL, Thompson NW, McLeod MK, Burney RE, Macha M: The incidence of bilateral well-differentiated thyroid cancer found at completion thyroidectomy. World J Surg 1992;16:711–716.
3. DeGroot LJ, Kaplan EL: Second operations for 'completion' of thyroidectomy in treatment of differentiated thyroid cancer. Surgery 1991;110:936–939.
4. Hamming JF, Van de Velde CJ, Goslings BM, Schelfhout LJ, Fleuren GJ, Hermans J, Zwaveling A: Prognosis and morbidity after total thyroidectomy for papillary, follicular and medullary thyroid cancer. Eur J Cancer Clin Oncol 1989;25:1317–1323.
5. Raber W, Kaserer K, Niederle B, Vierhapper H: Risk factors for malignancy of thyroid nodules initially identified as follicular neoplasia by fine-needle aspiration: results of a prospective study of one hundred twenty patients. Thyroid 2000;10:709–712.
6. Pasieka JL: Reoperative thyroid surgery; in Randolph GW (ed): Surgery of the Thyroid and Parathyroid Glands. Philadephia, Saunders, 2003, pp 385–391.
7. Tan MP, Agarwal G, Reeve TS, Barraclough BH, Delbridge LW: Impact of timing on completion thyroidectomy for thyroid cancer. Br J Surg 2002;89:802–804.
8. Timmermann W, Dralle H, Hamelmann W, Thomusch O, Sekulla C, Meyer T, Timm S, Thiede A. Does intraoperative nerve monitoring reduce the rate of recurrent nerve palsies during thyroid surgery? Zentralbl Chir 2002;127:395–399.
9. Henry JF, Sebag F: Lateral endoscopic approach for thyroid and parathyroid surgery. Ann Chir 2006;131:51–56.

Glândulas Tireoide e Paratireoides

1.6 Cirurgia de Bócios Intratorácicos

Ashok R. Shaha[a], James L. Netterville[b], Nadir Ahmad[b]

[a]Cornell University Medical College, Memorial Sloan-Kettering Cancer Center, New York, N.Y.
[b]Department of Otolaryngology-Head and Neck Surgery, Vanderbilt University Medical Center, Nashville, Tenn., USA

DICAS

- Tireoidectomia total (TT) é o tratamento ideal.
- Sintomas relacionados com efeitos de pressão constituem a principal indicação da cirurgia, com potencial malignidade também é uma preocupação.
- Via de acesso cervical usualmente é suficiente para tratar grandes bócios intratorácicos (BI), e esternotomia raramente está indicada.
- Incisão grande, transecção dos músculos pré-tireoidianos e ligadura dos vasos tireóideos inferiores são recomendadas.
- TC pré-operatória determina a localização e a extensão do bócio e sua relação com as estruturas circunvizinhas, especialmente o nervo laríngeo recorrente (NLR).
- Apesar de importante desvio e compressão traqueais, traqueomalacia é muito rara.

ARMADILHAS

- Sangramento intraoperatório pode ser uma grande preocupação.
- Risco de lesão do NLR é mais frequente, embora ele geralmente esteja localizado na posição anatômica normal.
- Glândulas paratireoides (GP) podem ser muito difíceis de identificar.
- Dissecção agressiva, em vez de digital romba, é perigosa.
- Aproximadamente 10% destes pacientes podem se apresentar com problemas agudos da via aérea.

Introdução

Bócio intratorácico (BI) ou subesternal (BS) é definido como um bócio com 50% ou mais da sua massa no mediastino (MS) [1]. Sua incidência varia entre 2 e 19% dos pacientes submetidos à tireoidectomia [1-3]. BI deve sempre ser considerado no diagnóstico diferencial de massas mediastinais no pescoço e no mediastino anterior.

A origem do BI comumente é uma extensão da glândula tireoide cervical para dentro do MS, em vez de um crescimento anormal de uma glândula com base mediastinal. A fonte cervical de suprimento sanguíneo para o BI atesta sua origem cervical na maioria dos casos. A maioria dos BI é benigna e pode permanecer assintomática durante muitos anos. Sintomas geralmente surgem de compressão traqueoesofágica.

BI muitas vezes se estendem adentro do MS anterossuperior, mantendo o NLR na sua configuração normal. Entretanto, BI comprometendo o MS posterior (1-2%) desvia o nervo anteriormente. Exame de imagem pré-operatório com TC é importante.

Complicações inerentes à tireoidectomia são mais comuns após cirurgias de BI, mas ainda baixas em mãos experientes. Traqueomalacia secundária à compressão de longa duração é surpreendentemente rara [1]. Entretanto, outros relatos afirmam que ela pode ocorrer, sugerindo que se mantenha um paciente intubado durante 24-48 horas, com extubação controlada [2, 3].

Sugestões Práticas

1. Intubação atraumática com um tubo nº 6 ou 7 é indispensável. A maioria destes pacientes pode ser facilmente intubada, uma vez que a laringe quase sempre está em sua posição normal.

2. O tubo endotraqueal deve ficar bem abaixo das pregas vocais, uma vez que há uma tendência frequente de o tubo deslizar de volta.

3. O paciente deve estar totalmente paralisado durante a cirurgia para relaxamento completo.

4. Uma excisão larga na pele e transecção dos músculos pré-tireoidianos é recomendada para melhor exposição.

5. A dissecção no pescoço deve começar com ligadura da veia tireóidea média, ligadura dos vasos tireóideos superiores e dissecção ao longo da margem lateral da tireoide. A área entre a margem anterior da

traqueia e a margem lateral da tireoide deve ser exposta à visão.

6. Há várias veias tireóideas inferiores que devem ser ligadas cuidadosamente. Este procedimento pode levar a sangramento injustificado, que pode ser extremamente difícil de controlar. Hemoclipes, eletrocautério bipolar ou Ligasure podem ajudar nesta parte do procedimento cirúrgico.

7. O NLR é mais bem identificado depois de retirar a glândula tireoide da região subesternal. Raramente pode ser necessária uma técnica retrógrada de dissecção do NLR, em que o nervo é identificado próximo do ligamento de Berry e dissecado, retrogradamente, usando-se uma técnica de tobogã.

8. Esternetomia são difíceis de identificar e, se desvascularizadas, podem, ocasionalmente, necessitar de autotransplante no músculo esternocleiodomastóideo.

9. Esternotomia raramente é necessária e pode envolver toracotomia parcial (manubriectomia) ou toracotomia com secção transversal do esterno *(clam shell)*. Uma esternotomia completa é essencial se a tireoide estiver aderente às estruturas circundantes ou se houver suspeita de malignidade.

10. A maioria dos pacientes pode ser extubada na sala de cirurgia; entretanto, se houver alguma preocupação, o tubo deve permanecer no lugar durante 24 horas.

11. Dreno para aspiração é recomendado.

12. Variações técnicas, como retirar o BS com conchas, ou por fragmentação foram descritas, mas não são usadas [2, 3].

Conclusão

BS formam 2-19% de todos os bócios. A principal indicação cirúrgica é a compressão. Aproximadamente 10% dos BS podem abrigar malignidade. A vasta maioria pode ser retirada através do pescoço. TT é geralmente indicada. O cirurgião deve ser familiarizado com a manipulação intraoperatória de grandes BS e variações técnicas para retirar o bócio do pescoço. A principal complicação é a hemorragia no MS superior.

Referências Bibliográficas

1. Netterville JL, Coleman SC, Smith JC, et al: Management of substernal goiter. Laryngoscope 1998;108:1611–1617.
2. Newman E, Shaha AR: Substernal goiter. J Surg Oncol 1995;60:207–212.
3. Singh B, Lucente FE, Shaha AR: Substernal goiter: a clinical review. Am J Otolaryngol 1994;15:409–416.
4. Shaha AR: Surgery for benign thyroid disease causing tracheoesophageal compression. Otolaryngol Clin North Am 1990;23:391–401.
5. Shaha A, Alfonso A, Jaffe BM: Acute airway distress due to thyroid pathology. Surgery 1987;102:1068–1074.
6. Shaha AR, Burnett C, Alfonso A, Jaffe BM: Goiters and airway problems. Am J Surg 1989;158:378–381.
7. Katlic MR, Wang C, Grillo HC: Substernal goiter. Ann Thorac Surg 1985;39:391–399.

1.7 Como Decidir a Extensão da Tireoidectomia em Doenças Benignas

Jeremy L. Freeman

Mount Sinai Hospital, University of Toronto, Toronto, Ont., Canada

🅓 I C A S

- Hipertireoidismo é mais bem tratado com tireoidectomia total.
- Problemas compressivos e cosméticos são mais bem tratados com tireoidectomia total.
- Doença nodular de baixo risco é mais bem tratada com tireoidectomia subtotal, com a opção para total, dependendo da patologia intraoperatória.
- Doença nodular de alto risco é mais bem tratada com tireoidectomia total.

🅐 R M A D I L H A S

- Falta de conhecimento dos fatores de risco resulta em cirurgia inadequada no paciente de alto risco ou cirurgia demasiadamente agressiva (tireoidectomia total) no paciente de baixo risco.

Introdução

As doenças da tireoide podem ser divididas em funcionais e estruturais. Os problemas funcionais incluem estados hipo e hipertireóideos. Hipotireoidismo geralmente é tratado com administração de hormônio tireóideo. Estados hipertireóideos podem ser tratados com uma ressecção cirúrgica primária, ou secundariamente, em casos refratários ao tratamento com medicação e/ou iodo radioativo. Os casos cirúrgicos hipertireóideos são mais bem tratados por tireoidectomia total para assegurar erradicação de todo tecido doente operando contra persistência [1].

Os problemas estruturais da tireoide podem ser divididos nos casos tratados por razões cosméticas, sintomas compressivos ou risco de câncer.

Pacientes com bócios cosmeticamente desagradáveis ou compressão da via alimentar e/ou via aérea são mais bem tratados por tireoidectomia total. Em geral as tireoides volumosas que entram no mediastino podem ser retiradas através de uma via de acesso cervical, mas os bócios que cresceram profundamente para dentro do mediastino (i. e., até o nível da carina) podem ter que ser tratados cirurgicamente por uma esternotomia [2].

Embora controverso, consideramos que casos de câncer são mais bem tratados com tireoidectomia total, embora haja uma escola de pensamento de que a tireoidectomia subtotal seja apropriada para cânceres de baixo risco, como pequenos nódulos em indivíduos mais jovens [3]. A literatura sugere que os resultados (sobrevida/recorrência) são melhores com a tireoidectomia total [4].

Os problemas de tomada de decisão surgem em pacientes que se apresentam com doença nodular da tireoide sem um diagnóstico pré-operatório definitivo. Os pacientes que se apresentam com doença nodular da tireoide devem ser submetidos a história e exame físico abrangentes, biópsia de aspiração com agulha fina e exame ultrassônico do pescoço. Os pacientes podem, então, ser classificados em doença de baixo e alto riscos, com base em fatores de risco (Tabela 1) [5]. Os pacientes de baixo risco têm poucos fatores de risco, em geral de pequena importância, enquanto os pacientes de mais alto risco têm vários fatores de risco ou um ou dois fatores importantes. Os pacientes sem diagnóstico tecidual definitivo de câncer com doença nodular em uma categoria de baixo risco podem ser tratados com tireoidectomia parcial com a opção de prosseguir para tireoidectomia total, dependendo da patologia intraoperatória. Algumas vezes a patologia intraoperatória não está disponível ou é inconclusiva, casos nos quais os cânceres definitivos diagnosticados subsequentemente podem ser tratados com tireoidectomia de complementação. Esta conduta funciona em contrário à tireoidectomia total para doença benigna e, assim, reduz o risco de complicação e a necessidade de suplementação subsequente com hormônio tireóideo.

Um desafio adicional de tomada de decisão é o paciente com um nódulo putativo solitário que é benigno e

Tabela 1. Fatores de risco

Fatores de risco do paciente	Fatores de risco do tumor	Fatores de risco do imageamento
Idade (muito jovem ou muito velho)	Aumento rápido de tamanho	Linfonodos metastáticos[1]
Local de nascimento (p. ex., Bielorrússia)[1]	Linfadenopatia[1]	Calcificação pontilhada[1]
Etnicidade (p. ex., Filipino)[1]	Paresia de prega vocal[1]	Lesão primária invasiva[1]
Exposição à radiação[1]	Disfagia	
Síndrome familiar (p. ex., síndrome de Cowden)[1]	Nódulo firme/fixo	
	Citologia suspeita/atípica/positiva[1]	
História familiar de câncer da tireoide	Tamanho superior a 4 cm	
Calcitonina sérica elevada[1]		

[1]Denota fator de grande risco.

que se submete à cirurgia e, durante o procedimento, à palpação do lobo oposto, revela ter mais nódulos de tamanho importante que são de patologia indeterminada. É prudente prosseguir com remoção do lobo oposto, nestes casos, para lidar com possível malignidade não detectada e/ou evitar dilemas diagnósticos no futuro, dada a doença nodular no lobo oposto a um campo tireóideo operado. A palpação deve ser feita sobre os músculos pré-tireoidianos, a fim de evitar fibrose desnecessária que torne a cirurgia futura tecnicamente mais difícil.

É judicioso remover o lobo piramidal com qualquer cirurgia, seja tireoidectomia subtotal ou total, para evitar que seja deixado tecido tireóideo difícil de ser encontrado, no caso de o paciente vir a necessitar de um procedimento de complementação no futuro. Além disso, se a doença se comprovar maligna, tanto tecido tireóideo quanto possível teria sido removido, a fim de permitir efeito máximo da administração de iodo radioativo.

Uma calcitonina sérica elevada em um paciente com doença nodular da tireoide torna necessária uma tireoidectomia total com apropriada dissecção de pescoço para provável câncer medular da tireoide [6].

Conclusão

Hipertireoidismo cirurgicamente tratado é mais bem tratado por tireoidectomia total.

Problemas estruturais, incluindo bócios esteticamente desagradáveis, sintomas compressivos e câncer são tratados com tireoidectomia total.

As lesões nodulares com citopatologia benigna ou indeterminada são, então, vistas sob a perspectiva da estratificação do risco, e a extensão da tireoidectomia tem base em se os pacientes caem em categorias de baixo ou alto risco.

Referências Bibliográficas

1. Barakate MS, Agarwal G, Reeve TS, et al: Total thyroidectomy is now the preferred option for the surgical management of Graves' disease. ANZ J Surg 2002;72:321–324.
2. de Perrot M, Fadel. E, Mercier O, et al: Surgical management of mediastinal goiters: when is a sternotomy required? Thorac Cardiovasc Surg 2007;55:39–43.
3. Shah JP, Loree TR, Dharkar D, et al: Lobectomy versus total thyroidectomy for differentiated carcinoma of the thyroid: a matched-pair analysis. Am J Surg 1993;166:331–335.
4. Mazzaferri EL, Massoll N: Management of papillary and follicular (differentiated) thyroid cancer: new paradigms using recombinant human thyrotropin. Endocr Relat Cancer 2002;9:227–247.
5. Cooper DS, Doherty GM, Haugen BR, et al: Management guidelines for patients with thyroid nodules and differentiated thyroid cancer. Thyroid 2006;16:109–142.
6. Clark JR, Fridman TR, Odell MJ, et al: Prognostic variables and calcitonin in medullary thyroid cancer. Laryngoscope 2005;115:1445–1450.

Glândulas Tireoide e Paratireoides

1.8 Tireoidectomia Videoassistida Minimamente Invasiva

Erivelto M. Volpi, Gabrielle Matterazzi, Fernando L. Dias, Paolo Miccoli

Departamento de Cirurgia de Cabeça e Pescoço, Faculdade de Medicina da Universidade de São Paulo, São Paulo, Brasil

DICAS

- Uma cuidadosa seleção pré-operatória dos pacientes é a única garantia de uma baixa taxa de complicação.
- Tireoidectomia videoassistida minimamente invasiva (TVAMI) permite uma excelente visualização endoscópica dos nervos e das glândulas paratireoides (GP) e um bom controle dos principais vasos.
- Ao usar Harmonic Scalpel® (bisturi harmônico, BH) manter a ponta longe dos nervos (mais de 5 mm) e, se necessário, não hesitar em usar um clipe.
- Não prolongar demasiado a dissecção endoscópica. Uma vez que os nervos e GP estejam identificados e dissecados, extrair o lobo e continuar a ressecção sob visão direta.
- Melhor evolução pós-operatória e resultado estético são benefícios importantes da TVAMI.

ARMADILHAS

- Tireoidite inesperada ou a presença de linfonodos metastáticos no compartimento central são as razões mais frequentes para conversão.
- No início, o tempo cirúrgico e a taxa de complicação poderiam ser mais altos.
- Uso inadequado do BH pode colocar em risco a superfície traqueal (evitar hiperextensão do pescoço).

Introdução

A TVAMI foi desenvolvida na Universidade de Pisa por Paolo Miccoli [1, 2]. Quando um procedimento cirúrgico novo, como TVAMI, é introduzido, especialmente se a técnica cirúrgica empregar instrumentos inovadores e for baseada em passos cirúrgicos peculiares, haverá uma curva de aprendizado natural dos cirurgiões. No começo, o tempo cirúrgico e a taxa de complicação podem se elevar, mas depois de um período adequado de treinamento, os resultados podem ser comparados à cirurgia convencional.

Sugestões Práticas

Seleção cuidadosa dos pacientes resulta em diminuição da taxa de complicação e em bom resultado. Só uma minoria dos casos é elegível para uma TVAMI [3-5].

❶ TVAMI é efetuada por uma incisão central única de 1,5 cm, 2 cm acima da incisura esternal.

❷ O espaço cirúrgico é mantido por afastamento externo; nenhuma insuflação de gás é utilizada. Gordura subcutânea e platisma são dissecados cuidadosamente a fim de evitar qualquer sangramento mínimo. A linha mediana é dividida longitudinalmente, tanto quanto possível (3-4 cm).

❸ Um endoscópio de 5 mm de 30° é inserido através da incisão cutânea. Sob visão endoscópica, a dissecção do sulco tireotraqueal é completada usando-se instrumentos pequenos (2 mm de diâmetro): espátulas atraumáticas, aspirador em forma de espátula, pinças e tesouras de otorrinolaringologia. Hemostasia é obtida por BH e clipes vasculares pequenos (3 mm).

❹ Secção do pedículo superior é efetuada, endoscopicamente, como o primeiro passo. A orientação do endoscópico é de capital importância. Ele tem, agora, que ser mantido em uma linha quase paralela ao tronco neurovascular, com 30° rotado para cima, olhando o teto do espaço cirúrgico, oferecendo melhor vista do campo. Depois de visualizar o ramo externo do nervo laríngeo superior (RENLS), os ramos do pedículo tireóideo serão seccionados seletiva e seguramente.

❺ Na maioria dos casos o RENLS pode ser muito mais facilmente identificado próximo do pedículo superior do que durante o procedimento-padrão. Por outro lado, as GPs são facilmente visualizadas por amplificação endoscópica e sua manipulação por espátulas é mais delicada.

6. O nervo laríngeo inferior (NLI) também pode ser identificado de maneira simples durante TVAMI, graças à amplificação do endoscópio. Durante esta fase da cirurgia, o endoscópio deve ser mantido em posição ortogonal com o lobo tireóideo e o tronco neurovascular, com 30° dirigido para baixo. Procurar o NLI próximo ao lobo posterior da tireoide (tubérculo de Zuckerkandl). Na cirurgia convencional o NLI geralmente é identificado na sua emersão da saída torácica; durante TVAMI, esta área pode ser difícil de visualizar; o nervo pode ser encontrado próximo à parte média da glândula tireoide.

7. Lembrar-se sempre de manter orientada a lâmina inativa do BH, a fim de evitar colocar em risco o nervo, que é muito sensível à transmissão de calor. Uma distância mínima (5 mm) entre a lâmina inativa e o nervo tem que ser mantida.

Conclusão

Em casos selecionados, TVAMI oferece os mesmos resultados que a tireoidectomia convencional, com o melhor desfecho estético, menos dor e melhor recuperação pós-operatória.

Referências Bibliográficas

1. Miccoli P, Berti P, Conte M, Bendinelli C, Marcocci C: Minimally invasive surgery for small thyroid nodules: preliminary report. J Endocrinol Invest 1999;22:849–851.
2. Terris DJ: Minimally invasive thyroidectomy: an emerging standard of care. Minerva Chir 2007;62:327–333.
3. Miccoli P, Berti P, Frustaci GL, Ambrosini CE, Materazzi G: Video-assisted thyroidectomy: indications and results. Langenbecks Arch Surg 2006;391:68–71.
4. Miccoli P, Berti P, Materazzi G, Minuto M, Barellini L: Minimally invasive video-assisted thyroidectomy: five years of experience. J Am Coll Surg 2004;199:243–248.
5. Shimizu K, Akira S, Jasmi AY, Kitamura Y, Kitagawa W, Akasu H, Tanaka S: Video-assisted neck surgery: endoscopic resection of thyroid tumors with a very minimal neck wound. J Am Coll Surg 1999;188:697–703.

Glândulas Tireoide e Paratireoides

1.9 Paratireoidectomia Videoassistida

William B. Inabnet
Columbia University, New York, N.Y., USA

D I C A S

- Antes de fazer a incisão inicial, colocar um campo transparente sobre a pele para prevenir escoriações ou lesão térmica à superfície da pele.
- Usar um endoscópio angulado a 30° ou 45°.
- Nunca pinçar o adenoma, a fim de evitar violação da cápsula paratireóidea.
- Para adenomas paratireóideos superiores altos, uma via de acesso lateral "pela porta de trás" pode ser usada para ganhar acesso à bacia paratireóidea, desenvolvendo o espaço entre a artéria carótida e a margem lateral dos músculos pré-tireoidianos [1].
- Para adenomas paratireóideos localizados no mediastino superior, inserir um afastador esternal montado na mesa de cirurgias para elevar o esterno, a fim de aumentar o espaço de trabalho [2].

A R M A D I L H A S

- Paratireoidectomia videoassistida exige múltiplos assistentes com conhecimento das técnicas videoassistidas.
- Uma vez que o campo cirúrgico é um espaço pequeno, a ponta da câmera pode ficar suja ao tocar o tecido circundante, levando à visualização prejudicada e à necessidade de limpeza frequente do endoscópio.
- A dissecção do adenoma pode parecer não natural, uma vez que o espaço de trabalho requer ergonomia diferente daquela com paratireoidectomia convencional ou aberta focalizada.

Introdução

A cirurgia endócrina videoassistida do pescoço ganhou uma posição segura no arsenal cirúrgico dos cirurgiões paratireóideos. As vantagens sobre a cirurgia paratireóidea convencional e outras técnicas minimamente invasivas incluem iluminação melhorada do campo cirúrgico, acesso a localizações profundas e ectópicas, e visualização uniforme do procedimento por todos os membros da equipe cirúrgica.

Técnica Cirúrgica e Sugestões Práticas

1 Antes de proceder à paratireoidectomia, o diagnóstico de hiperparatireoidismo primário (HPTP) deve ser firmemente estabelecido. Níveis elevados de cálcio total e/ou ionizado e de hormônio paratireóideo (PTH) intacto suportam um diagnóstico de HPTP. Níveis de cálcio urinário de 24 horas podem ser normais ou elevados. Paratireoidectomia videoassistida não é recomendada para pacientes com fatores de risco para doença multiglandular, como pacientes com neoplasia endócrina múltipla ou hiperparatireoidismo familiar, uma vez que estes casos podem ser mais complexos e ter uma incidência mais alta de hiperplasia paratireóidea.

2 A localização pré-operatória desempenha um papel importante para seleção de pacientes, especialmente no início da experiência do cirurgião. Pacientes com um adenoma paratireóideo solitário, visualizado em ultrassonografia e/ou cintigrafia com sestamibi, são idealmente situados para uma conduta videoassistida. Uma vez que o cirurgião tenha aumentado a experiência com paratireoidectomia videoassistida, exploração bilateral do pescoço pode ser permissível em pacientes com HPTP e imageamento negativo [3]. Deve-se estar consciente de que a incidência de doença multiglandular é mais alta em pacientes com imageamento negativo com sestamibi [1]. Paratireoidectomia videoassistida não deve ser realizada em pacientes com adenomas paratireóideos que parecem ser maiores do que 5 g em ultrassonografia pré-operatória, uma vez que o grande tamanho do adenoma pode interferir na visualização intraoperatória.

3 Paratireoidectomia videoassistida pode ser efetuada sob anestesia local com sedação consciente ou anestesia geral [4]. Quando é usada anestesia local, recomenda-se um bloqueio cervical combinado profundo e superficial usando-se uma solução de lidocaína 0,5% e bupivacaína 0,25%.

4 Uma pequena incisão de 1,5 a 2 cm é feita 2-3 dedos acima da incisura esternal. Os músculos pré-tireoidianos são separados na linha mediana sem levantar retalhos miocutâneos. Afastadores estreitos são inseridos lateral e medialmente e um endoscópio angulado é inserido diretamente através da pequena incisão [5].

5 Usando instrumentos espatulados achatados, o lobo tireóideo é mobilizado até que a glândula paratireoide visada seja visualizada. Um cautério em gancho pequeno pode ser útil, bem como um aspirador pequeno. Depois de identificar o nervo laríngeo recorrente, o pedículo vascular do adenoma é isolado, clipado e dividido. Um delicado afastamento lateral do adenoma pode facilitar a visualização do pedículo vascular.

6 Monitoramento intraoperatório do PTH (PTHIO) é recomendado em todos os casos. Os níveis são colhidos, basicamente, e 0, 5 e 10 minutos após a excisão da paratireoide [6]. A extensão da exploração cervical é determinada por uma combinação de achados intraoperatórios e níveis de PTHIO. Se os níveis de PTHIO diminuírem mais de 50% do mais alto valor pré-excisão, a cirurgia é concluída sem explorar os outros quadrantes do pescoço. Se o monitoramento do PTHIO não for disponível ou estiver sendo usado de forma seletiva em vista das restrições de custo, a exploração videoassistida das 4 glândulas pode ser realizada, tendo excelentes resultados [3].

7 O fechamento da pele é em camadas e o paciente tem alta para casa no mesmo dia da cirurgia.

Conclusão

Paratireoidectomia videoassistida permite exploração focalizada das paratireoides através da menor incisão possível com excelente visualização.

Referências Bibliográficas

1. Sebag F, Hubbard JG, Maweja S, et al: Negative preoperative localization studies are highly predictive of multiglandular disease in sporadic primary hyperparathyroidism. Surgery 2003;134:1038–1042.
2. Inabnet WB, Chu CA: Transcervical endoscopic-assisted mediastinal parathyroidectomy with intraoperative parathyroid hormone monitoring. Surg Endosc 2003;17:1678.
3. Miccoli P, Berti P, Materazzi G, et al: Endoscopic bilateral neck exploration versus quick intraoperative parathormone assay (qPTHa) during endoscopic parathyroidectomy: a prospective randomized trial. Surg Endosc 2007, E-pub ahead of print.
4. Miccoli P, Barellini L, Monchik JM, et al: Randomized clinical trial comparing regional and general anaesthesia in minimally invasive video-assisted parathyroidectomy. Br J Surg 2005;92:814–818.
5. Barczynski M, Cichon S, Konturek A, et al: Minimally invasive video-assisted parathyroidectomy versus open minimally invasive parathyroidectomy for a solitary parathyroid adenoma: a prospective, randomized, blinded trial. World J Surg 2006;30:721–731.
6. Lee JA, Inabnet WB 3rd: The surgeon's armamentarium to the surgical treatment of primary hyperparathyroidism. J Surg Oncol 2005;89:130–135.

Glândulas Tireoide e Paratireoides

1.10 Paratireoidectomia Limitada

Keith S. Heller

New York University School of Medicine, New York, N.Y., USA

DICAS

- Imageamento pré-operatório é capaz de localizar o adenoma em 90% dos casos.
- Paratireoidectomia minimamente invasiva focalizada (PMIF) pode ser efetuada sob anestesia local/regional, no paciente externo.
- Posicionar o paciente com a cabeça virada para o lado oposto ao adenoma.
- Fazer a incisão ligeiramente descentrada, posicionada superior ou inferiormente no pescoço, tendo como base a posição do adenoma determinada por imageamento.
- Ir através ou lateralmente aos músculos pré-tireoidianos, não através da linha mediana.

ARMADILHAS

- Imageamento frequentemente falha em detectar comprometimento de múltiplas glândulas.
- Pneumotórax pode ocorrer em paratireoidectomias (PTX) efetuadas sob anestesia local.
- O nervo laríngeo recorrente (NLR) pode estar muito próximo dos adenomas, sob a superfície da tireoide.
- Um pico nos níveis de PTH durante o ato cirúrgico em razão da manipulação do adenoma pode ser enganador.

Introdução

A PMIF pode ser efetuada porque 85% dos casos de hiperparatireoidismo primário são causados por um adenoma solitário. Estudos de imageamento podem predizer a localização dos adenomas solitários em até 90% dos casos. Os pacientes com doença multiglandular só podem ser identificados em 50% dos casos [1, 2]. Por esta razão, a remoção de todo o tecido paratireóideo (PT) hiperfuncionante necessita ser confirmada pela medição intraoperatória do PTH. PTX focalizada pode ser realizada por diversas condutas cirúrgicas diferentes. Utilizo técnicas cirúrgicas e instrumentos convencionais trabalhando a partir de uma incisão de cerca de 2,5 cm de comprimento.

Sugestões Práticas

1. *Dosagem Intraoperatória do PTH.* É preferível que a dosagem seja realizada no centro cirúrgico, e não no laboratório bioquímico central, a fim de minimizar a demora. Amostras de sangue são obtidas de um cateter intravenoso periférico, quando possível, ou de um cateter intra-arterial, mas nunca diretamente da veia jugular. Uma amostra básica é tirada quando o paciente é trazido, inicialmente, para dentro da sala de cirurgia, antes que o pescoço seja manipulado, para evitar um PTH básico inapropriadamente elevado devido à massagem do adenoma. Amostras adicionais são tiradas quando o adenoma é removido e a intervalos de 5 minutos daí em diante. Ocasionalmente, há um pico pronunciado no nível de PTH no momento em que o adenoma é removido. A falta de reconhecimento deste pico poderia resultar na conclusão errônea de que está presente tecido PT hiperfuncionante adicional se a amostra de 5 minutos for a mesma que a básica. A adequação da PTX é garantida quando o valor do PTH cai mais de 50% do valor básico e para dentro da faixa normal. Uma diminuição de 50% que entra em platô em um nível acima do normal é indicadora de outra PT anormal e deve ser seguida por uma exploração bilateral convencional.

2. *Anestesia.* Minha preferência é usar anestesia local/regional. Contraindicações incluem obesidade, síndrome de apneia de sono e refluxo gastroesofágico importante. A técnica descrita por LoGerfo e Kim [3] é utilizada. Sedação intravenosa usando propofol minimiza a ansiedade do paciente. Pode ocorrer paralisia transitória (várias horas) de prega vocal, resultando de bloqueio inadvertido do nervo vago. Pneumotórax ocorre em 1% dos pacientes depois de PTX sob anestesia local/regional em ra-

zão da pressão negativa intratorácica na respiração espontânea.

3. *Cirurgia.* O paciente é posicionado em supino, com a cabeça estendida e rodada, afastando-se do lado do adenoma. Uma incisão horizontal medindo 2-4 cm, ligeiramente lateral à linha mediana, é planejada. A localização da incisão é fundamentada no imageamento pré-operatório. Retalhos de pele são elevados. As fibras dos músculos pré-tireoidianos são separadas longitudinalmente. Se o adenoma for em uma PT inferior localizado inferiormente à tireoide, os músculos são separados na linha mediana ou próximos a ela. Se o adenoma estiver localizado de forma retroesofágica, os músculos serão separados mais lateralmente e a dissecção será continuada imediatamente medial à bainha carotídea. O espaço retroesofágico pode, então, ser explorado sem que seja necessário mobilizar a tireoide. Para expor PT situada em qualquer local atrás da tireoide, a bainha carotídea é lateralmente afastada e a tireoide medialmente. Ocasionalmente é necessário seccionar a veia tireóidea média. Embora o NLR possa estar próximo de adenomas situados no sulco traqueoesofágico, não identifico o nervo de forma rotineira. Dissecção romba é empregada e os tecidos são separados em vez de seccionados. O adenoma está dentro de uma camada fina da fáscia. Dissecção inferior a esta camada liberará a PT dos seus tecidos circundantes e a deixará pendendo do seu pedículo vascular, que, então, pode ser clipado. O nervo pode cruzar diretamente sobre a PT. Ele pode ser facilmente reconhecido e dissecado rombamente, e separado do adenoma.

4. *Tratamento Pós-Operatório.* Os pacientes têm alta depois de 3 horas de observação com suplementos de cálcio oral (1.000 mg/dia).

Referências Bibliográficas

1. Johnson NA, Tublin ME, Ogilvie JB: Parathyroid imaging: technique and role in the preoperative evaluation of primary hyperparathyroidism. AJR Am J Roentgenol 2007;188:1706–1715.
2. Bergson EJ, Sznyter LA, Dubner S, Palestro CJ, Heller KS: Sestamibi scans and intraoperative parathyroid hormone measurement in the treatment of primary hyperparathyroidism. Arch Otolaryngol Head Neck Surg 2004;130:87–91.
3. LoGerfo P, Kim LJ: Technique for regional anesthesia: thyroidectomy and parathyroidectomy. Oper Tech Gen Surg 1999;1:95–102.

Glândulas Tireoide e Paratireoides

1.11 Sugestões Práticas para o Tratamento Cirúrgico do Hiperparatireoidismo Secundário

Fábio Luiz de Menezes Montenegro[a], Rodrigo Oliveira Santos[b], Anói Castro Cordeiro[a]

[a]Departamento de Cirurgia de Cabeça e Pescoço, Faculdade de Medicina da Universidade de São Paulo, São Paulo, Brasil
[b]Departamento de Otolaringologia – Cirurgia de Cabeça e Pescoço, Universidade Federal de São Paulo, São Paulo, Brasil

DICAS

- Ultrassonografia (US) pode ser útil para detecção de transtornos tireóideos associados ou paratireoides intratireóideas.
- Monitoramento intraoperatório do hormônio paratireóideo (PTH) pode indicar uma glândula hiperfuncionante supranumerária.
- Implante de tecido paratireóideo criopreservado pode reverter o hipoparatireoidismo pós-operatório.

ARMADILHAS

- Nem todos os pacientes com doença renal crônica (DRC) e elevação dos níveis de PTH são candidatos à paratireoidectomia (PTX).
- Há um alto risco de hipocalcemia após PTX em decorrência da síndrome de ossos famintos.
- Diminuição da função do enxerto renal após PTX pode ocorrer em alguns casos com hiperparatireoidismo terciário (3HPT).
- Autotransplante de áreas nodulares aumenta a possibilidade de recorrência.

Introdução

A hiperfunção paratireóidea causada por um transtorno metabólico prévio é caracterizada como hiperparatireoidismo secundário (2HPT). A causa mais comum é DRC.

À medida que a função renal diminui, o PTH aumenta. Uma elevação branda do nível do PTH é necessária para um metabolismo ósseo adequado em pacientes com DRC. Entretanto, a estimulação prolongada das células paratireóideas pode induzir autonomia paratireóidea, isto é, perda de resposta fisiológica. Secreção excessiva de PTH é frequentemente associada a efeitos deletérios.

No passado, complicações ósseas de osteíte fibrosa com fraturas e dor eram a principal preocupação. No presente, está bem reconhecido que outras condições do metabolismo mineral também são importantes no que concerne à morbidade e mortalidade dos pacientes renais. Hiperfosfatemia e calcificações vasculares são associadas a um risco aumentado de eventos cardiovasculares [1].

A denominação 3HPT é, usualmente, empregada em pacientes com hiperparatireoidismo depois de transplante renal bem-sucedido. No texto abaixo, 2HPT se referirá a pacientes com DRC sob diálise e 3HPT será restrito a casos de transplante renal.

Sugestões Práticas

1 *Indicação de PTX.* Em condições específicas, a PTX melhorará, significantemente, a qualidade de vida e prolongará a sobrevida. Contrariamente, a piora é esperada se a PTX for realizada em pacientes com perturbações e queixas não relacionadas com hiperparatireoidismo. No 2HPT, as Diretrizes da *National Kidney Foundation* (K/DOQI) estabelecem que a PTX é indicada em pacientes com níveis séricos persistentes de PTH superiores a 800 pg/mL (88,0 pmol/L) que são associados à hipercalcemia e/ou à hiperfosfatemia que são refratários à terapia clínica [2]. No 3HPT, o PTH aumentado e a hipercalcemia persistente após transplante renal sugerem que a PTX é necessária.

2 *Imageamento Pré-Operatório.* Ainda que todo o tecido paratireóideo hiperfuncionante tenha que ser inspecionado e a sensibilidade dos estudos de imageamento seja variável, US pré-operatória e cintigrafia com tecnécio-sestamibi (MIBI) podem representar uma ferramenta importante para a tomada de decisão intraoperatória. US pode identificar doença tireóidea associada, como carcinoma papilar da tireoide [3]. Embora não frequente, glândulas paratireoides intratireóideas podem ser sugeridas pela ultrassonografia [4]. Raramente o imageamento MIBI detecta todas as glândulas paratireoides hiperfuncionantes, mas ele pode fornecer informação sobre glândulas ectópicas (mediastinais, cervicais altas, retrofaríngeas).

③ *Tratamento Pré-Operatório.* Comorbidades são comuns e devem ser avaliadas antes da cirurgia. Diálise é efetuada no dia anterior à cirurgia, e uma dose mais baixa de heparina é aconselhada.

④ *Tratamento Intraoperatório.* Drogas nefrotóxicas e hipotensão devem ser evitadas em pacientes com 3HPT. Se exequível, PTH intraoperatório deve ser empregado. Redução de 80% dos níveis basais após 10-20 minutos parece indicar uma excisão adequada [5]. Falha em alcançar este nível é indicadora de uma paratireoide hiperfuncionante supranumerária.

⑤ *Extensão da Cirurgia.* Não há consenso na literatura sobre a melhor conduta com 2HPT e 3HPT. PTX subtotal e PTX total com autotransplante heterotópico imediato são descritas com bons resultados. Autotransplante no antebraço e pré-esternal são técnicas aceitáveis. Áreas de hiperplasia nodular devem ser evitadas para autotransplante, uma vez que elas acarretam um risco aumentado de recorrência dependente do enxerto. O risco de transplante de tecido maligno é raro, uma vez que carcinoma paratireóideo é infrequente tanto no 2HPT quanto no 3HPT [6, 7].

⑥ *Tratamento Pós-Operatório.* Logo depois da cirurgia para 2HPT, uma infusão contínua de cálcio em pequeno volume de soro fisiológico ou glicose é iniciada. Usualmente, 900 mg de cálcio elementar de gluconato de cálcio são diluídos em 200-250 mL. A solução concentrada pode causar flebite química se for infundida em uma veia periférica. Tão logo seja possível, cálcio oral e calcitriol são adicionados em grandes doses diárias (4,0-7,0 g de sais de cálcio e 2-4 µg de calcitriol) [8]. Hipoparatireoidismo pode ser revertido por autotransplante de tecido criopreservado [9]. No 3HPT, a hipocalcemia é menos pronunciada e são requeridas doses mais baixas de cálcio e calcitriol. A função renal deve ser avaliada estreitamente. Há evidência de que redução aguda do PTH afeta a função renal [10].

Referências Bibliográficas

1. Moe SM, Drüeke T, Lameire N, Eknoyan G: Chronic kidney disease-mineral-bone disorder: a new paradigm. Adv Chronic Kidney Dis 2007;14:3–12.
2. National Kidney Foundation: Clinical practice guidelines for bone metabolism and disease in chronic kidney disease. Am J Kidney Dis 2003;42(suppl 3):s1–s201. http://www.kidney.org/professionals/kdoqi/guidelines_bone/index.htm.
3. Montenegro FLM, Smith RB, Castro IV, Tavares MR, Cordeiro AC, Ferraz AR: Association of papillary thyroid carcinoma and hyperparathyroidism. Rev Col Bras Cir 2005;32:115–119.
4. Montenegro FLM, Tavares MR, Cordeiro AC, Ferraz AR, Ianhez LE, Buchpiguel CA: Intrathyroidal supernumerary parathyroid gland in hyperparathyroidism after renal transplantation. Nephrol Dial Transplant 2007;22:293–295.
5. Ohe MN, Santos RO, Kunii IS, Abrahão M, Cervantes O, Carvalho AB, Lazaretti-Castro M, Vieira JG: Usefulness of intraoperative PTH measurement in primary and secondary hyperparathyroidism: experience with 109 patients. Arq Bras Endocrinol Metab 2006;50:869–875.
6. Cordeiro AC, Montenegro FLM, Kulcsar MAV, Dellanegra LA, Tavares MR, Michaluart P, Ferraz AF: Parathyroid carcinoma. Am J Surg 1998;175:52–55.
7. Montenegro FLM, Tavares MR, Durazzo MD, Cernea CR, Cordeiro AC, Ferraz AR: Clinical suspicion and parathyroid carcinoma management. São Paulo Med J 2006;124:42–44.
8. Cozzolino M, Gallieni M, Corsi C, Bastagli A, Brancaccio D: Management of calcium refilling post-parathyroidectomy in end-stage renal disease. J Nephrol 2004;17:3–8.
9. Montenegro FLM, Custódio MR, Arap SS, Reis LM, Sonohara S, Castro IV, Jorgetti V, Cordeiro AC, Ferraz AR: Successful implant of long-term cryopreserved parathyroid glands after total parathyroidectomy. Head Neck 2007;29:296–300.
10. Schwarz A, Rustien G, Merkel S, Radermacher J, Haller H: Decreased renal transplant function after parathyroidectomy. Nephrol Dial Transplant 2007;22:584–591.

Glândulas Tireoide e Paratireoides

1.12 Paratireoidectomia Reoperatória

Alfred Simental

Otolaryngology Head Neck Surgery, Loma Linda University, Loma Linda, California, USA

D I C A S

- Confirmar o diagnóstico inicial.
- Maximizar técnicas de localização.
- Ler relatos cirúrgico e de patologia prévios.
- Trabalhar primeiro em campo previamente não dissecado, em que a formação cicatricial é menor e a probabilidade de encontrar a glândula afetada é mais alta.
- Desenvolver um padrão organizado de dissecção e compreender localizações ectópicas.
- Remover patologia tireóidea concomitante.

A R M A D I L H A S

- Risco de deixar de reconhecer diagnóstico inadequado.
- Risco de hipocalcemia permanente e paralisia de prega vocal é grandemente aumentado em cirurgia reoperatória.
- Risco de remover glândulas paratireoides normais.
- Risco de lesão faringoesofágica.

Introdução

O hiperparatireoidismo (HPT) pode ser curado cirurgicamente na exploração inicial em mais de 90% dos casos, e em mãos experientes mais de 95%. Entretanto, o HPT incontrolado em pacientes com explorações malsucedidas pode resultar em grave osteoporose, fadiga, depressão, nefrolitíase, insuficiência renal, hipertensão e risco cardiovascular aumentado. Isto exige consideração da reexploração e correção cirúrgica do estado hiperparatireóideo, especialmente em pacientes mais jovens.

Reexploração por HPT é complicada por formação cicatricial prévia, incidência mais alta de tumores em localizações ectópicas, hiperplasia multiglandular, e pode ser associada à recorrência de carcinoma paratireóideo. As localizações de paratireoides ectópicas incluem timo, tireoide, bainhas carotídea e retroesofágica, mediastino superior, sulco traqueoesofágico, submandibular e mediastino posterior [1, 2].

Pacientes e médicos devem compreender que a cirurgia reoperatória tem riscos inerentemente aumentados. Reoperação em campo cicatricial aumenta o risco de lesão dos nervos laríngeo recorrente e laríngeo superior, resultando em subsequente disfonia. Além disso, a incidência de hipoparatireoidismo pós-operatório ou HPT persistente é aumentada e pode se aproximar de 10% [3]. Estudos de localização podem ajudar na identificação de glândulas ectópicas e hiperfuncionantes, ao mesmo tempo reduzindo a morbidade da reexploração [4].

Sugestões Práticas

1. Antes de partir para uma cirurgia reoperatória rigorosa, o diagnóstico inicial de HPT deve ser confirmado tomando cuidado para excluir medicações, contribuições da dieta, ou qualquer razão secundária para haver hipercalcemia, especialmente hipercalcemia hipocalciúrica familiar. O paciente deve ser avaliado por um endocrinologista que possa confirmar o diagnóstico e determinar se tratamento clínico pode ser efetivo. Reexploração deve ser retardada pelo menos 6-9 meses para permitir que a inflamação regrida, e aumentar a eficácia de estudos de imageamento repetidos.

2. Os relatos de cirurgia e patologia prévios devem ser revistos para determinar locais prévios de exploração, confirmação patológica dos tecidos removidos, e outros achados intraoperatórios. Em situações de exploração unilateral, o lado não explorado é utilizado a menos que estudos de localização sugiram que o lado inicial é ativo.

3 Estudos de imageamento devem ser repetidos e devem incluir imageamento com sestamibi para procurar atividade nova ou ectópica [5]. Exame com ultrassom deve determinar a presença de nódulos tireóideos e massas paratraqueais, que podem representar glândulas paratireoides aumentadas. Tomografia computadorizada (TC) ou RM também podem ser consideradas para avaliar as regiões mediastinais e retroesofágicas que podem não ser visualizadas por ultrassonografia [6]. Amostragem venosa seletiva por radiologia intervencionista pode ajudar a determinar a lateralidade e, possivelmente, a localização do fluxo de saída da glândula mais ativa [7].

4 Monitoramento intraoperatório do hormônio paratireóideo deve ser empregado para determinar a adequação da ressecção, começando com um "nível básico definido" [8]. Níveis de PTH intraoperatórios pós-ressecção tirados aos 10 minutos devem ser, pelo menos, reduzidos em 50% a não ser que o nível esteja dentro da faixa normal. Uma colheita aos 15 minutos deve continuar a revelar queda de 25-30%, uma vez que ocorreu meia-vida adicional.

5 A estratégia reoperatória deve rotineiramente começar pela exposição da artéria carótida, a seguir trabalhando de lateral a medial na direção da cartilagem cricóidea. O nervo laríngeo recorrente deve ser identificado precocemente, seja imediatamente inferior à cartilagem cricóidea ou mais inferiormente na região paratraqueal lateral em que a cicatriz é mínima. Uma vez que a carótida e o nervo recorrente estejam dissecados, a exploração das regiões paratraqueal, retrofaríngea, retrotireóidea e mediastino superior deve ser empreendida sistematicamente. Quaisquer lesões intratireóideas devem ser seguidas por tireoidectomia, uma vez que estas podem representar glândulas paratireoides intratireóideas, especialmente em face de exploração malsucedida. Exploração precoce do mediastino superior com ressecção do timo deve ser considerada depois que as áreas de rotina tenham sido exploradas.

Conclusão

Cirurgia reoperatória de HPT é associada à incidência aumentada de complicações incluindo paralisia de prega vocal, hipoparatireoidismo permanente e hipercalcemia persistente. O uso de imageamento de medicina nuclear, ultrassom e TC de alta resolução/RM pode ajudar no planejamento cirúrgico. Entretanto, conhecimento das localizações ectópicas potenciais e uma via de acesso cirúrgica bem planejada de lateral a medial são importantes para assegurar ressecção adequada, que pode ser verificada pelo monitoramento intraoperatório do hormônio paratireóideo.

Referências Bibliográficas

1. Phitayakorn R, McHenry CR: Incidence and location of ectopic abnormal parathyroid glands. Am J Surg 2006;191:418–423.
2. Shen W, Duren M, Morita E, et al: Reoperation for persistent or recurrent primary hyperparathyroidism. Arch Surg 1996;131:861–869.
3. Allendorf J, Digorgi M, Spanknebel K, et al: 1112 consecutive bilateral neck explorations for primary hyperparathyroidism. World J Surg 2007, E-pub ahead of print.
4. Rodriguez JM, Tezelman S, Siperstein AE, et al: Localization procedures in patients with persistent or recurrent hyperparathyroidism. Arch Surg 1994;129:870–875.
5. Chen CC, Skarulis MC, Fraker DL, et al: Technetium-99m-sestamibi imaging before reoperation for primary hyperparathyroidism. J Nucl Med 1995;36:2186–2191.
6. Rodgers SE, Hunter GJ, Hamberg LM, et al: Improved preoperative planning for directed parathyroidectomy with 4-dimensional computed tomography. Surgery 2006;140:932–940.
7. Ogilvie CM, Brown PL, Matson M, et al: Selective parathyroid venous sampling in patients with complicated hyperparathyroidism. Eur J Endocrinol 2006;155:813–821.
8. Riss P, Kaczirek K, Heinz G, et al: A 'defined baseline' in PTH monitoring increases surgical success in patients with multiple gland disease. Surgery 2007;142:398–404.

Glândulas Tireoide e Paratireoides

1.13 Dissecção Cervical Paratraqueal – Dicas Cirúrgicas

A. Khafif[a], L.P. Kowalski[b], Dan M. Fliss[a]

[a]Department of Otolaryngology – Head and Neck Surgery, Tel Aviv Sourasky Medical Center (affiliated to the Sackler Faculty of Medicine), Tel Aviv University, Tel Aviv, Israel
[b]Departamento de Cirurgia de Cabeça e Pescoço e Otorrinolaringologia, Hospital A.C. Camargo, São Paulo, SP, Brasil

DICAS

- Intubação endotraqueal delicada por anestesiologista experiente.
- Seccionar o músculo esternotireóideo, se necessário, para obter boa exposição.
- Identificar o nervo laríngeo recorrente (NLR) em todo o seu trajeto em todos os pacientes.
- NLR esquerdo é mais vertical e a dissecção deste lado pode exigir afastamento do NLR usando um gancho.
- Identificar e preservar glândulas paratireoides bem vascularizadas.
- Implantes de glândulas paratireoides podem ser necessários se elas estiverem isquêmicas ao término da dissecção.
- Não coagular próximo ao nervo.
- Tratar a hipocalcemia de forma agressiva.

ARMADILHAS

- Risco de hipocalcemia é muito mais frequente em reoperações e quando uma dissecção de pescoço é efetuada simultaneamente.
- Monitoramento nervoso pode ser usado, especialmente em reoperações, mas a identificação do NLR é sempre obrigatória.

Introdução

A dissecção cervical paratraqueal terapêutica (DCPT) é prática comum para tratamento de linfonodos-positivos nos níveis VI–VIII originados de carcinoma bem diferenciado e medular da tireoide. A alta taxa de recorrência subsequente a "colher frutinhas", presumivelmente em razão do comprometimento subclínico dos linfonodos, conduziu à execução de rotina de uma DCPT formal unilateral ou bilateral nos pacientes com linfonodos clinicamente positivos na região paratraqueal [1, 2]. Ela também foi indicada como procedimento eletivo em pacientes com linfadenopatia positiva da cadeia jugular [3], especialmente em pacientes de alto risco com carcinoma bem diferenciado da tireoide (homens idosos com tumores agressivos) e certamente em pacientes com carcinoma medular. Dissecção desta região não acarreta, necessariamente, risco aumentado de lesão do NLR [3, 4]; entretanto, as taxas de hipocalcemia pós-operatória podem ser tão altas quanto 25% [5].

Sugestões Práticas

1. Intubação deve ser feita por um anestesiologista experiente, preferivelmente com um tubo endotraqueal macio para evitar lesão das pregas vocais.

2. DCPT começa com dissecção da artéria carótida e veia jugular interna em todo o seu trajeto desde o mediastino. Lembrar-se de que o NLR passa inferiormente à artéria e está assim seguro neste ponto.

3. O NLR tem que ser identificado em todos os pacientes em todo o seu trajeto na região paratraqueal desde o mediastino superior até a membrana cricotireóidea. Lembrar-se de que o monitoramento do nervo não é um substituto para a identificação adequada do nervo.

4. Exposição do NLR esquerdo pode tornar necessária dissecção cortante do nervo em sua circunferência e afastamento usando um gancho de nervo, para facilitar a remoção da peça embaixo do nervo na direção da traqueia. Eventualmente, a peça pode ser separada para evitar lesão do NLR durante o afastamento.

5. Para melhor exposição da região paratraqueal, o músculo esternotireóideo pode ser seccionado, preferivelmente na sua inserção mais superior na cartilagem tireóidea.

6. Se as glândulas paratireoides forem desvascularizadas durante a dissecção, elas devem ser ressecadas e reimplantadas no músculo esternocleidomastóideo.

7. Enquanto estiver dissecando o mediastino superior, deve-se tomar cuidado para evitar lesão das artérias

subclávia ou braquiocefálica. Estes vasos servem como o limite mais inferior da nossa dissecção.

8 Lembrar-se de que a artéria carótida comum direita pode ter o trajeto um pouco oblíquo, inferiormente, e pode cruzar a traqueia na direção da artéria braquiocefálica. Deve-se tomar cuidado para não lesionar este vaso neste último passo da dissecção.

9 Pós-operatoriamente, a hipocalcemia é mais comum em reoperações, e a suplementação oral de cálcio deve ser considerada, mesmo antes do desenvolvimento de hipocalcemia nestes pacientes. Suplementação agressiva pode ajudar com alta precoce do hospital.

Às vezes, edema do lado ipsolateral da laringe pode ser esperado e tratado com uma série curta de corticosteroide.

Conclusão

A DCPT pode ser uma manobra complicada e deve-se tomar cuidado durante o procedimento para minimizar a morbidade. Quando executada de forma adequada, a morbidade é relativamente baixa [3], mesmo em reoperações [4].

Referências Bibliográficas

1. Watkinson JC, Franklyn JA, Olliff JF: Detection and surgical treatment of cervical lymph nodes in differentiated thyroid cancer. Thyroid 2006;16:187–194.
2. Shaha AR: Management of the neck in thyroid cancer. Otol Clin North Am 1998;31:823–831.
3. Khafif A, Ben Yosef R, Abergel A, Kesler A, Landsberg R, Fliss DM: Elective paratracheal neck dissection for lateral metastases from papillary carcinoma of the thyroid: is it indicated? Head Neck 2007, E-pub ahead of print.
4. Kim MK, Mandel SH, Baloch Z, Livolsi VA, Langer JE, Didonato L, Fish S, Webber RS: Morbidity following central compartment reoperation for recurrent or persistent thyroid cancer. Arch Otolaryngol Head Neck Surg 2004;130:1214–1216.
5. Filho JG, Kowalski LP: Postoperative complications of thyroidectomy for differentiated thyroid carcinoma. Am J Otolaryngol 2004;25:225–230.

Glândulas Tireoide e Paratireoides

1.14 Tratamento dos Linfonodos no Câncer Medular da Tireoide

Marcos R. Tavares

Departamento de Cirurgia de Cabeça e Pescoço, Faculdade de Medicina da Universidade de São Paulo, São Paulo, Brasil

D I C A S

- Metástase linfonodal é frequente no câncer medular da tireoide (CMT) (± 70%).
- Avaliação pré-operatória da tireoide e dos linfonodos por ultrassonografia e tomografia computadorizada é muito útil.
- Glândulas paratireoides são mais bem identificadas durante a tireoidectomia.
- Dissecção eletiva do compartimento lateral do pescoço pode ser adiada para um segundo tempo.
- Reoperação é indicada se a calcitonina sérica estiver elevada após tratamento inicial adequado e após confirmação da doença no pescoço por citologia de aspiração com agulha fina, sem metástase distante.
- Dissecção do nível I é desnecessária.

A R M A D I L H A S

- Avaliações clínica e patológica inadequadas do pescoço.
- Dissecção insuficiente do compartimento central do pescoço.
- Presunção de cura sem um teste estimulado negativo de calcitonina.
- Função paratireóidea é mais frequentemente prejudicada após dissecção do pescoço central.
- Teste para RET não efetuado em pacientes com CMT e parentes em primeiro grau daqueles com um teste positivo.
- Dissecção do pescoço lateral sem localização de doença persistente ou recorrente.

Introdução

O CMT ocorre em um contexto clínico esporádico ou familiar e corresponde a 5% dos carcinomas da tireoide, e até 63% deles se apresentam inicialmente com metástase ganglionar [1]. Ressecção cirúrgica completa é fundamental para a cura, pois a reoperação cervical por doença persistente ou recorrente beneficia apenas pacientes selecionados [2]. Tireoidectomia total e dissecção de pescoço são obrigatórias quando metástases são clinicamente evidentes, e aceita-se, por consenso, que a dissecção do compartimento central do pescoço constitui o tratamento inicial adequado mínimo, mesmo quando metástases cervicais não são identificadas [3]. A dissecção do compartimento central do pescoço é perigosa para as glândulas paratireoides e nervos laríngeos recorrentes e deve ser efetuada por um cirurgião experiente de cabeça e pescoço.

Sugestões Práticas

1. Dissecção do pescoço central deve ser executada em virtualmente todos os pacientes a fim de evitar dano causado por reoperação neste local anatômico. A única exceção que poderia ser considerada é em um paciente com mutação RET de baixo risco na idade de 5 anos ou menos e com teste de calcitonina estimulado negativo.

2. Todo tecido entre as artérias carótidas, lateralmente e entre o osso hioide e o tronco venoso braquiocefálico deve ser removido.

3. Glândulas paratireoides são mais bem identificadas no momento da tireoidectomia. Recomenda-se removê-las e transplantá-las, uma vez que adenoma paratireóideo ocorre em cerca de 50% dos pacientes com doença familial [3] e é difícil preservar sua função com uma dissecção agressiva do pescoço central.

4. Dissecção do pescoço lateral deve ser realizada para pescoço positivo e pode ser modificada; é desnecessário incluir o nível submandibular na peça. Dissecção eletiva do compartimento lateral pode ser adiada como um procedimento de segundo tempo.

5. Nova cirurgia está indicada se a calcitonina não alcançar um nível baixo. Dissecção do pescoço lateral (níveis II–V) é efetuada apenas após detecção da doença por aspiração com agulha fina ou um teste MIBI positivo, contanto que metástases distantes sejam excluídas. A análise por imageamento mais eficiente para demonstrar locais tumorais de CMT

incluem US do pescoço, TC de tórax, RM do fígado, cintigrafia óssea, RM do esqueleto axial. Escaneamento FDG-PET parece ser menos sensível e com baixo valor prognóstico [4].

Referências Bibliográficas

1. Moley JF, DeBenedetti MK: Patterns of nodal metastases in palpable medullary thyroid carcinoma. Recommendations for extent of node dissection. Ann Surg 1999;229:880–888.
2. You YN, Lakhani V, Wells SA Jr, Moley JF: Medullary thyroid cancer. Surg Oncol Clin N Am 2006;15:639–660.
3. Brandi ML, Gagel RF, Angeli A, Bilezikian PB, Bordi C, Conte-Devolx B, Flachetti A, Giheri RG, Libroia A, Lips CJM, Lombardi C, Mannelli M, Pacini F, Ponder BAJ, Raue F, Skojeseid GT, Tamburrano G, Thakker RV, Thompson PT, Tonelli F, Wells S Jr, Marx S: Guidelines for diagnosis and therapy of MEN type 1 and type 2.
J Clin Endocrinol Metab 2001;86:5568–5571.
4. Giraudet AL, Vanel D, Leboulleux S, Aupérin A, Dromain C, Chami L, Tovo NN, Lumbroso J, Lassau N, Bonniaud G, Hartl D, Travagli JP, Baudin E, Schlumberger M: Imaging medullary thyroid carcinoma with persistent elevated calcitonin levels.
J Clin Endocrinol Metab 2007;92:4185–4190.

Glândulas Tireoide e Paratireoides

1.15 Como Tratar um Carcinoma Bem Diferenciado com Invasão do Nervo Recorrente

Patrick Sheahan, Jatin P. Shah

Department of Head and Neck Surgery, Memorial Sloan-Kettering Cancer Center, New York, N.Y., USA

D I C A S

- Em pacientes que têm paralisia de prega vocal (PPV) pré-operatória secundária a comprometimento tumoral do nervo laríngeo recorrente (NLR), ressecção do NLR deve ser efetuada.
- Com pregas vocais (PVs) funcionantes, todo esforço deve ser feito para preservar o NLR, não deixando o tumor macroscópico para trás.
- Quando há invasão do NLR, a operação mínima deve ser uma tireoidectomia total (TT), para usar tratamento com radioiodo pós-operatório.
- Em casos de invasão do NLR bilateral, pelo menos um NLR deve ser preservado.
- Quando um NLR é encontrado, explorar o lado contralateral, para assegurar a integridade do NLR contralateral, antes de considerar o sacrifício do NLR comprometido.

A R M A D I L H A

- Doença macroscópica nunca deve ser deixada para trás, uma vez que isto leva à alta taxa de falha local, muitas vezes com transformação para um tipo histológico mais agressivo.

Introdução

A incidência relatada de extensão extratireóidea de câncer bem diferenciado da tireoide (CBDT) varia de 1 a 15% [1]. Depois dos músculos pré-tireoidianos, o NLR é a estrutura seguinte mais comumente invadida pelo CBDT [2]. Ressecção cirúrgica completa de toda doença macroscópica é a pedra angular da terapia; entretanto, ressecção do NLR pode levar a importantes sequelas a longo prazo. Assim, o tratamento do NLR invadido por CBDT é uma área controvertida.

A invasão do NLR geralmente ocorre na região do ligamento de Berry ou no sulco traqueoesofágico a partir de tumor em linfonodos paratraqueais metastáticos [2]. Sexo masculino, idade mais avançada e subtipos histológicos agressivos de carcinoma papilar são associados a risco aumentado de invasão do NLR [3, 4].

Sugestões Práticas

1. Invasão do NLR pode ou não levar à PPV. Laringoscopia indireta ou flexível pré-operatória é obrigatória em pacientes com suspeita de câncer da tireoide.

2. A presença de invasão do NLR significa disseminação extratireóidea do tumor, e estadia o tumor para T4 [1]. Entretanto, em contraste com a invasão da laringe, traqueia ou esôfago [3], isto não significa, necessariamente, um prognóstico ruim [2].

3. CBDT com extensão extratireóidea é mais bem tratado com ressecção completa de toda doença macroscópica. Margens de apenas alguns milímetros geralmente são adequadas.

4. Remoção de todo tumor macroscópico deixando para trás doença microscópica não leva, necessariamente, a uma taxa de falha aumentada, contanto que seja administrado tratamento pós-operatório com radioiodo ou radioterapia externa.

5. Pacientes com PPV pré-operatória raramente reobtêm movimento das PVs. Assim, há pouco benefício em preservar neles o NLR.

6. Em pacientes com função normal das PVs, pré-operatoriamente, a ressecção do NLR, por si própria, não leva, necessariamente, a controle local ou sobrevida melhorados [5-7]. Portanto, todo esforço deve ser aplicado para obter margens livres.

7. Quando o NLR é sacrificado, uma ressecção tridimensional deve ser executada adequada para obter margens livres.

8. O cirurgião deve tentar preservar o nervo pelo menos em um lado, se exequível. Antes de sacrificar um nervo invadido, deve ser assegurada a integridade do NLR contralateral. O efeito imediato do sacrifício ou lesão de NLR, bilateralmente, é estri-

dor, o que exige reintubação. Traqueostomia deve ser realizada tão logo seja possível.

9. Tratamento adjuvante pós-operatório com radioiodo ou radioterapia com fonte externa (em casos com histologia pouco diferenciada, extensão extensa extratireóidea ou idade mais velha) ou ambos melhora o controle local e a sobrevida. Eis porque TT é a operação mínima.

10. Sintomas de PPV unilateral (voz soprossa e/ou aspiração de líquidos finos) são variáveis e podem inicialmente flutuar. Como a maioria dos pacientes experimentará melhora espontânea, a medialização cirúrgica deve ser retardada por vários meses.

11. Reconstrução imediata do NLR por reparo direto ou enxerto de nervo foi advogada por alguns [8]. Apesar de não levar a qualquer retorno no movimento da PV, ela pode melhorar a voz ao prevenir atrofia muscular [8, 9].

Conclusão

O tratamento do NLR invadido por CBDT constitui uma questão importante. Como regra geral, um nervo paralisado deve ser ressecado, enquanto todo esforço deve ser envidado para preservar um nervo funcionante. Entretanto, a preservação só deve ser tentada sem que se deixe tumor macroscópico para trás. Em todos os casos, TT facilita tratamento adjuntivo pós-operatório com radioiodo.

Referências Bibliográficas

1. Morton RP, Ahmad Z: Thyroid cancer invasion of neck structures: epidemiology, evaluation, staging and management. Curr Opin Otolaryngol Head Neck Surg 2007;15:89–94.
2. McCaffrey TV, Bergstralh EJ, Hay ID: Locally invasive papillary thyroid carcinoma: 1940–1990. Head Neck 1994;16:165–172.
3. Shaha A: Implications of prognostic factors and risk groups in the management of differentiated thyroid cancer. Laryngoscope 2004;114:393–402.
4. Kebebew E, Clark OH: Locally advanced differentiated thyroid cancer. Surg Oncol 2003;12:91–99.
5. Chan WF, Lo CY, Lam KY, Wan KY: Recurrent laryngeal nerve palsy in well-differentiated thyroid carcinoma: clinicopathological features and outcome study. World J Surg 2004:1093–1098.
6. Nishida T, Nakao K, Hamaji M, Kamiike W, Kurozumi K, Matsuda H: Preservation of recurrent laryngeal nerve invaded by differentiated thyroid cancer. Ann Surg 1997;226:85–91.
7. Falk SA, McCaffrey TV: Management of the recurrent laryngeal nerve in suspected and proven thyroid cancer. Otolaryngol Head Neck Surg 1995;113:42–48.
8. Yumoto E, Sanuki T, Kumai Y: Immediate recurrent laryngeal nerve reconstruction and vocal outcome. Laryngoscope 2006;116:1657–1661.
9. Chou FF, Su CY, Jeng SF, Hsu KL, Lu KY: Neurorrhaphy of the recurrent laryngeal nerve. J Am Coll Surg 2003;197:52–57.

1.16 Tratamento do Câncer Invasivo da Tireoide

Thomas V. McCaffrey

Department of Otolaryngology, Head and Neck Surgery, University of South Florida, Tampa, Fla., USA

ⓓ I C A S

- Rouquidão, obstrução da via aérea e, particularmente, hemoptise são sinais de invasão do trato aerodigestivo superior (TADS) por câncer da tireoide.
- A função da laringe pode, frequentemente, ser preservada por procedimentos de laringectomia parcial, mesmo se tiver ocorrido invasão.
- Radioterapia com feixe externo (RTFE) pós-operatória pode controlar câncer invasivo da tireoide (CIT) irressecável e preservar a função laríngea.

ⓐ R M A D I L H A S

- Ressecção inadequada do CIT resultará em morbidades graves de obstrução da via aérea, hemoptise e disfagia.
- Superestimar a necessidade de ressecção radical pode levar à perda de função laríngea salvável.

Introdução

Carcinoma bem diferenciado da tireoide (CBDT) é uma doença geralmente curável com taxa de mortalidade citada entre 11 e 17%. Quando o CBDT se estende além da cápsula da tireoide e produz invasão das estruturas do TADS, ele é causa de considerável morbidade e mortalidade aumentadas.

Em uma revisão por McConahey et al. [1], a causa da morte por CBDT foi relacionada com doença local intratável em 36% dos casos e doença metastática em 39% dos casos. O controle do CIT constitui, portanto, um problema clínico importante, e é de esperar que o tratamento bem-sucedido do CIT inclua sobrevida e morbidade reduzida. O CIT pode produzir sintomas como resultado da paralisia de um ou ambos os nervos laríngeos (NL) recorrentes, resultando em rouquidão ou obstrução da via aérea, invasão direta da traqueia ou laringe com o potencial de obstrução da via aérea e sangramento, e invasão do esôfago resultando em sangramento e disfagia.

Sugestões Práticas

Técnicas Cirúrgicas

Laringe. A invasão pode ocorrer por extensão direta e erosão das cartilagens laríngeas ou por invasão em torno das porções posterior e inferior da cartilagem tireóidea para o espaço paraglótico. Muitas vezes ela é unilateral, permitindo cirurgias conservadoras (p. ex., laringectomia vertical parcial, LVP). Se a mucosa não for diretamente comprometida, também é possível a remoção da cartilagem tireoide sem entrar na via aérea. Invasão de NL apresenta problemas especiais. Se ocorreu paralisia, o NL é ressecado com o tumor. A reabilitação por uma tireoplastia oferece um excelente resultado. Entretanto, em alguns casos, invasão perineural ocorre sem paralisia do nervo. Embora haja alguma controvérsia, separar o tumor do nervo, preservando sua função, não parece resultar em sobrevida reduzida.

Traqueia. A invasão pode ser relativamente superficial com erosão ou invasão dos anéis cartilaginosos sem comprometimento da mucosa, ou ela pode ser profunda com extensão intraluminal (EI). Quando ocorre EI, a ressecção em espessura total (RET) da traqueia é o tratamento ideal, ocasionalmente sob a forma de ressecção em janela, se a invasão for localizada. O defeito pode ser reparado com um retalho miofascial do esternocleidomastóideo ou com outros músculos adjacentes. Se a invasão for circunferencial, está indicada ressecção traqueal, eventualmente alargada superiormente para incluir parte da cricoide, se necessário.

Faringe/Esôfago. Em virtude da camada submucosa frouxa, o tumor pode comprometer a capa muscular sem invasão através da mucosa subjacente. Isto usualmente permite a extirpação do músculo com preservação da mucosa. Se ocorrer invasão limitada da mucosa, é possível a ressecção com reparação primária. Invasão esofágica extensa pode exigir laringofaringectomia e reconstrução com um retalho livre jejunal ou cutâneo.

Ressecção com Shave *(RS) versus RET.* Alguma controvérsia ainda permanece sobre a ressecção apropriada de tumores minimamente invasivos. Os defensores da RET da via aérea afirmam que, embora o tumor possa parecer ser superficialmente invasivo, geralmente ocorre extensão no plano submucoso, e que deixar um tumor para trás resulta em taxa mais alta de recorrência [2]. Os proponentes da RS argumentam que não há nenhuma evidência indicando melhora da sobrevida pela RET, e que acrescentar RTFE resulta em uma sobrevida livre de doença semelhante [3]. Presentemente, a palavra final ainda não foi estabelecida. Certamente, em pacientes idosos ou naqueles que têm outras morbidades que possam limitar sua sobrevida, um procedimento menos invasivo, menos traumático, pode ser benéfico. Pacientes mais jovens, nos quais a erradicação da doença poderia prolongar a sobrevida, se beneficiariam com ressecções mais agressivas. Isto ainda permanece sendo uma decisão cirúrgica individual.

A RTFE tornou-se mais amplamente usada no tratamento do CIT. Não há experiências controladas, embora resultados episódicos indiquem que ela pode ser útil em casos selecionados [4].

Conclusão

O CBDT invadindo o TADS e o NL causa importante morbidade/mortalidade. Tratamento bem-sucedido é possível preservando, ao mesmo tempo, a função. LVP, ressecções traqueais, RS e RTFE eliminam morbidade, preservam função, reduzem a recorrência local e podem melhorar a sobrevida.

Referências Bibliográficas

1. McConahey WM, Woolner LB, van Heerden JA, Taylor WF: Papillary thyroid cancer treated at the Mayo Clinic, 1946–1970: initial manifestations, pathological findings, therapy, and outcome. Mayo Clin Proc 1986;61:978–996.
2. Grillo HC, Suen HC, Mathisen DJ, Wain JC: Resectional management of thyroid cancer invading the airway. Ann Thorac Surg 1992;54:3–9.
3. Lipton RJ, McCaffrey TV, van Heerden: Surgical treatment of invasion of the upper aerodigestive tract by well-differentiated thyroid carcinoma. Am J Surg 1987;154:363–367.
4. Brierley JD, Tsang RW: External beam radiation therapy in the treatment of differentiated thyroid cancer. Semin Surg Oncol 1999;16:42–49.

Metástases Cervicais

2.1 Estudo Pré-Operatório do Pescoço no Carcinoma de Células Escamosas de Cabeça e Pescoço

Michiel van den Brekel, Frans J.M. Hilgers
Netherlands Cancer Institute – Antoni van Leeuwenhoek Hospital and Academic Medical Center, University of Amsterdam, Amsterdam, The Netherlands

DICAS

- Exame de imagem é crucial para avaliar a extensão da doença metastática e pode desempenhar um papel central no planejamento do tratamento.
- Os exames de imagem, especialmente PET-TC e US-CAAF,* podem detectar metástases ocultas se maiores que 5-6 mm.
- Somente uma técnica invasiva melhora ainda mais a detecção de metástases ocultas: uma biópsia de linfonodo sentinela.
- Predição do potencial metastático de um tumor pode, em breve, estar disponível na forma de perfil de expressão gênica.

ARMADILHAS

- A maioria das metástases ocultas não pode ser detectada usando-se as técnicas atuais de imageamento.
- Não tratar o pescoço eletivamente com cirurgia ou radioterapia só está justificado em tumores com um risco moderado ou baixo de metástases ocultas e quando está assegurado adequado exame de imagem de acompanhamento.
- Uma vez que a patologia dos espécimes de esvaziamento cervical também não é muito exata, um laudo negativo de patologia não garante que não haja metástases presentes.

Introdução

O estudo do pescoço pré-tratamento é importante para decidir sobre a indicação e a extensão do tratamento. Um uso importante do exame de imagem pré-tratamento é a avaliação da extensão da doença no pescoço ou da infiltração em estruturas cruciais, a fim de determinar a operabilidade. Tumores com encerramento da artéria carótida em mais de 270°, raramente, são operáveis. Outros problemas importantes para prognóstico são: avaliação de necrose, volume tumoral, disseminação extraganglionar, comprometimento dos níveis IV e V, linfonodos retrofaríngeos ou linfonodos paratraqueais.

Embora, em pacientes individuais, seja uma vantagem quando metástases ocultas são detectadas por TC ou RM, os critérios inconfiáveis para avaliar pequenas metástases impalpáveis tornam essas técnicas inconfiáveis para a detecção de metástases menores que 8-9 mm. O advento da PET e da PET-TC certamente aumentou a sensibilidade e a especificidade, mas metástases inferiores a 5 mm raramente são detectadas [1]. Uma vez que US-CAAF é uma técnica ideal tanto para avaliação inicial quanto para acompanhamento, ela foi amplamente estudada para avaliação do pescoço N0 [2]. Entretanto, a sensibilidade relatada da US-CAAF no pescoço N0 varia de 42 a 73%. Em um contexto de rotina, recentemente observamos que a sensibilidade da US-CAAF em pequenos (T1) carcinomas orais tratados com excisão transoral e uma estratégia de "aguardar e observar" para o pescoço foi significativamente mais baixa (18%) do que em pacientes que fizeram um esvaziamento cervical eletiva para carcinomas orais T2-3 (27%) ou carcinomas orofaríngeos T2-3 (50%).

A biópsia de linfonodo sentinela é descrita como uma técnica muito sensível. A principal desvantagem, evidentemente, é que o procedimento do linfonodo sentinela implica em um procedimento cirúrgico que tem que ser seguido por um esvaziamento de pescoço complementar e quando o LS é tumor positivo.

Sugestões Práticas

1. Uma vez que nenhuma técnica de exame de imagem atualmente disponível é capaz de, confiavelmente, detectar pequenas metástases, ao planejar o tratamento deve-se considerar o risco de metástases ocultas e/ou tratar o pescoço eletivamente, ou usar um protocolo de acompanhamento muito rigoroso, incluindo exame de imagem, a intervalos regulares.

---

*N. do T.: PET = tomografia por emissão de prótons; US-CAAF = citologia de aspiração com agulha fina dirigida por ultrassom.

② Uma vez que uma política de "aguardar e observar" no pescoço N0 leva à detecção retardada de metástases cervicais em 15-40% dos pacientes (dependendo da precisão do exame de imagem e da população de pacientes), estes pacientes são tratados em uma fase mais tardia, significando ou tratamento mais extenso ou um pior prognóstico. Um acompanhamento muito estrito usando US-CAAF leva a um prognóstico semelhante.

③ Para obter imagens bem interpretáveis, TC e RM devem ser feitas com agentes de contraste intravenoso e cortes finos (3-4 mm) ou TC helicoidal.

④ A ultrassonografia só é confiável se efetuada por um ultrassonografista perito, o cirurgião ou o radiologista. O mesmo é verdadeiro quanto à interpretação da citologia.

⑤ Embora os níveis I–III estejam em risco na maioria dos carcinomas de cabeça e pescoço, atenção especial deve ser dada aos linfonodos retrofaríngeos e paratraqueais. Qualquer linfonodo com mais de 5-6 mm nestas áreas é suspeito.

Conclusão

Embora, nas últimas décadas, o exame de imagem tenha aumentado tremendamente nossa capacidade de estadiar tumores e otimizar planejamento de tratamento, ainda somos incapazes de detectar pequenas metástases que frequentemente ocorrem nos cânceres de cabeça e pescoço em fase inicial. Avanços recentes na predição de metástases cervicais usando perfil de expressão gênica ou detecção usando biópsia de linfonodo sentinela poderiam nos ajudar a resolver este problema no futuro. O exame de imagem tem um lugar na avaliação da extensão tumoral, na avaliação da operabilidade e na determinação do tratamento ideal.

Referências Bibliográficas

1. Brouwer J, De Bree R, Comans EF, Castelijns JA, Hoekstra OS, Leemans CR: Positron emission tomography using [18F] fluorodeoxyglucose (FDG-PET) in the clinically negative neck: is it likely to be superior? Eur Arch Otorhinolaryngol 2004;261:479–483.
2. van den Brekel MW, Castelijns JA: What the clinician wants to know: surgical perspective and ultrasound for lymph node imaging of the neck. Cancer Imaging 2005;5(suppl):S41–S49.

Metástases Cervicais

2.2 Pescoço N0 no Câncer Oral – Aguardar e Observar

Yoav P. Talmi

Department of Otorhinolaryngology – Head and Neck Surgery, Chaim Sheba Medical Center, Tel Hashomer, and Department of Otorhinolaryngology, Tel Aviv University Sackler School of Medicine, Tel Aviv, Israel

DICAS

Orientação de Aguardar e Observar
- Evitar efetuar cirurgia não indicada na maioria dos pacientes.
- Evitar complicações de cirurgia e radioterapia.
- Reservar a opção de cirurgia e/ou radioterapia para recorrências/segundos primários.
- Reduzir custos.

Tratamento Ativo do Pescoço
- Complicações e sequelas do esvaziamento cervical (EC) seletivo são mínimas.
- Apresentação retardada no pescoço pode ser rápida e em um estádio mais avançado.
- Procedimentos de EC mais alargados indicados ao tratar recorrências retardadas no pescoço.
- Incidência de recorrência cervical é, significantemente, reduzida quando tratada simultaneamente.
- Probabilidades de cura são significativamente elevadas.

Introdução

As metástases cervicais são o pior indicador prognóstico à parte das metástases distantes em pacientes com câncer de cabeça e pescoço, diminuindo a sobrevida em aproximadamente 50%.

A incidência de linfonodos ocultos foi descrita na faixa de 21-45% dos casos de cavidade oral. Recomenda-se que quando a probabilidade de metástase linfonodal cervical oculta for maior que 20%, o pescoço deve ser tratado, eletivamente, por cirurgia ou radioterapia. Ambas, no entanto, são associadas a efeitos adversos.

O argumento em favor da observação é que com tratamento eletivo, a maioria dos pacientes recebe uma intervenção que é necessária somente em 25-30%. Embora a morbidade do EC eletivo geralmente seja mínima, uma intervenção no pescoço no futuro pode ser dificultada pela cirurgia precedente. O tratamento com radiação não é desprovido de consequências, isto é, efeitos locais ou indução de segundos primários, e também podemos negar aos pacientes a oportunidade dessas intervenções no futuro.

A suposição de que o pescoço N0 pode ser facilmente observado e tratado quando o paciente desenvolve doença metastática N1 regional inicial muitas vezes se comprovou errônea. Quarenta e nove por cento dos pacientes que se submeteram à cirurgia cervical de resgate depois de uma orientação estreita de "aguardar e observar" revelaram ter doença avançada no pescoço (N2b) [1].

Em um grupo de 137 pacientes [2] com câncer da língua T1/T2, N0, os pacientes que necessitaram de EC ao se tornarem N+ tiveram um número significativamente maior de linfonodos-positivos, uma incidência mais alta de disseminação extracapsular, e sobrevida diminuída em comparação com pacientes submetidos ao EC simultâneo.

Em um grupo [3] no qual EC eletivo e "aguardar e observar" em câncer oral de células escamosas (CCE) da língua estádio I/II foram comparados, a taxa de recorrência regional foi 47% (mortalidade 23%) nos pacientes N0 que não receberam EC. A EC eletiva reduziu significantemente a taxa de recorrência regional para 9% (mortalidade 3%).

Em um grupo de 233 pacientes com CCE da cavidade oral estádio I/II tratados por braquiterapia [4], 47% receberam EC eletiva e 53% foram apenas acompanhados e receberam EC em caso de recidiva. No primeiro grupo, o tratamento de resgate teve sucesso em 47% dos casos, e teve sucesso em 62% do segundo grupo. A sobrevida de 10 anos, no entanto, foi 37 e 31%, respectivamente.

Morbidade aumentada dos pacientes associada à cirurgia de resgate foi causada pela necessidade de formas mais radicais de EC na doença cervical estabelecida e à necessidade de radioterapia pós-operatória [5].

Uma diminuição importante na sobrevida nos pacientes de alto risco foi descrita [6]. Entre os casos que tinham metástases ao acompanhamento, 50% nem mesmo foram candidatos ao tratamento de salvamento. Kligerman *et al.* [7] estipularam que o EC permanece obrigatório na fase inicial do CCE oral em virtude das melhores taxas de sobrevida, em comparação com a ressecção unicamente, e com a baixa taxa de salvamento. Isto foi observado em particular com espessura tumoral > 4 mm.

Em um grupo de 156 pacientes semelhantes [8], o EC eletivo aumentou a sobrevida para 55%, em comparação com 33% com observação. Wei *et al.* [9] reviram as condutas aceitas para o pescoço N0, resumindo os problemas propostos.

Uma conduta de acompanhamento estreito com ultrassonografia com citologia de AAF foi sugerida e pode ser de valor nos casos de aguardar e observar. A biópsia de linfonodo sentinela em casos selecionados também pode mudar nossa conduta para uma mais conservadora. Uma biópsia negativa de linfonodo sentinela pode evitar a necessidade de executar o EC, enquanto o linfonodo ou os linfonodos amostrados forem positivos, não há nenhuma dúvida quanto à necessidade de EC.

Conclusão

Minha visão é que um EC seletivo deve ser realizado na maioria dos pescoços N0, o que é suportado pela literatura citada. Entretanto, em casos nos quais uma biópsia de linfonodo sentinela foi negativa, uma conduta de aguardar e observar cuidadosa pode estar justificada. Por outro lado, em lesões T1 superficiais com uma profundidade variando até não mais que 4-6 mm, ou pequenas lesões da língua anterior, uma orientação de aguardar e observar pode ser razoável.

Referências Bibliográficas

1. Andersen PE, Cambronero E, Shaha AR, Shah JP: The extent of neck disease after regional failure during observation of the N0 neck. Am J Surg 1996;172:689–691.
2. Haddadin KJ, Soutar DS, Oliver RJ, Webster MH, Robertson AG, MacDonald DG: Improved survival for patients with clinically T1/T2, N0 tongue tumors undergoing a prophylactic neck dissection. Head Neck 1999;21:517–525.
3. Yuen AP, Wei WI, Wong YM, Tang KC: Elective neck dissection versus observation in the treatment of early oral tongue carcinoma. Head Neck 1997;19:583–588.
4. Piedbois P, Mazeron JJ, Haddad E, Coste A, Martin M, Levy C, et al: Stage I–II squamous cell carcinoma of the oral cavity treated by iridium-192: is elective neck dissection indicated? Radiother Oncol 1991;21:100–106.
5. Shasha D, Harrison LB: Elective irradiation of the N0 neck in squamous cell carcinoma of the upper aerodigestive tract. Otolaryngol Clin North Am 1998;31:803–813.
6. Kowalski LP, Bagietto R, Lara JR, Santos RL, Silva JF Jr, Magrin J: Prognostic significance of the distribution of neck node metastasis from oral carcinoma. Head Neck 2000;22:207–214.
7. Kligerman J, Lima RA, Soares JR, Prado L, Dias FL, Freitas EQ, et al: Supraomohyoid neck dissection in the treatment of T1/T2 squamous cell carcinoma of oral cavity. Am J Surg 1994;168:391–394.
8. Lydiatt DD, Robbins KT, Byers RM, Wolf PF: Treatment of stage I and II oral tongue cancer. Head Neck 1993;15:308–312.
9. Wei WI, Ferlito A, Rinaldo A, Gourin CG, Lowry J, Ho WK, et al: Management of the N0 neck – reference or preference. Oral Oncol 2006;42:115–122.

Metástases Cervicais

2.3 Pescoço N0 no Câncer Oral – Esvaziamento Cervical Eletivo

Fernando L. Dias, Roberto A. Lima

Departamento de Cirurgia de Cabeça e Pescoço, Instituto Nacional de Câncer e Escola Médica de Pós-Graduação, Universidade Católica do Rio de Janeiro, Rio de Janeiro, Brasil

D I C A S

- Considerar esvaziamento cervical supraomo-hióidea eletiva no carcinoma de células escamosas (CCE) oral inicial da língua e do soalho da boca.
- Considerar alargar o esvaziamento cervical supraomo-hióidea para o nível IV no CCA do 1/3 posterior da língua.
- Identificação do ventre posterior do músculo digástrico facilitará a dissecção do nível IIa–b.

A R M A D I L H A S

- Evitar tração do nervo XI ao dissecar o nível IIb.
- Evitar esvaziamento do nível II antes da identificação do nervo XI.

Introdução

Metástase linfonodal (MLN) do CCE da cavidade oral (CO) ocorre de maneira previsível e sequencial. Com tumores primários da CO, o primeiro escalão linfonodal em mais alto risco de disseminação inicial inclui os níveis I, II e III [1-5].

Taxas baixas de prevenção da recorrência regional variando de 11 a 40%, apesar do uso de terapia agressiva, enfatizam o papel do tratamento eletivo do pescoço no CCE da CO [6].

Sugestões Práticas

Tumores a mais de 1 cm de distância da linha mediana apresentam baixo risco de MLN bilateral/contralateral (7%). Tumores cruzando a linha mediana por menos de 1 cm têm um risco aumentado para 16%, que atinge 46% nos pacientes nos quais o cruzamento é maior que 1 cm.

A profundidade de invasão e a espessura, as características da fronteira tumor – tecido normal (*i. e.*, bem demarcada *vs.* invasão difusa na fronteira), invasão de espaço linfático ou vascular, invasão perineural, e o grau de resposta inflamatória (linfoplasmocítica) são considerados fatores preditivos para MLN, bem como do seu diâmetro e grau [6].

1 A incisão é realizada em um sulco da pele do pescoço superior, estendendo-se da margem posterior do músculo esternocleidomastóideo, na direção do osso hioide, até a linha mediana (pelo menos dois dedos abaixo do ângulo da mandíbula).

2 Nervos em risco durante esvaziamento cervical supraomo-hióideo são o ramo mandibular marginal do nervo facial (RMNF), nervo lingual, nervo hipoglosso, nervo acessório espinhal, ramos cutâneos e musculares do plexo cervical, e nervo auricular magno. Eles devem ser cuidadosamente identificados e preservados [4, 7].

3 Começar a dissecar a margem anterior do músculo esternocleidomastóideo a partir da sua intersecção com o músculo omo-hióideo (ventre posterior) até a extremidade mastóidea. Esta manobra facilitará a identificação do ventre posterior do músculo digástrico e, consequentemente, a dissecção do ápice do triângulo posterior.

4 O nervo XI geralmente corre paralelo e profundo ao nervo auricular magno. Evitar tração sobre o nervo XI enquanto dissecando o nível IIb.

5 Há uma relação estreita entre o RMNF e os vasos faciais. Uma manobra cirúrgica atribuída a Hayes Martin, isto é, manter os cotos craniais dos vasos faciais afastados para cima durante a dissecção do triângulo submandibular ajuda a proteger o nervo. O uso de monitoramento nervoso e magnificação pode ser de ajuda [7].

6 Apenas depois da identificação do RMNF é realizada a exposição do LN pré-fascial vascular (nível Ib).

7 Uma hemorragia intensa é esperada durante a dissecção ao longo da margem inferior da mandíbula, até a inserção do ventre anterior do músculo digástrico [4].

8 Exposição adequada da superfície inferior do soalho da boca é obtida com tração delicada da glândula submandibular para baixo e afastamento medial da margem lateral do músculo milo-hióideo. Essa exposição permite identificação precisa dos nervos hipoglosso e lingual, bem como das suas fibras secretomotoras para a glândula submandibular e o ducto de Wharton. Uma vez claramente identificado o nervo lingual, as fibras secretomotoras para a glândula submandibular podem, com segurança, ser divididas entre pinças e ligadas.

9 No pescoço N0, os LN dos níveis IV e V geralmente não estão em risco de abrigar micrometástase. A exceção a esta observação é CCE do 1/3 posterior da margem lateral da língua, em que o nível IV pode estar em risco de MLN oculta [4, 5].

10 Para facilitar a descrição exata do LN excisado, é importante aplicar etiquetas numéricas aos LN, indicando cada nível.

Conclusão

As limitações da identificação de metástases cervicais ocultas e o impacto negativo da doença recorrente no pescoço são questões importantes no tratamento do CCE da CO [1-3]. Tratamento eletivo do pescoço deve ser fortemente considerado na CO, mesmo nas fases iniciais, quando o tumor primário está localizado na língua e/ou no soalho da boca.

Referências Bibliográficas

1. Shah JP, Candela FC, Poddar AK: The patterns of cervical lymph node metastases from squamous carcinoma of the oral cavity. Cancer 1990;66:109–113.
2. Dias FL, Kligerman J, Matos de Sá G, et al: Elective neck dissection versus observation in stage I squamous cell carcinomas of the tongue and floor of the mouth. Otolaryngol Head Neck Surg 2001;125:23–29.
3. Laubenbacher C, Saumweber D, Wagner-Manslau C, et al: Comparison of fluorine-18-fluorodeoxyglucose PET, MRI and endoscopy for staging head and neck squamous carcinomas. J Nucl Med 1995;36:1747–1757.
4. Shah JP, Patel SG: Cervical lymph nodes; in Shah JP, Patel SG (eds): Head and Neck Surgery and Oncology, ed 3. Edinburgh, Mosby, 2003, pp 353–394.
5. Dias FL, Lima RA, Kligerman J, et al: Relevance of skip metastases for squamous cell carcinoma of the oral tongue and floor of the mouth. Otolaryngol Head Neck Surg 2006;136:460–465.
6. Dias FL, Lima RA: Cancer of the floor of the mouth. Oper Tech Otolaryngol Head Neck Surg 2005;16:10–17.
7. Dias FL, Lima RA, Cernea CR: Management of tumors of the sub-mandibular and sublingual glands; in Myers EN, Ferris RL (eds): Salivary Gland Disorders. Berlin, Springer, 2007, pp 339–376.

Metástases Cervicais

2.4 Biópsia de Linfonodo Sentinela no Tratamento do Câncer Oral N0

Francisco Civantos

Department of Otolaryngology, Head and Neck Surgery, Sylvester Cancer Center, University of Miami, Miami, Fla., USA

D I C A S

- Selecionar lesões iniciais sem invasão extremamente profunda.
- Usar TC ou RM contrastada pré-operatória para detectar linfonodos (LN) grosseiramente comprometidos.
- Injeção acurada de radiotraçador exige um paciente confortável.
- Injetar estreitamente em tecido normal em torno da lesão.
- Manejar atividade de fundo a partir do local primário.
- Rotular os nervos identificados.
- Etapa de corte e imuno-histoquímica exaustivas.
- Acompanhamento estreito.

A R M A D I L H A S

- Avisar aos pacientes a respeito de potencial reexploração.
- Evitar lesões grandes, uma vez que resultará em número excessivo de linfonodos.
- Uso do γ-explorador não é intuitivo.
- Não injetar anestésico local diretamente dentro do tumor primário.
- Evitar corante azul em lesões mucosas.
- Evitar paralisia.

Introdução

"Aguardar e observar" tradicionais minimizava a morbidade na maioria dos pacientes [1]. Entretanto, a opinião recente favorece o esvaziamento cervical (EC) em pacientes com risco de metástases cervicais [2, 3].

A biópsia de linfonodo sentinela (BLNS) deve consignar este debate à história, uma vez que a experiência acumulada demonstra que micrometástases podem ser acuradamente detectadas com esta técnica menos invasiva. Mais de 60 experiências de instituições isoladas, dois documentos de consenso de conferências internacionais, uma metanálise e uma experiência de validação rigorosa de um grupo cooperativo avaliaram esta técnica com relação ao câncer oral [4-6]. O valor preditivo negativo da BLNS aproxima-se de 95%; corte em degraus e imuno-histoquímica revelam-se essenciais e levam a importante estadiamento para cima, podendo ocorrer padrões inesperados de drenagem [7].

Sugestões Práticas

1. *Seleção de Pacientes.* Selecionar lesões T1 e menores T2. Excluir doença macroscópica impalpável por exame de imagem estritamente interpretado. BLNS detectará micrometástases, mas não linfonodos grosseiramente comprometidos e não funcionais.

2. *Injeção de Radionuclídeo e Exame de Imagem do Tumor Primário.* Evitar injeção direta do tumor com anestésico local, uma vez que ela afeta a captação de radionuclídeo. Injeção estreita circunferencialmente abrange a lesão com uma injeção adicional no centro da lesão. Usar 500 mCi na manhã da cirurgia, ou uma dose ligeiramente maior na noite da véspera. Preferimos 99Tc enxofre coloidal não filtrado. O exame radiológico opcional pode fornecer um guia anatômico e melhorar o aconselhamento pré-operatório.

3. *Remoção do Tumor Primário.* Ressecamos o tumor primário transoralmente, primeiro para reduzir a atividade de fundo.

4. *BLNS Guiada por γ-Explorador.* A incisão deve ser compatível com possível EC. São elevados retalhos pequenos. Palpar o pescoço aberto para detectar doença macroscópica imprevista.

   Leituras iniciais são tiradas do precórdio, mesa atrás, e leito de ressecção primário, para avaliar o fundo. O explorador é, gradualmente, passado sobre o pescoço enquanto se avalia a emissão auditiva. Evitar movimento rápido ou sem firmeza que leva a leituras falsamente mais altas. O explorador é movido radialmente atravessando cada ponto quente, indicando a direção para onde prosseguir. Angulação do explorador indica profundidade. Usando uma hemostática delicada, o cirurgião disseca rombamente na direção do linfonodo sentinela (LS). Cautério bipolar é usado para dividir os tecidos. Evitar paralisia e eletrocautério unipolar. Identificar os nervos reconhecidos com sutura permanente para facilitar a identificação caso a reexploração seja necessária.

O LS é excisado e são tiradas medições *ex vivo*. Repetir leituras do leito linfático procurando LS adicional. Qualquer LN exibindo 10% ou mais da radioatividade do linfonodo mais radioativo será colhido. Mais de seis linfonodos altamente radioativos representam falha técnica e exigem dissecção do LS (DLS). Raramente um linfonodo quente ocorre em uma região anatômica completamente separada (*i. e.*, submentual *vs.* nível II) que não atinge 10% da radioatividade do linfonodo mais quente de todos, mas é significativamente acima do fundo. Ele pode representar drenagem de uma parte diferente do tumor e deve ser colhido.

Para avaliar linfonodos nível I com tumores do soalho da boca, o cirurgião pode dissecar abaixo do nervo mandibular marginal na direção do músculo milo-hióideo, mobilizando os linfonodos para fora da cavidade oral. O γ-explorador é introduzido no túnel criado e dirigido inferiormente.

5. *Avaliação Histopatológica Rigorosa do LS.* Cortes finos e imuno-histoquímica devem ser realizados. Acelerar a avaliação histológica para permitir reexploração precoce antes da instalação de inflamação.

Conclusão

Embora menos mórbida que as dissecções radicais, a DLS tem morbidade mensurável [8-10]. A morbidade é muito menor com BLNS [7].

Está em debate nossa limitada capacidade de avaliar, imediatamente, o LS. Em uma minoria de pacientes temos que reexplorar uma ferida recentemente operada.

BLNS tem um papel cada vez maior em cânceres orais iniciais. Encorajamos os cirurgiões a ganhar experiência com malignidades cutâneas, cânceres orais iniciais e EC guiado por γ-explorador para cânceres mais invasivos.

Referências Bibliográficas

1. Spiro RH, Strong EW: Epidermoid carcinoma of the mobile tongue. Treatment by partial glossectomy alone. Am J Surg 1971;122:707–710.
2. Shah JP, Andersen PE: Evolving role of modifications in neck dissection for oral squamous carcinoma. Br J Oral Maxillofac Surg 1995;33:3–8.
3. Kligerman J, Lima RA, Soares JR, et al: Supraomohyoid neck dissection in the treatment of Tl/T2 squamous cell carcinoma of oral cavity. Am J Surg 1994;168:391–392.
4. Ross GL, Soutar DS, Gordon MacDonald D, Shoaib T, Camilleri I, Roberton AG, Sorensen JA, Thomsen J, Grupe P, Alvarez J, Barbier L, Santamaria J, Poli T, Massarelli O, Sesenna E, Kovacs AF, Grunwald F, Barzan L, Sulfaro S, Alberti F: Sentinel node biopsy in head and neck cancer: preliminary results of a multicenter trial. Ann Surg Oncol 2004;11:690–696.
5. Paleri V, Rees G, Arullendran P, Shoaib T, Krishman S: Sentinel node biopsy in squamous cell cancer of the oral cavity and oral pharynx: a diagnostic meta-analysis. Head Neck 2005;27:739–747.
6. Civantos FJ, Moffat FL, Goodwin WJ: Lymphatic mapping and sentinel lymphadenectomy for 106 head and neck lesions: contrasts between oral cavity and cutaneous malignancy. Laryngoscope 2006;112(suppl 109):1–15.
7. Civantos FJ, Zitsch R, Schuller D, Agrawal A, Smith R, Nason R, Petruzzelli G, Gourin C, Yarbrough W, Ridge JD, Myers J: Sentinel node biopsy for oral cancer: a multi-center validation trial (abstract). Arch Otolaryngol Head Neck Surg 2006;132:8.
8. Chepeha DB, Taylor RJ, Chepeha JC, et al: Functional assessment using Constant's Shoulder Scale after modified radical and selective neck dissection. Head Neck 2002;24:432–436.
9. Kuntz AL, Weymuller EA Jr: Impact of neck dissection on quality of life. Laryngoscope 1999;109:1334–1338.
10. Rogers SN, Ferlito A, Pelliteri PK, Shaha AR, Rinaldo A: Quality of life following neck dissections. Acta Otolaryngol 2004;124:231–236.

2.5 Esvaziamento Cervical Seletivo no Tratamento do Pescoço N+ nos Cânceres da Cavidade Oral

Jesus E. Medina, Greg Krempl

Department of Otorhinolaryngology, University of Oklahoma Health Sciences Center, Oklahoma City, Okla., USA

DICAS

- Pacientes com câncer da cavidade oral (CCO) raramente têm metástase linfonodal (MLN) isolada nos níveis IV ou V.
- Um esvaziamento cervical seletivo (ECS) constitui uma operação apropriada para o tratamento de pacientes selecionados com pescoço N+.
- Radioterapia pós-operatória (RTPO) em geral está indicada com um ECS, nesses casos.

ARMADILHA

- Falta de consentimento informado apropriado pode dificultar a capacidade de o cirurgião estender a cirurgia quando necessário para remover toda a doença encontrada no pescoço.

Introdução

Um ECS consiste na remoção em bloco dos grupos linfonodais que tendem mais a abrigar metástases, dependendo da localização do tumor primário. O objetivo dessa cirurgia é remover os linfonodos em risco ao mesmo tempo preservando a função e minimizando a morbidade. Um esvaziamento seletivo dos linfonodos dos níveis I, II e III/IV (esvaziamento cervical supraomo-hióidea) é, atualmente, a cirurgia preferida para o tratamento inicial do pescoço em pacientes com CCO que não tenham evidência clínica de MLN, mas nos quais o risco de metástases subclínicas é razoavelmente alto. Na presença de MLN palpável, um esvaziamento cervical radical ou radical modificado constitui a cirurgia preferida. Os ECS estão sendo usados com crescente frequência em pacientes N+ selecionados, seja isoladamente, seja em combinação com RTPO [1-10].

Uma vez que o uso destas operações no tratamento do pescoço N+ ainda é controverso, nós revimos nossa experiência e tentamos delinear o papel apropriado para o ECS no tratamento do pescoço N+ em pacientes com cânceres da cavidade oral.

Sugestões Práticas

1. Pelo menos os níveis I, II e III têm que ser incluídos. Em uma coorte de 164 pacientes com câncer oral, que tinham um único linfonodo clinicamente positivo (N1 ou N2a), Kowalski e Carvalho [8] não encontraram nenhuma MLN isolada nos níveis IV ou V. Além disso, em pacientes com doença cervical clinicamente N1, comprometendo níveis I ou II, estes linfonodos foram histologicamente negativos (pN0) em 57,4% dos casos.

2. Em outros relatos, a prevalência de metástases no nível IV em casos clinicamente N+ é 17%, sugerindo que é uma prática mais segura incluir o nível IV sempre que um ECS for feito em um pescoço N+ em pacientes com CCO.

3. A prevalência de MLN no nível V é tão baixa nesses pacientes (0,5% em cN0 e 3% em cN+) que o esvaziamento desta região do pescoço raramente é necessário.

4. A RTPO é benéfica em termos do controle locorregional do tumor em pacientes pN+, particularmente em casos com fatores prognósticos adversos, como múltiplos linfonodos metastáticos ou disseminação extracapsular [8]. Além disso, quando ECS é usado em combinação com RTPO, os resultados de sobrevida e recorrência são comparáveis aos obtidos com esvaziamentos cervicais abrangentes [7].

Resultados

Nós analisamos nossos resultados em uma coorte de 22 pacientes consecutivos com CCO que tinham pN+ limitada (13 pN1, 1 pN2a e 8 pN2) confinada aos níveis I e II, e se submeteram a um ECS. O tumor primário era na língua oral em 7 pacientes, lábio inferior em 6, soalho da boca em 4, crista alveolar em 2, trígono retromolar em 2 e na mucosa bucal em 1 paciente. Na maioria dos pacientes (72,7%) o esvaziamento incluiu os níveis I–III (11/50%) ou os níveis I–IV (5/22,7%). Seis pacientes tinham recebido radiação no pescoço, previamente, e 8 pacientes receberam RTPO. Com um acompanhamento médio de 28 meses, uma recorrência no pescoço ocorreu em 3 pacientes (13,6%), todos os quais tinham recebido RTPO. Em uma revisão prévia nós encontramos uma taxa semelhante de recorrência no pescoço, de 12,5% em 53 pacientes com doença N+ patológica submetidos ao ECS e à radioterapia. Ambrosch *et al.* [6] descreveram uma recorrência no pescoço dissecado em 6,6% dos pacientes com pescoços pN+. Mais recentemente, o mesmo grupo relatou seus resultados com ECS. A taxa de recorrência regional de 3 anos foi 4,9% entre os casos pN1 e 12,1% entre os casos pN2 [8].

Conclusão

Esta revisão e outras investigações descritas na literatura sugerem que o ECS tem um papel no tratamento de pacientes com CCO que têm MLN clinicamente positiva no nível I ou II, particularmente quando apropriadamente combinada com RTPO.

Referências Bibliográficas

1. Byers RM, Wolf PF, Ballantyne AJ: Rationale for elective modified neck dissection. Head Neck Surg 1988;10:160–167.
2. Traynor SJ, Cohen JI, Gray J, et al: Selective neck dissection and the management of the node-positive neck. Am J Surg 1996;172:654–657.
3. Davidson J, Khan Y, Gilbert R, et al: Is selective neck dissection sufficient treatment for the NO/Np+ neck? J Otolaryngol 1997;26:229–231.
4. Pellitteri PK, Robbins KT, Neuman T: Expanded application of selective neck dissection with regard to nodal status. Head Neck 1997;19:260–265.
5. Muzaffar K: Therapeutic selective neck dissection: a 25-year review. Laryngoscope 2003;113:1460–1465.
6. Ambrosch P, Kron M, Pradier O, et al: Efficacy of selective neck dissection: a review of 503 cases of elective and therapeutic treatment of the neck in squamous cell carcinoma of the upper aerodigestive tract. Otolaryngol Head Neck Surg 2001;124:180–187.
7. Andersen PE, Warren F, Spiro J, et al: Results of selective neck dissection in management of the node-positive neck. Arch Otolaryngol Head Neck Surg 2002;128:1180–1184.
8. Kowalski LP, Carvalho AL: Feasibility of supraomohyoid neck dissection in N1 and N2a oral cancer patients. Head Neck 2002;24:921–924.
9. Shah JP: Patterns of cervical lymph node metastasis from squamous carcinomas of the upper aerodigestive tract. Am J Surg 1990;160:405–409.
10. Medina JE, Byers RM: Supraomohyoid neck dissection: rationale, indications, and surgical technique. Head Neck 1989;11:111–122.

2.6 Como Tratar o XI Nervo nos Esvaziamentos Cervicais

Lance E. Oxford, John C. O'Brien, Jr.
Sammons Cancer Center, Baylor University Medical Center, Dallas, Tex., USA

D I C A S

- Onde houver linfonodos no triângulo posterior, aí você encontrará o nervo acessório espinal (NAE).
- Levantar o retalho de pele do triângulo posterior cuidadosamente. Dissecar acima das veias e nervos.
- Preservar a inervação para o levantador da escápula e as contribuições de raízes de nervos cervicais para o NAE, que podem fornecer inervação para o trapézio.

A R M A D I L H A S

- O NAE é mais superficial do que se pensa.
- Evitar tração e o uso de eletrocautério em torno do NAE.
- Potencial para radioterapia pós-operatória não justifica cirurgia inadequada.

Introdução

O cirurgião de cabeça e pescoço deve ser capaz de identificar o NAE em múltiplas localizações em todo o seu trajeto. Tumores primários, metástases ganglionares e quimiorradioterapia prévia podem distorcer a anatomia do pescoço, o que pode ditar a via de acesso inicial para identificação do NAE.

Elevação cuidadosa dos retalhos de pele posteriores é crucial para evitar lesão. Dorsalmente à margem livre do platisma, o NAE pode ser lesionado se retalhos de pele espessa forem elevados. Dissecar acima dos nervos e veias que forem encontrados durante a dissecção.

O NAE viaja desde o forame jugular até o terço superior do esternocleidomastóideo (ECM). O processo transverso do atlas (vértebra C1) é um bom marco [1]. A veia jugular interna passa anteriormente a esta proeminência; o NAE é lateral à veia. O NAE passa através do ECM emitindo ramos musculares. Ele sai posteriormente, aproximadamente 1 cm superior ao ponto de Erb [2]. O NAE viaja posteroinferiormente, através do triângulo posterior do pescoço, para entrar de forma profunda à margem livre do trapézio, aproximadamente 2-5 cm superior à clavícula. Os nervos supraclaviculares são superficiais e o NAE profundo ao trapézio.

O NAE é identificado ao entrar no ECM dissecando-se e separando-se a fáscia da porção medial do ECM superior. Marcos vasculares foram descritos ajudando a localizar o NAE [3, 4]. No pescoço inferior, o NAE é identificado dissecando-se a fáscia ao longo da margem anterior do trapézio, aproximadamente dois dedos superior à clavícula. Há múltiplos ramos terminais do NAE que precisam ser preservados. O NAE pode ser acompanhado proximalmente. Com tração delicada sobre o NAE com alças vasculares, as contribuições das raízes nervosas cervicais para o nervo podem ser identificadas pelos pontos de fixação onde as fibras entram.

Um estimulador nervoso pode ser utilizado para confirmar o NAE. Alguns autores recomendam monitoramento do NAE semelhante ao que é feito para os nervos laríngeo recorrente e facial [5].

Sugestões Práticas

Identificação do NAE é um componente-padrão em um esvaziamento cervical:

1. Marcos de superfície, como a junção dos terços superior e médio do ECM, estimam a localização do NAE; entretanto, marcos de superfície nem sempre são confiáveis [5].

2. Se o NAE for sacrificado, o nervo sural pode ser usado para reconstruí-lo. Um nervo sensitivo cervical também pode ser usado como doador; entretanto, o nervo deve ser amplamente livre de doença linfonodal, frequentemente tornando o nervo auricular magno um candidato ruim. As margens do NAE devem ser avaliadas com corte de congelação antes de fazer o enxerto.

③ Em pacientes pós-radioterapia que são tratados com cirurgia, o cirurgião deve ser mais agressivo na ressecção de doença ganglionar recorrente. Isso, muitas vezes, resulta no sacrifício do NAE.

④ Evitar tração excessiva e o uso do eletrocautério próximo ao NAE.

⑤ Preservar as contribuições de nervos cervicais para o nervo acessório. As raízes nervosas C3 para o levantador da escápula ajudam a suportar o ombro e a preservar a função.

Conclusão

A preservação do NAE pode ser feita com segurança em pacientes apropriadamente selecionados. A capacidade de escolher pacientes com as indicações apropriadas, conhecimento de anatomia e dissecção cuidadosa podem resultar em excelentes resultados de um ponto de vista final oncológico e funcional. Não há NAE que valha a vida de um paciente.

Referências Bibliográficas

1. Sheen TS, Chung TT, Snyderman CH: Transverse process of the atlas (Cl) – an important surgical landmark of the upper neck. Head Neck 1997;19:37–40.
2. Eisele DW, Weymuller EA, Price JC: Spinal accessory nerve preservation during neck dissection. Laryngoscope 1991;101:433–435.
3. Rafferty MA, Goldstein DP, Brown DH, Irish JC: The sternomastoid branch of the occipital artery: a surgical landmark for the spinal accessory nerve in selective neck dissections. Otolaryngol Head Neck Surg 2005;133:874–876.
4. Chaukar DA, Pai A, D'Cruz AK: A technique to identify and preserve the spinal accessory nerve during neck dissection. J Laryngol Otol 2006;120:494–496.
5. Witt R, Gillis G, Pratt R Jr: Spinal accessory nerve monitoring with clinical outcomes measures. Ear Nose Throat J 2006;85:540–544.
6. Symes A, Ellis H: Variations in the surface anatomy of the spinal accessory nerve in the posterior triangle. Surg Radiol Anat 2005;27:404–408.

2.7 Preservação do Nervo Marginal da Mandíbula em Cirurgia Cervical

K. Thomas Robbins

Otolaryngology – Head and Neck Surgery, SimmonsCooper Cancer Institute, Southern Illinois University School of Medicine, Springfield, Ill., USA

DICAS

- Colocação adequada dos campos no paciente com exposição da anatomia de superfície do pescoço e face inferior ajuda a manter orientação apropriada.
- Monitorar cuidadosamente, a colocação de afastadores pelo seu assistente a fim de evitar compressão direta do ramo.
- Aconselhamento pré-operatório aos pacientes é importante para informá-los do ligeiro risco de desenvolver paresia dos músculos da mímica faciais inferiores.

ARMADILHAS

- Paralisia do paciente excluirá o uso efetivo de um estimulador de nervo.
- Tomar cuidado nos pacientes com ptose da glândula submandibular porque o ramo marginal da mandíbula do nervo facial pode situar-se mais inferiormente do que o usual.
- Sempre localizar o ramo marginal da mandíbula quando dissecar os linfonodos perifaciais e bucinadores.

Introdução

Cirurgia executada no pescoço superior acarreta o risco de lesão do nervo marginal da mandíbula (NMM) resultando em uma deformidade cosmética causada pela interrupção das fibras nervosas para o abaixador do ângulo da boca e o abaixador do lábio inferior. Entretanto, a secção do músculo platisma e, em alguns casos, do ramo cervical do nervo facial pode resultar em pseudoparalisia do NMM que, em geral, se recupera espontaneamente [1]. A taxa descrita de lesão do nervo marginal da mandíbula varia de 0 a 20%, subsequente à remoção da glândula submandibular [2]. Em seguida ao esvaziameneto de pescoço envolvendo o nível I, apraxia temporária foi encontrada em 29% dos pacientes e paralisia persistente em 16% [3]. Disfunção temporária em geral se resolve em 3-6 meses.

Incisões feitas no pescoço superior devem ser feitas visando a exposição ideal do leito cirúrgico. Entretanto, o planejamento das incisões deve levar em conta a localização do NMM. Uma regra segura é fazer a incisão paralela ao trajeto do nervo localizada 3 cm inferior à margem inferior da mandíbula. Os retalhos cervicais devem ser levantados no plano imediatamente inferior ao músculo platisma.

A manobra tradicional destinada a proteger o NMM era identificar a veia facial anterior, ligá-la e afastá-lá superiormente. Nos últimos anos abandonei esta "técnica indireta" por uma que chamaria de "acesso direto". Eu prefiro identificar o nervo pela separação cuidadosa do tecido sobrejacente ao ângulo da mandíbula até que o pequeno ramo nervoso esbranquiçado seja visualizado. Isto pode ser facilitado com um estimulador nervoso, a fim de ajudar a localizar o trajeto exato do nervo [6]. A seguir, é importante esqueletizar o nervo por uma curta distância (2-3 cm) para se determinar sua direção e facilitar sua transposição do leito cirúrgico, se necessário. Alternativamente, dissecção retrógrada do ramo cervical para cima normalmente ajudará a identificar o NMM, uma vez que ambos os nervos se originam de um tronco comum [7].

Referências Bibliográficas

1. Tulley P, Webb A, Chana JS, Tan T, Hudson D, Grobbelaar AO, Harrison DH: Paralysis of the marginal mandibular branch of the facial nerve: treatment options. Br J Plast Surg 2000;53:378–385.
2. Hald J, Andreassen UK: Submandibular gland excision: short-and long-term complications. ORL J Otorhinolaryngol Relat Spec 1994;56:87–91.
3. Nasan RW, Binahmed A, Torchia MG, Thliversis J: Clinical observations of the anatomy and function of the marginal mandibular nerve. Int J Oral Maxillofac 2007;36:712–715.
4. Dingman RO, Grabb WC: Surgical anatomy of the mandibular ramus of the facial nerve based on the

dissection of 100 facial halves. Plast Reconstr Surg 1962;29:266–272.
5. Baker DC, Conley J: Avoiding facial nerve injuries in rhytidectomy. Plast Reconstr Surg 1979;64:781–795.
6. Sadoughi B, Hans S, de Monès E, Brasnu DF: Preservation of the marginal mandibular branch of the facial nerve using a plexus block nerve stimulator. Laryngoscope 2006;116:1713–1716.
7. Mohd S, Zaidi S: A simple nerve dissecting technique for identification of marginal mandibular nerve in radical neck dissection. J Surg Oncol 2007;96:71–72.

2.8 Esvaziamento Cervical Bilateral – Sugestões Práticas

Jonas T. Johnson

Department of Otolaryngology, University of Pittsburgh School of Medicine, Pittsburgh, Pa., USA

DICAS

- O lado menos acometido deve ser dissecado primeiro para assegurar a preservação de, pelo menos, uma veia jugular interna (VJI).
- A incisão empregada deve refletir a necessidade de exposição e ressecção do tumor primário, conforme aplicável.
- Esvaziamento cervical bilateral (ECB) pode ser realizado simultaneamente na vasta maioria dos pacientes.
- Reconstrução de uma VJI deve ser considerada se a carga tumoral exigir ressecção bilateral de ambas as VJIs.

ARMADILHAS

- Oclusão bilateral de ambas as VJIs será associada a extenso e prolongado edema da face e pescoço.
- Oclusão simultânea bilateral de ambas as VJIs pode ser associada a aumento perigoso na pressão intracraniana, e mesmo cegueira e morte.

Introdução

O tratamento cirúrgico de doença metastática cervical permanece um fundamento no tratamento dos pacientes com câncer comprometendo estruturas da cabeça e pescoço. Todos os tumores primários, independentemente da lateralidade, podem, ocasionalmente, ser associados a metástases contralaterais. Muitos locais da cabeça e pescoço, incluindo soalho anterior da boca, base da língua, laringe supraglótica e faringe são comumente associados a um risco importante de metástases cervicais bilaterais.

Estas considerações obrigam os cirurgiões de cabeça e pescoço a estarem preparados para oferecer aos pacientes tratamento simultâneo em ambos os lados do pescoço nas circunstâncias em que são comumente encontradas.

Sugestões Práticas

O ECB seletivo modificado pode ser realizado com segurança em uma única sessão, na maioria dos pacientes. O ECB resulta em aproximadamente 90 minutos de cirurgia extra e menos de uma unidade de perda sanguínea. Não se deve esperar que se prolongue a hospitalização [1].

A incisão particular empregada para expor o pescoço para ECB deve ser escolhida de acordo com as necessidades particulares do paciente. Não há uma via de acesso universalmente aceita. Eu recomendo que seja escolhida uma incisão que permita exposição adequada de ambos os lados do pescoço bem como ressecção do tumor primário. Em pacientes com câncer comprometendo a glândula tireoide ou a laringe, um retalho em avental com base superior parece mais conveniente. Quando operando um primário na cavidade oral (CO), pode ser apropriado usar um avental mais curto, permitindo que uma traqueotomia seja colocada através de uma incisão separada, se necessário. Um retalho em avental curto pode ser usado para "desenluvar" a mandíbula se o cirurgião preferir esta exposição para ressecção na CO. Em alguns casos, podem ser usadas duas incisões de utilidades separadas.

Preferimos operar, primeiro, o lado com a menor carga tumoral. Isto é especialmente importante se o cirurgião planeja ressecar a VJI no lado contralateral. Ao assim fazer, é possível à equipe cirúrgica se tranquilizar de que uma VJI foi preservada, antes que a veia contralateral seja intencionalmente sacrificada. Se a VJI for inadvertidamente lesionada ou sacrificada, a equipe cirúrgica pode, então, decidir sobre ressecar e reconstruir o lado contralateral ou fazer um segundo tempo do EC.

Ressecção simultânea bilateral de ambas as VJIs resulta em quase certo edema facial grave com potencial de obstrução da via aérea, deglutição e tubas auditivas. Traqueotomia quase sempre é necessária. Pressão intracraniana aumentada, cegueira e mesmo morte podem ser encontradas em alguns pacientes sob estas circunstâncias [2]. Por conseguinte, ECB radical com oclusão de ambas as VJI não deve ser realizada em uma única sessão. Cegueira, felizmente, é encontrada muito raramente após ECB. A causa fisiopatológica é controversa e talvez seja variável de acordo com a situação particular do paciente. Cegueira pode ser causada por hipotensão secundária à perda sanguínea excessiva. Outro mecanismo potencial de cegueira é a neuropatia óptica isquêmica anterior. Esta é caracterizada por nervos ópticos edematosos, com pressão intraocular aumentada. Infelizmente, dividir por tempos o ECB radical pode não evitar completamente o risco [2].

O ECB radical pode ser realizado com segurança na maioria das circunstâncias, quando dividida em tempos separados por 6 semanas. Alternativamente, existem disponíveis vários métodos reconstrutivos que permitiriam reparar, eletivamente, uma única VJI. Isto permitiria que o ECB prosseguisse simultaneamente.

Pacientes submetidos ao ECB podem beneficiar-se de administração profilática de antibiótico perioperatória, mesmo quando a ferida não é contaminada por exposição à CO ou à faringe [3].

Conclusão

O ECB é frequentemente indicado em pacientes tratados para câncer das estruturas da cabeça e pescoço. Isso pode ser realizado com segurança na maioria dos pacientes que necessitam de EC modificado ou seletivo. Quando excessiva carga tumoral está presente bilateralmente, deve ser dada consideração à reconstrução de uma única VJ ou estadiar o procedimento em tempos separados por 6 semanas.

Referências Bibliográficas

1. Weber PC, Johnson JT, Myers EN: Impact of bilateral neck dissection on recovery following supraglottic laryngectomy. Arch Otolaryngol Head Neck Surg 1993;119:61–64.
2. Worrell L, Rowe M, Petti G: Amaurosis: a complication of bilateral radical neck dissection. Am J Otolaryngol 2002;23:56–59.
3. Seven H, Sayin I, Turgut S: Antibiotic prophylaxis in clean neck dissections. J Laryngol Otol 2004;118:213–216.

Metástases Cervicais

2.9a Como Tratar Linfonodos Retrofaríngeos
1. Via de Acesso Transoral

James Cohen[a], Randal S. Weber[b]

[a]Department of Otolaryngology/Head and Neck Surgery, Oregon Health Sciences University, PV-01, Portland, Oreg.,
[b]Department of Head and Neck Surgery, Unit 441, University of Texas M.D. Anderson Cancer Center, Houston, Tex., USA

DICAS

- Histologia tumoral (carcinoma tireóideo *vs.* carcinoma de células escamosas) e configuração ganglionar por exames de imagem (TC, RM) determinam a probabilidade de extensão extracapsular, o que, por sua vez, determina se deve ser usada a via de acesso transoral ou transcervical para excisão.
- Identificação da artéria carótida interna (ACI) e do tronco simpático superior é essencial para remoção segura deste grupo linfonodal.

ARMADILHAS

- Linfonodos que não são palpáveis transoralmente são muito difíceis de excisar com a via de acesso transoral.
- Iluminação adequada, amplificação com lupa e hemostasia meticulosa são essenciais para remoção transoral segura.

Introdução

Foi sugerido que a metástase em linfonodo retrofaríngeo (LNRF) de câncer da tireoide ocorre por disseminação retrógrada a partir das vias linfáticas da cadeia jugular e linfonodos paratraqueais, ou através do polo superior da tireoide [1, 2]. A proximidade do LNRF à mucosa orofaríngea posterior e a natureza geralmente bem circunscrita, não invasiva, das metástases do câncer da tireoide, que usualmente não tem disseminação extracapsular macroscópica (em comparação com a disseminação extracapsular geralmente observada com metástase de células escamosas nesta localização), tornam uma via de acesso transoral direta, para sua remoção tecnicamente exequível e oncologicamente correta.

Sugestões Práticas

① TC e RM são os principais meios de detecção de doença dentro do LNRF, uma vez que ela quase sempre é assintomática. Os linfonodos que estão sendo considerados para remoção transoral devem ser bem circunscritos sem evidência radiográfica de disseminação extracapsular. Linfonodos que têm mais de 1 cm de tamanho, particularmente se aumentados assimetricamente, ou aqueles com transparência central devem ser considerados suspeitos de doença [3, 4]. Quando houver dúvida, AAF transoral é possível, na clínica para linfonodos maiores que forem palpáveis, ou na sala de cirurgias com direcionamento ultrassônico, se necessário.

② Excisão cirúrgica apenas deve ser considerada em linfonodos que sejam clinicamente palpáveis transoralmente, depois que o paciente estiver apropriadamente posicionado na sala de cirurgias com a cabeça ligeiramente estendida sobre o pescoço e com um abridor de boca afastador de língua de Crowe-Davis ou similar inserido. Caso contrário, eles podem ser extremamente difíceis de localizar cirurgicamente, uma vez que o LNRF lateral se assenta no sulco lateral à proeminência da parte central do corpo vertebral e tende a ser empurrado, lateralmente, para dentro deste sulco pela palpação ou afastado lateralmente com a artéria carótida no momento da cirurgia.

③ Exposição dos linfonodos é mais bem obtida incisando-se verticalmente a mucosa da parede faríngea posterior e os músculos constritores imediatamente posteriores à fossa tonsilar posterior, desde o nível do polo tonsilar inferior até imediatamente acima do nível do palato mole [5]. A ACI é, então, localizada palpando-se seu pulso lateral aos linfonodos, e a fáscia bucofaríngea sobrejacente aos linfonodos é incisada imediatamente medial à artéria. Os gânglios são separados da superfície profunda da fáscia por dissecção cortante e romba e excisados. O gânglio simpático superior pode ser erradamente tomado por um LNRF, se não for tomado cuidado para assegurar que a massa não é contínua com um nervo, inferiormente. Começar a dissecção linfonodal, inferiormente, assegura que o linfonodo não será erradamente tomado pelo linfonodo simpático superior.

4. A hemostasia meticulosa é importante para prevenir um hematoma retrofaríngeo e é facilitada durante toda a dissecção pelo uso de cautério monopolar e bipolar combinado à amplificação por lupa e frontolux para melhor visualização. A incisão é fechada com suturas cromadas separadas como uma camada única incorporando fáscia, músculo e mucosa em cada mordida. Não mais que 3-4 pontos são necessários. Se a hemostasia for duvidosa, a área superior da incisão situada na nasofaringe, atrás do palato mole, é deixada aberta para prevenir formação de um hematoma.

5. Antibióticos são administrados pré-operatoriamente. O paciente tem permissão para comer uma dieta regular no período pós-operatório imediato e tem alta no mesmo dia ou na manhã seguinte.

Conclusão

O LNRF representa um grupo ganglionar em risco de disseminação metastática de cânceres das regiões da cabeça e pescoço. Detecção de metástase ocorre quase inteiramente por exames de imagem (TC ou RM). Com seleção apropriada de pacientes fundamentada na histologia, tamanho e configuração nodais, a doença metastática pode ser excisada, com segurança, desta localização com um mínimo de morbidade para o paciente.

Referências Bibliográficas

1. Robbins KT, Woodson GE: Thyroid carcinoma presenting as a parapharyngeal mass. Head Neck Surg 1985;7:434–436.
2. Dileo MD, Baker KB, Deschler DG, Hayden RE: Metastatic papillary thyroid carcinoma presenting as a retropharyngeal mass. Am J Otol 1998;19:404–406.
3. Morrissey DD, Talbot JM, Cohen JI, Wax MK, Anderson PE: Accuracy of computed tomography in determining the presence or absence of metastatic retropharyngeal adenopathy. Arch Otolaryngol Head Neck Surg 2000;126:1478–1481.
4. Davis WL, Harnsberger HR, Smoker WRK, Watanabe AS: Retropharyngeal space: evaluation of normal anatomy and diseases with CT and MR imaging. Radiology 1990;174:50–64.
5. Le TD, Cohen JI: Transoral approach to removal of the retropharyngeal lymph nodes in well differentiated thyroid cancer. Laryngoscope 2007;117:1155–1158.

Metástases Cervicais

2.9b Como Tratar Linfonodos Retrofaríngeos
2. Via de Acesso Transcervical

Randal S. Weber

Department of Head and Neck Surgery, Unit 441, University of Texas M.D. Anderson Cancer Center, Houston, Tex., USA

D I C A S

- A via de acesso transcervical é usada para metástase aos linfonodos retrofaríngeos (LNRF) a partir de tumores primários da faringe e tireoide, ou linfonodos que demonstram disseminação extracapsular, caso no qual uma via de acesso transoral seria perigosa.
- Identificação da artéria carótida interna (ACI) e do tronco simpático superior é essencial para remoção segura deste grupo linfonodal
- Destacar os músculos digástrico e estilo-hióideos, acompanhar a ACI até a base do crânio e ressecar o tecido areolar e linfonodos mediais à ACI.

A R M A D I L H A S

- Iluminação adequada, amplificação com lupa e hemostasia meticulosa são essenciais para o esvaziamento transcervical de linfonodos retrofaríngeos (ETCLNRF).
- Informar ao paciente sobre a síndrome da primeira mordida, síndrome de Horner e a possibilidade de disfagia.

Introdução

Os LNRF residem dentro da retrofaringe e têm um grupo medial e um lateral. Os LNRF laterais que ocorrem perto da base do crânio são da maior importância clínica. Eles são situados adjacentes à ACI e a cadeia simpática. Com carcinoma de células escamosas originado das paredes faríngeas, a incidência de metástase nos LNRF é 44% [1, 2]. Na ausência de comprometimento patológico, os LNRF em geral não são visíveis por TC ou RM. No contexto de doença maligna do trato aerodigestório superior ou tireoide, os LNRF que forem visíveis devem ser considerados como abrigando doença metastática.

O ETCLNRF não é frequentemente efetuado hoje em dia porque muitos cânceres da faringe são tratados com radioterapia primária, com ou sem quimioterapia, e os LNRF jazem dentro do campo de radioterapia. Este procedimento é reservado para pacientes com metástase nos LNRF de tumores do trato aerodigestório superior ou tireoide que serão submetidos à ressecção cirúrgica primária e têm linfonodos radiograficamente positivos na retrofaringe. Às vezes, pacientes com câncer tireóideo metastático que têm metástase nos LNRF exibem doença ganglionar volumosa ou evidência de alastramento extracapsular, que tornariam arriscada uma ressecção transoral. Este último grupo deve receber ETCLNRF.

Sugestões Práticas

1. TC e RM são as modalidades de exames de imagem para detectar LNRF.

2. Mais frequentemente, ETCLNRF é efetuado através de uma via de acesso externa no caso de carcinoma de células escamosas das paredes faríngeas [3]. A via de acesso externa é facilitada em pacientes submetendo-se a laringofaringectomia ou ressecção composta. A necessidade de um ETCLNRF sem ressecção do tumor primário para carcinoma de células escamosas é infrequente.

3. A chave para ETCLNRF é efetuar primeiro um esvaziamento cervical lateral incluindo todos os níveis do pescoço em risco de metástase oculta ou aparente. O tumor primário deve ser ressecado, conforme indicado, antes do ETCLNRF. O pescoço lateral e o ETCLNRF não necessitam ser feitos em continuidade.

4. Primeiro completar o esvaziamento cervical lateral. Identificar a ACI e colocar uma alça vascular em torno do vaso para controlar. Esqueletizar a veia jugular interna, ligar a veia facial comum e os ramos da veia jugular interna no pescoço superior. Dissecar completamente o nervo XII e ligar quaisquer ramos da artéria carótida externa que impeçam a dissecção superior da ACI.

5. Seccionar o ventre posterior do músculo digástrico e a musculatura estilóidea. Acompanhar a carótida interna até a base do crânio e refletir medialmente o tecido fibroadiposo. Procurar o nervo IX na ou perto da extremidade do processo estiloide e preservá-lo, se possível.

6. Para facilitar dissecção superior medial à mandíbula, seccionar o ligamento estilomandibular. Isso permitirá tracionar a mandíbula anteriormente, colocando um gancho ou afastador de osso no ângulo.

7. Dissecar o tecido fibroareolar do constritor superior e a fáscia pré-vertebral até a linha mediana. Isto incluirá o LNRF dentro deste compartimento tecidual.

Conclusão

Os LNRF representam um grupo ganglionar em risco de disseminação metastática a partir de cânceres das regiões da cabeça e pescoço. Detecção de metástase ocorre quase inteiramente por exames de imagem (TC ou RM). A seleção do ETCLNRF depende do local do tumor primário e da presença ou ausência de disseminação extracapsular. Com seleção apropriada de pacientes fundamentada na histologia, tamanho e configuração linfonodais, a doença metastática pode ser excisada com segurança desta localização com um mínimo de morbidade do paciente.

Referências Bibliográficas

1. Ballantyne AJ: Principles of surgical management of cancer of the pharyngeal walls. Cancer 1967;20:663–667.
2. Saito H, Sato T, Yamashita Y, Amagasa T: Topographical analysis of lymphatic pathways from the meso- and hypopharynx based on minute cadaveric dissections: possible application to neck dissection in pharyngeal cancer surgery. Surg Radiol Anat 2002; 24:38–49.
3. Hasegawa Y, Matsuura H: Retropharyngeal node dissection in cancer of the oropharynx and hypopharynx. Head Neck 1994;16:173–180.

2.10 Tratamento do Pescoço Linfonodo-Positivo em Pacientes Submetidos à Quimiorradioterapia

Rod P. Rezaee, Pierre Lavertu

Department of Otolaryngology – Head and Neck Surgery, University Hospitals Case Medical Center, Ireland Cancer Center, Cleveland, Ohio, USA

DICAS

- Obter exame de imagem apropriado pós-tratamento para aumentar o exame físico quanto à avaliação precisa.
- O papel do esvaziamento cervical (EC) continua a evoluir e deve ser individualizado com base nos pacientes, recursos institucionais disponíveis e fatores do médico.
- O EC seletivo pode ser utilizado no contexto pós-tratamento [1].

ARMADILHAS

- Cronologia subideal do exame de imagem pós-tratamento (TC/PET) leva a dilemas de tratamento.
- Esquemas de tratamento do pescoço permanecem controversos no paciente submetido à quimiorradioterapia.
- A viabilidade de espécime positivo do pescoço pós-tratamento foi questionada [2].

É de crucial importância possuir uma apreciação do significado prognóstico da presença, persistência ou recorrência de doença ganglionar no paciente com câncer de cabeça e pescoço (PCCP). Como tal, um esquema adequado de tratamento para atacar e tratar as cadeias linfonodais em risco é fundamental para maximizar o potencial de desfechos bem-sucedidos para os pacientes.

A introdução da radioterapia de intensidade modulada aumentou a capacidade de aplicar doses curativas nos campos da doença, ao mesmo tempo reduzindo a morbidade do paciente. Protocolos de preservação de órgãos usando quimioterapia com moderna radioterapia provocaram uma discussão da necessidade, papel e cronologia em evolução do EC no paciente submetido à quimiorradioterapia [3]. Esquemas de tratamento para estes pacientes incluem EC planejado com base no estadiamento inicial do paciente ou EC fundamentado na resposta ao tratamento.

Pouca controvérsia existe quando se considera EC no paciente N1. O papel do EC deve ser reservado para aqueles com resposta clínica (RC) completa menor ou aqueles necessitando de resgate cirúrgico por persistência ou recorrência no local primário.

Controvérsia rodeia o esquema de tratamento para o paciente inicialmente estadiado com doença N2–N3. O EC planejado continua a ser advogado por alguns, independentemente da resposta ao tratamento [4]. A fundamentação é baseada no conceito de que pode ser difícil diagnosticar recorrência no pescoço e que, quando encontrada, a doença frequentemente é irressecável, impedindo cirurgia cervical de resgate (CCR) bem-sucedida [5]. Ademais, quando procurando, subsequentemente, fatores potenciais para determinar resposta completa patológica (RCp), os mesmos autores não conseguiram identificar preditores clínicos confiáveis. Assim, foi feita recomendação de EC para todos os pescoços N2–N3 independentemente da resposta ao tratamento [6]. Em pacientes com doença N2–N3 tratados com quimiorradioterapia, o controle regional foi significativamente inferior aos 5 anos em 49 pacientes não tratados com EC em comparação com os 100 que receberam esvaziamento (82,0 vs. 93,9%, respectivamente, $p = 0,028$). Isto no entanto, foi fundamentado em achados patológicos positivos. A viabilidade destas células foi posta em dúvida, assim turvando seu significado. Adicionalmente, CCR raramente teve sucesso, assim suportando EC planejado no pescoço N2–N3 [7].

Existe a observação, como uma alternativa ao EC planejado, e é pautada na resposta do paciente ao tratamento. Exame clínico isolado não é indicador confiável de RCp e deve ser combinado com estudos de exames de imagem quando se estiver tomando uma decisão sobre cirurgia cervical. Embora PET/TC esteja emergindo como a modalidade de exame de imagem de escolha, existe uma variedade de técnicas de exames de imagem.

Liauw et al. [8] usaram imagem de TC quatro semanas pós-tratamento para indicar EC. Eles definiram resposta completa radiográfica (RCr) usando critérios estritos de tamanho linfonodal < 1,5 cm sem nenhuma anormalidade focal e com valor preditivo negativo (VPN) de 94%. Recomendaram observação de todos os pacientes com RCr, independentemente do estádio N inicial. Esses pacientes não mostraram nenhuma diminuição significativa na taxa de sobrevida de 5 anos em comparação com aqueles com EC pós-tratamento negativo (97 vs. 98%, respectivamente).

O uso de PET ou PET/TC foi demonstrado como um método eficaz. Estudos concluíram que exame de imagem PET tem uma baixa taxa falso-negativa e, assim, um alto VPN de 97% e um valor preditivo positivo (VPP) aproximando-se de 70%. Problemas com altas taxas de falso-positivo geralmente são causados pela cronologia da imagem e pelos efeitos inflamatórios continuados do tratamento. Para permitir que esses efeitos se dissipem, é recomendado que PET ou PET-TC seja feita pelos menos 8-12 semanas pós-tratamento [9]. Se o exame de imagem PET for positivo com 8-12 semanas, então o EC estará indicado. Se negativo, então o paciente pode, seguramente, ser observado [10].

Controle de doença linfonodal é um aspecto criticamente importante do tratamento do PCCP. É essencial considerar conceitos-chave ao tomar decisões de tratamento. O EC planejado para doença N2–N3 permanece uma opção viável para estes pacientes. Avanços no tratamento e exame de imagem criaram um subconjunto de pacientes que agora podem ser simplesmente observados.

Referências Bibliográficas

1. Robbins KT, Shannon K, Viera F: Is there a role for selective neck dissection after chemoradiotherapy for head and neck cancer? J Am Coll Surg 2004;199:913–916.
2. Strasser MD, Gleich LL, Miller MA, et al: Management implications of evaluating the N2 and N3 neck after organ preservation therapy. Laryngoscope 1999;109:1776–1780.
3. Pellitteri PK, Ferlito A, Rinaldo A, et al: Planned neck dissection following chemoradiotherapy for advanced head and neck cancer: is it necessary for all? Head Neck 2006;28:166–175.
4. Sewall GK, Palazzi-Churas KL, Richards GM, et al: Planned post-radiotherapy neck dissection: rationale and clinical outcomes. Laryngoscope 2007;117:121–128.
5. Lavertu P, Adelstein DJ, Saxton JP, et al: Management of the neck in a randomized trial comparing concurrent chemotherapy and radiotherapy alone in respectable stage III and IV squamous cell head and neck cancer. Head Neck 1997;19:559–566.
6. McHam SA, Adelstein DJ, Rybicki LA, et al: Who merits a neck dissection after definitive chemoradiotherapy for N2–N3 squamous cell head and neck cancer? Head Neck 2003;10:791–798.
7. Adelstein DJ, Saxton JP, Rybicki LA, et al: Multiagent concurrent chemoradiotherapy for locoregionally advanced squamous cell head and neck cancer: mature results from a single institution. J Clin Oncol 2006;24:1064–1071.
8. Liauw SL, Mancuso AA, Amdur RJ, et al: Postradiotherapy neck dissection for lymph node-positive head and neck cancer: the use of computed tomography to manage the neck. J Clin Oncol 2006;24:1421–1427.
9. Nayak VN, Walvekar RR, Andrade RS, et al: Deferring planned neck dissection following chemoradiotherapy for stage IV head and neck cancer: the utility of PET-CT. Laryngoscope 2007;117:1–6.
10. Porceddu SV, Jarmolowski E, Hicks RJ, et al: Utility of positron emission tomography for the detection of disease in residual neck nodes after chemoradiotherapy in head and neck cancer. Head Neck 2005;27:175–181.

Metástases Cervicais

2.11 Como Evitar Lesão do Ducto Torácico durante Ressecção Cirúrgica de Linfonodos Nível IV Esquerdos

Gary L. Clayman
Department of Head and Neck Surgery, The University of Texas M.D. Anderson Cancer Center, Houston, Tex., USA

Dicas

- O ducto torácico (DT) geralmente não é uma estrutura ductal única. Ele, usualmente, é uma série de vasos arborizados contendo drenagem quilosa e linfática. Cirurgia meticulosa no nível III inferior até os linfáticos nível IV mais inferiores é necessária com ligaduras vasculares em todas as estruturas profundas retidas. Embora o DT seja localizado dentro do pescoço esquerdo, estruturas quilosas e linfáticas similares estão localizadas dentro dos linfáticos nível IV direitos.
- Amplificação com lupa melhora a visualização e o controle destes vasos que contêm linfa e quilo.

Armadilhas

- Lesão do DT é mais comum em casos de câncer da tireoide metastático com metástases localizadas nas áreas de junção carotídea posterior/vertebral. Dissecção romba de doença metastática dentro dos linfáticos nível IV inferior pode causar lesão do DT e dificuldade para obter controle proximal desta estrutura.
- Colocação de dreno sobrejacente ao DT pode aumentar o risco de drenagem quilosa retardada.

Introdução

O DT é uma estrutura vascular revestida por endotélio que transporta material quiloso do DT esquerdo para dentro da porção inferior da veia jugular interna (VJI). Embora geralmente denominado estrutura vascular única, o DT é, frequentemente, uma série arborizada de vasos quilosos entremeados com estruturas de drenagem linfática. A proximidade imediata desta estrutura profundamente penetrante ao nervo frênico (NF) deve ser apreciada, a fim de controlar, adequadamente, este vaso bem como manter a função do NF.

A complexa e bela anatomia do nível IV dentro do pescoço esquerdo deve ser apreciada. As variações anatômicas de localização da veia subclávia (VS), NF, VJI, ramos do DT, artéria carótida comum e sistema vertebral devem ser apreciadas. Falando de modo geral, a identificação da artéria cervical transversa (ACT) e a veia é, em geral, o reconhecimento mais superior da entrada distal potencial do DT na VJI. Não obstante, isto é apenas uma aproximação.

Provavelmente mais importante, embora o DT não exista de fato no pescoço direito, estruturas quilosas semelhantes podem estar presentes e levar a vazamento quiloso. Atenção meticulosa ao nível IV esquerdo, bem como direito, e às estruturas linfáticas profundas deve ser fortemente aconselhada.

Sugestões Práticas

1. Técnica cirúrgica meticulosa é o melhor método que conheço para prevenir vazamento quiloso. Em geral, eu utilizo amplificação com lupa de 3,5× para esvaziamento cervical modificado (ECM).

2. À medida que o ECM esquerdo é efetuado, o que é dissecar os linfáticos nível IV (e similarmente executado também no lado direito), o músculo esternocleidomastóideo é esqueletizado ao longo de toda sua extensão, até a incisura esternal. Quando a superfície ventral do músculo também é esqueletizada, a transição para a dissecção do componente anterior dos linfáticos nível V inferior também é incluída nas dissecções mais abrangentes desta área.

3. Os vasos cervicais transversos geralmente são encontrados no nível IV e visíveis através da fáscia sobrejacente à musculatura escalena profunda (exceto em indivíduos obesos). A superfície anterior da VJI é dissecada com atenção cuidadosa a sua margem lateral. É fundamentalmente importante que a dissecção seja efetuada na adventícia da veia.

4. Para malignidades da tireoide, os linfáticos do aspecto medial do nível IV, sobrejacentes ao NF e se

estendendo ainda mais medialmente para a bainha carotídea posterior e vaso vertebral, devem ser incluídos. É aqui que os vasos DT são colocados em maior risco. A fim de evitar lesão ou vazamento nestes vasos, empreende-se um acesso de lateral a medial com ligadura de todas as estruturas fibrosas e gordurosas/linfáticas na área infraclavicular. A VS é dissecada para ser o aspecto inferior da dissecção. De lateral a medial, o pinçamento e a secção são completados inferiormente ao longo da dissecção que já foi realizada pela identificação da margem lateral da VJI. Uma vez que o aspecto inferior seja completado, a dissecção medial posterior da área carotídea/vertebral necessita ser executada. Outra vez, meticuloso pinçamento e ligadura é empreendido até pelo menos o nível da saída da ACT. Este pinçamento e ligadura é efetuado mesmo se o cirurgião não visualizar estruturas ductais na vizinhança. O NF, o nervo vago e as artérias carótida e vertebral devem ser cuidadosamente dissecados e preservados.

5. Depois da conclusão da dissecção, a área deve estar seca durante Valsalva. Nenhum dreno de aspiração deve ficar em contato direto com a área dos vasos quilosos. Para prevenir trauma por dreno de aspiração, um pequeno pedaço de Gelfoam ou barreira semelhante pode ser utilizado na área da bainha carotídea posterior.

2.12 Quais São os Novos Conceitos em Esvaziamento Cervical Modificado Funcional?

Bhuvanesh Singh

Laboratory of Epithelial Cancer Biology, Head and Neck Service, Memorial Sloan-Kettering Cancer Center, New York, N.Y., USA

ⓓ DICAS

- Metástase linfonodal de carcinomas de células escamosas de cabeça e pescoço (CCECP) não nasofaríngeos compromete o nível V do pescoço em menos de 5% dos casos. A vasta maioria (> 90%) das incidências de metástase no nível V compromete os linfáticos abaixo do nervo acessório (principalmente nível Vb).
- Terapia adjuvante (radioterapia ou quimiorradioterapia) é necessária na maioria dos casos com metástase aos linfáticos regionais.
- Todas as cadeias ganglionares em risco podem ser adequadamente tratadas com remoção dos linfáticos dos níveis I–IV e Vb.

ⓐ ARMADILHAS

- Mesmo com preservação anatômica do nervo acessório, déficit funcional ainda pode ocorrer como consequência à desvascularização e à lesão de estiramento durante esvaziamentos cervicais modificados.
- Todos os níveis linfonodais têm que ser examinados intraoperatoriamente antes de proceder a um esvaziamento cervical modificado funcional (ECMf).

Introdução

À medida que nossa compreensão dos padrões de metástase ganglionar emergiu, progressivamente modificamos os esvaziamentos cervicais para lidar com as cadeias linfonodais em risco de metástase de CCECP [1]. Como consequência, esvaziamentos cervicais radicais (ECR) raramente são efetuados, os médicos optando, em vez disso, por esvaziamentos seletivos ou modificados fundamentados na localização do tumor primário e a extensão da metástase ganglionar [2-6]. Embora as modificações do ECR clássico não tenham melhorado a sobrevida global, elas reduziram as sequelas resultantes do ECR clássico incluindo escápula em asa e dor crônica resultante. Embora menos mórbidos que os ECR, os esvaziamentos cervicais modificados deixam sequelas importantes, uniformemente resultando em perdas sensitivas em razão do sacrifício de nervos cutâneos, bem como perda funcional em razão da desvascularização e/ou lesão de tração consequente à dissecção do nervo acessório.

A compreensão dos padrões de metástase cervical no nível V nos permite considerar modificações adicionais do esvaziamento cervical que não comprometem o controle tumoral e, no entanto, permitem preservação melhorada sensitiva e motora. Globalmente, metástase no nível V é muito rara, ocorrendo em menos de 5% de todos os casos de CCECP. Os dados publicados e nossa própria experiência sugerem que a vasta maioria da metástase nível V ocorre no nível Vb ou, mais precisamente, na cadeia linfática infra-acessório [1, 2]. Por conseguinte, agora, rotineiramente, executamos um ECMf nos pacientes com CCECP, removendo o tecido que abriga linfáticos nos níveis I–IV e Vb, ao mesmo tempo preservando o nervo acessório sem lesão desvascularizada, o músculo esternocleidomastóideo (ECM), a veia jugular interna, bem como as radículas espinais sensitivas e a *ansa cervicalis*. Os resultados tumorais do ECMf não são comprometidos, enquanto os resultados funcionais são otimizados.

Sugestões Práticas

① O acesso cirúrgico é obtido através de uma incisão horizontal única que equivale, aproximadamente, a um sulco da pele. Se linfáticos nível I forem removidos, a incisão é alargada além da linha mediana a fim de permitir acesso mais fácil a esta região. Retalhos são elevados de forma rotineira.

② A fáscia que reveste o ECM é elevada e destacada de maneira circunferencial, desse modo permitindo acesso aos linfáticos nível V em um plano profundo ao músculo. O nervo acessório é elevado no retalho. Cuidado precisa ser tomado para não lesionar o nervo acessório quando ele sai do ECM no nível V.

3. Todas as cadeias linfonodais são cuidadosamente examinadas para assegurar a ausência de metástase detectável ao nível Va.

4. O tecido que abriga linfonodos pode ser dissecado no nível V, começando no músculo trapézio.

5. À medida que a dissecção prossegue anteriormente, as radículas sensitivas espinais são identificadas e preservadas, enquanto é removido meticulosamente todo o tecido que abriga os linfonodos.

6. A contribuição espinal para a *ansa* é identificada e preservada, do mesmo modo que o hipoglosso descendente.

7. Tecido abrigando linfonodos é removido nos níveis I-IV, conforme efetuado no esvaziamento cervical supraomo-hióideo.

Conclusão

Modificações no esvaziamento cervical permitiram aperfeiçoamentos no resultado funcional sem comprometer os resultados tumorais. Dados os padrões de metástase no nível V a partir de CCECP, ECMf pode ser realizada para incluir as cadeias linfonodais em mais alto risco de metástase (níveis I–IV e Vb), resultando em desfechos funcionais melhorados sem comprometer o controle tumoral. O ECMf também é aplicável em carcinomas papilares da tireoide.

Referências Bibliográficas

1. Shah JP: Patterns of cervical lymph node metastasis from squamous carcinomas of the upper aerodigestive tract. Am J Surg 1990;160:405–409.
2. Davidson BJ, Kulkarny V, Delacure MD, Shah JP: Posterior triangle metastases of squamous cell carcinoma of the upper aerodigestive tract. Am J Surg 1993;166:395–398.
3. Byers RM: Neck dissection: concepts, controversies, and technique. Semin Surg Oncol 1991;7:9–13.
4. End results of a prospective trial on elective lateral neck dissection vs type III modified radical neck dissection in the management of supraglottic and transglottic carcinomas. Brazilian Head and Neck Cancer Study Group. Head Neck 1999;21:694–702.
5. Ferlito A, Rinaldo A, Silver CE, et al: Elective and therapeutic selective neck dissection. Oral Oncol 2006;42:14–25.
6. Martins EP, Filho JG, Agra IM, et al: Preservation of the internal jugular vein in the radical treatment of node-positive neck – is it safe? Ann Surg Oncol 2007;15:364–370.

Tumores Orais e Orofaríngeos

3.1 Como Reconstruir Pequenos Defeitos da Língua e Soalho da Boca

Remco de Bree, C. René Leemans
Department of Otolaryngology-Head and Neck Surgery, VU University Medical Center (VUmc), Amsterdam, The Netherlands

D I C A S

- Ao planejar o tratamento cirúrgico de tumores na cavidade oral, as opções reconstrutivas também devem ser consideradas.
- Os objetivos da reconstrução incluem: cicatrização adequada, ótima função residual e restauração da sensibilidade.
- Para restaurar a função, até os pequenos defeitos precisam ser reconstruídos por *flaps*.

A R M A D I L H A S

- Fechamento primário e cicatrização secundária apresentam risco de prender a língua.
- A reconstrução inadequada pode causar impactos intensos na deglutição e na fala e, consequentemente, na qualidade de vida.

Introdução

A ressecção de cânceres prematuros de língua e soalho da boca causa defeitos no tecido mole, às vezes até associados ao osso da mandíbula. Os objetivos da reconstrução são: cicatrização adequada, ótima função residual e restauração da sensibilidade. Visto que a substituição de tecidos extirpados por tecidos que imitam os movimentos complexos e alterações de formato não é viável, o objetivo dessas reconstruções é tentar maximizar a possibilidade de o paciente utilizar mecanismos compensatórios [1]. A radioterapia pós-operatória pode causar fibrose e movimentos de língua presa, sem qualquer possibilidade de previsão.

Várias técnicas de reconstrução da cavidade oral foram desenvolvidas: intenção secundária, fechamento primário, enxertos de pele, transposições locais de pele, mucosa ou músculo, retalhos regionais e retalhos livres vascularizados. O fechamento primário e a intenção secundária não podem ser categorizados, estritamente, como técnicas reconstrutivas, mas eles têm um papel proeminente. Os enxertos de pele são boas alternativas para o fechamento primário ou granulação quando existe um leito de lesão bem vascularizado [2]. Em determinados casos, retalhos nasolabiais uni ou bilaterais ou retalho miocutâneo infra-hióideo podem ser usados para a reconstrução de defeitos do soalho da boca [3, 4].

Os retalhos regionais como por exemplo, o retalho do peitoral maior e o retalho do músculo temporal, ainda desenvolvem um papel importante na reconstrução de defeitos médios e grandes em muitas instituições. O volume do retalho do peitoral maior frequentemente proporciona um resultado funcional modesto [5]. Os retalhos fasciocutâneos vascularizados livres (p. ex., o retalho radial do antebraço e o retalho anterolateral da coxa) podem ser especialmente úteis na reconstrução de defeitos orais de tamanho médio ou grande [6].

Sugestões Práticas

O principal desafio da reconstrução é evitar as limitações, que podem dificultar o processo normal da fala e da deglutição.

1. Pequenos defeitos da lateral da língua móvel normalmente são fechados primariamente, apresentando bons resultados funcionais. A cicatrização por intenção secundária é uma boa alternativa.

2. O defeito na ponta da língua é um dos mais difíceis de reconstruir porque, normalmente, o tecido do músculo funcional contralateral não está presente. O fechamento primário ou cicatrização por intenção secundária só é possível se o defeito for relativamente pequeno. Nos defeitos maiores, indica-se a reconstrução com a utilização de retalho livre fasciocutâneo para garantir uma ótima mobilidade da parte remanescente da língua.

3. Se o soalho da boca estiver envolvido, o desafio principal será evitar a limitação dos movimentos da língua com relação ao soalho da boca. Portanto,

deve-se evitar o fechamento primário. A cicatrização secundária apresenta risco de adesão à superfície do ferimento. Caso o pescoço esteja envolvido, é essencial que se realize a reconstrução com o uso de retalho.

4. Enxertos de pele de espessura parcial são úteis para os defeitos superficiais do soalho da boca. Esses enxertos são suturados nas margens da mucosa dos defeitos, e as suturas permanecem tempo suficiente para unir a esponja ao enxerto, para que seja aderida à lesão subjacente. Esse enxerto pode evitar a adesão da língua ao soalho da boca. A pega do enxerto pode ser melhorada através do uso de cola de fibrina e bandagens acolchoadas.

5. Geralmente, a pele fasciocutânea tem formato quadrangular, mas, nos defeitos anteriores que envolvem o soalho da boca e a língua, o formato bilobulado pode preservar a mobilidade da língua com maior eficiência [7].

6. Retalhos livres osteocutâneos vascularizados, como, por exemplo, o retalho da fíbula, possibilitam o uso de uma abordagem flexível para cada tipo de defeito ósseo, permitindo a reabilitação dentária [8]. Um método alternativo para os defeitos da lateral da mandíbula envolve o uso de placas de reconstruções mandibulares que servem de ponte entre os dois segmentos, com ou sem retalhos livres de tecido mole.

7. Normalmente aconselha-se o uso de uma sonda nasogástrica de alimentação para facilitar a cicatrização.

Conclusão

Neste capítulo, apresentamos o panorama da reconstrução de pequenos defeitos da língua e soalho da boca, bem como as regras gerais e dicas importantes. No entanto, qualquer defeito tem suas próprias opções de reconstrução, que garantem o planejamento do tratamento personalizado. A reconstrução com preservação da mobilidade da língua é o objetivo central, embora desafiador. A radioterapia pós-operatória pode causar fibrose e, consequentemente, dificuldade nos movimentos da língua.

Referências Bibliográficas

1. de Bree R, Rinaldo A, Genden EM, Suárez C, Pablo Rodrigo J, Fagan JJ, Kowalski LP, Ferlito A, Leemans CR: Modern reconstruction techniques for oral and pharyngeal defects after tumor resection. Eur Arch Otorhinolaryngol 2008;265:1–9.
2. McGregor IA, McGrouther DA: Skin-graft reconstruction in carcinoma of the tongue. Head Neck Surg 1978;1:47–51.
3. Cohen IK, Edgerton MT: Transbuccal flap for reconstruction of the floor of mouth. Plast Reconstr Surg 1971;48:8–10.
4. Deganello A, Manciocco V, Dolivet G, Leemans CR, Spriano G: Infrahyoid fascio-myocutaneous flap as an alternative to free radial forearm flap in head and neck reconstruction. Head Neck 2007;29:285–291.
5. Ariyan S: The pectoralis major myocutaneous flap. A versatile flap for reconstruction in the head and neck. Plast Reconstr Surg 1979;63:73–81.
6. Soutar DS, Scheker LR, Tanner NS, McGregor IA: The radial forearm flap. A versatile method for intra-oral reconstruction. Br J Plast Surg 1983;36:1–8.
7. Urken ML, Biller HF: A new bilobed design for the sensate radial forearm flap to preserve tongue mobility following significant glossectomy. Arch Otolaryngol Head Neck Surg 1994;120:26–31.
8. Urken ML: Composite free flaps in oromandibular reconstruction. Arch Otolaryngol Head Neck Surg 1991;117:724–732.

3.2 Reconstrução de Grandes Defeitos da Língua e Soalho da Boca

Neal D. Futran
Department of Otolaryngology/Head and Neck Surgery, University of Washington School of Medicine, Seattle, Wash, USA

DICAS

- Manter a mobilidade da língua e soalho da boca reconstruídos otimiza a fala e a deglutição.
- Um volume de tecido é essencial na escolha do retalho reconstrutivo adequado.
- A transferência de tecido livre oferece opções de escolha adequadas para cada defeito em particular.

ARMADILHAS

- A reconstrução de tecidos não vascularizados em defeitos maiores que 1/3 da língua e soalho da boca apresenta resultados funcionais insatisfatórios.
- O desenho incorreto do retalho reconstrutivo pode ocasionar deficiência na mobilidade da língua e volume de tecido inapropriado.

Introdução

Os tecidos moles da cavidade oral são essenciais para a fala e a deglutição. Os objetivos principais da reconstrução destes tecidos são: (1) retenção da mobilidade na língua original e na reconstruída, (2) restauração do volume perdido, (3) manutenção da altura da nova língua, (4) separação dos componentes da língua e soalho da boca, (5) restauração da sensibilidade e (6) maximização da proteção da laringe contra a aspiração [1]. Com relação ao soalho da boca, os objetivos são: (1) minimizar a espessura e a mobilidade do tecido mole alveolar e do soalho da boca e (2) recriar a profundidade do sulco gengivolingual e gengivolabial [2].

A língua, normalmente móvel, pode compensar a perda de parte do volume. À medida que a perda de volume aumenta, surgem problemas com a manipulação e articulação do bolo alimentar. Enquanto a língua residual pode apresentar mobilidade sem deficiências, a deficiência no tamanho impossibilita o contato do dente com o palato, a eficiência da atividade da bomba de pressão na faringe e a eficácia da manipulação do bolo alimentar dentro da cavidade oral. Quando partes significantes da língua móvel e soalho da boca sofrem ressecção, o movimento residual da base da língua é crucial para a obtenção de um resultado funcional adequado. As opções de reconstrução devem ser direcionadas a estes assuntos.

Sugestões Práticas

1. Quando houver ressecção de 1/3 da língua, o foco reconstrutivo estará concentrado na restauração da mobilidade e sensibilidade. O ideal é o tecido vascularizado e flexível. O tecido que tende a contrair, como o enxerto de pele, limita a mobilidade da língua.

2. Quando os defeitos corresponderem de 1/3 a 1/2 da língua móvel, a restauração do volume da língua torna-se essencial. Deve-se restaurar um volume suficiente que permita ao paciente ter contato entre o palato e a língua nova.

3. Embora exista uma grande variedade de tecidos disponíveis, o retalho radial do antebraço tem sido o principal retalho utilizado [3, 4]. Ele possui um palheta de pele macia e fina, tecido subcutâneo disponível para adicionar volume, caso se faça necessário, pedículo longo, vasos grandes, inervação em potencial e colheita fácil, com duas equipes.

4. O desenho do retalho deve incluir uma compensação à geografia do defeito. O formato bilobulado, que separa os componentes da língua do soalho da boca, é bastante útil para defeitos de glossectomia, que se estendem até o soalho da boca [5]. Um nível previsível de recuperação da sensibilidade ocorre quando o nervo cutâneo antebraquial é suturado à parte remanescente do nervo lingual proximal [6].

5 A espessura deste retalho também varia entre os diferentes pacientes e entre as diferentes áreas do antebraço. Ele tende a ser mais fino no aspecto distal do volar do antebraço em todos os pacientes.

6 A previsão da reabilitação dentária é importante no planejamento da reconstrução. Uma dentadura implantada nos tecidos não funciona se estiver sobre um leito de tecido mole móvel e grosso, com estabilização inadequada do sulco gengivolingual e gengivolabial. Os implantes ósteo-integrados podem ser necessários quando se almeja uma dentição estável.

7 Quando houver ressecção de mais de 1/2 do volume da língua e soalho da boca, a reabilitação foca no fornecimento de uma nova língua, que possibilita que um volume anterior suficiente tenha contato com o palato, e volume posterior suficiente para que a base da nova língua ofereça a proteção da entrada da laringe e assista na fase faríngea da deglutição. Os retalhos do músculo grande dorsal e do reto abdominal oferecem volume maior [7]. Mais recentemente, a coxa anterolateral suplantou essas escolhas em razão de sua facilidade de colheita e menor morbidade do local doador [8].

8 O grande obstáculo ao reinício de uma dieta oral é a proteção da laringe contra a aspiração durante a fase faríngea da deglutição. Medidas conjuntas, incluindo suspensão laríngea, epiglotoplastia, miotomia cricofaríngea ou laringoplastia, podem ser úteis ao fornecer um reinício seguro para a dieta oral.

Conclusão

A reconstrução adequada com tecido vascularizado cria uma melhor oportunidade de restauração funcional. Os atributos exclusivos do retalho radial do antebraço o tornam a primeira opção para a reconstrução de pequenos defeitos na cavidade oral, com a necessidade de tecido mais volumoso à medida que o defeito aumenta em tamanho. A escolha do retalho deve ser determinada pelas necessidades do paciente e do local a ser reconstruído.

Referências Bibliográficas

1. Urken ML, Moscoso JF, Lawson W, Biller HF: A systematic approach to functional reconstruction of the oral cavity following partial and total glossectomy. Arch Otolaryngol Head Neck Surg 1994;120:589–601.
2. Yousif JN, Matloub HS, Sanger JR, Campbell B: Soft-tissue reconstruction of the oral cavity. Clin Plast Surg 1994;21:15–23.
3. Futran ND, Gal TJ, Farwell DG: Radial forearm free flap. Oral Maxillofac Surg Clin North Am 2003;15:577–591.
4. Soutar DS, Scheker LR, Tanner NSB, McGregor IA: The radial forearm flap: a versatile method for intraoral reconstruction. Br J Plast Surg 1983;36:1–8.
5. Uwiera T, Seikaly H, Rieger J, Chau J, Harris JR: Functional out-comes after hemiglossectomy and reconstruction with a bilobed radial forearm free flap. J Otolaryngol 2004;33:356–359.
6. Urken ML: The restoration or preservation of sensation in the oral cavity following ablative surgery. Arch Otolaryngol Head Neck Surg 1995;121:607–612.
7. Lyos AT, Evans GRD, Perez D, Schusterman MA: Tongue reconstruction: outcomes with the rectus abdominus flap. Plast Reconstr Surg 1999;103:442–449.
8. Yu P: Reinnervated anterolateral thigh flap for tongue reconstruction. Head Neck 2004;26:1038–1044.

Tumores Orais e Orofaríngeos

3.3 Como Avaliar as Margens Cirúrgicas em Ressecções da Mandíbula

Richard J. Wong
Head and Neck Service, C-1069, Department of Surgery, Memorial Sloan-Kettering Cancer Center, New York, N.Y., USA

DICAS

- O carcinoma de células escamosas da cavidade oral (CCE CO) pode invadir a mandíbula histologicamente de maneira erosiva ou infiltrativa. A invasão infiltrativa está associada a índices mais altos de margens positivas do osso mandibular, recorrência e resultado insatisfatório.
- O estudo de imagens radiográficas pré-operatórias pode mostrar o padrão histológico da invasão.
- A biópsia intraoperatória de congelação da (1) margem do osso mandibular através da curetagem de osso esponjoso e (2) parte proximal do nervo alveolar inferior (NAI) pode refletir com precisão a situação final da margem.

ARMADILHAS

- Margens amplas do osso mandibular devem ser consideradas em tumores com invasão infiltrativa radiográfica, que está associado a um índice positivo mais alto de margem óssea.
- Pode ser muito difícil obter uma margem proximal negativa do NAI, caso a biópsia intraoperatória retorne um resultado positivo na análise por congelação.

Introdução

O potencial do CCE CO para invadir a mandíbula pode causar déficits funcionais e cosméticos significantes, criando um desafio para a reconstrução. A invasão da mandíbula também apresenta uma implicação prognóstica considerável e a invasão através do osso cortical atende aos critérios da condição T4a, de acordo com os critérios da AJCC (Comitê da Junta Americana do Câncer) de 2003.

O CCE CO pode entrar na mandíbula através da superfície oclusal ou através de abertura nos dentes [1]. Nos casos em que houve tratamento radioterápico prévio, as rotas de entrada na mandíbula são mais variáveis, visto que o periósteo perde sua atuação como barreira [1]. Após invadir o espaço medular, o CCE pode progredir dentro da mandíbula em um dos três padrões histológicos [2, 3]: padrão erosivo (PE), interface delimitada entre o tumor e o osso e uma frente de ampla expansão do tumor; padrão infiltrativo (PI), abrigo das células tumorais com projeções semelhantes a dedos, junto a uma frente de tumor irregular; e o padrão misto.

O PI está correlacionado com classificações mais altas de tumor, margem positiva do osso mandibular, índices de recorrência primária mais altos e índices de sobrevivência sem a doença mais insatisfatórios [4]. As radiografias simples da mandíbula podem exibir PI ou PE correlacionado com o padrão histológico de invasão [5].

A biópsia intraoperatória de congelação é historicamente conhecida como sendo problemática em razão da inabilidade de o criótomo seccioná-la. A avaliação da margem do osso mandibular por meios convencionais envolve um longo período de descalcificação, que dura de 7 a 10 dias, e que permite que a amostra amoleça para o seccionamento. A obtenção de margens finais negativas é um objetivo importante sob um ponto de vista oncológico. Além disso, na era da reconstrução da mandíbula com o uso de retalhos microvasculares, a ressecção de uma margem positiva de osso mandibular, identificada na patologia final, torna-se problemática. Portanto, o potencial de aplicação da biópsia intraoperatória de congelação para as amostras de mandíbula é assunto de grande relevância clínica.

Sugestões Práticas

1. Examine as radiografias simples pré-operatórias e as tomografias computadorizadas da mandíbula para verificar a possibilidade de invasão PI ou PE. Se irregular, margens irregulares podem ser observadas ao redor da lesão, sugerindo o PI; então, planeje uma margem de ressecção óssea de 1,5–2,0 cm ao redor da lesão. Uma margem de 1 cm normalmente é suficiente para lesões com o PE.

❷ A mandibulectomia segmentar é considerada adequada para quaisquer CCE CO rompendo o córtex exterior da mandíbula e avançando em direção ao espaço medular, ou que esteja causando disfunção ou perda de sensibilidade do NAI.

❸ Após a realização da mandibulectomia segmentar, faça uma curetagem do osso esponjoso em cada uma das extremidades da mandíbula remanescente e envie o material para a realização de biópsia intraoperatória de congelação. O patologista deve realizar a biópsia em criotomia--padrão. Essa técnica é precisa e comparável à avaliação patológica final da margem do osso mandibular [6].

❹ Identifique a parte remanescente proximal do NAI dentro da porção proximal do canal e realize a excisão de um segmento para a biópsia intraoperatória de congelação. No entanto, caso o resultado seja positivo para carcinoma, a invasão neural pelo CCE pode atravessar, proximalmente, em uma extensão variável, e uma rerressecção da mandíbula proximal não assegura que o resultado final seja negativo para a margem do nervo.

❺ Novos métodos alternativos de avaliar a margem do osso mandibular foram e continuam sendo descritos: processamento por micro-ondas com rápida descalcificação [7], bem como a espectroscopia de dispersão elástica para avaliação adequada das margens fixadas em formalina [8]. No entanto, essa tecnologia pode não estar prontamente disponível, e sua aplicação deve ser considerada experimental.

Conclusão

Uma abordagem voltada para o planejamento da margem do osso mandibular e a realização da biópsia intraoperatória de congelação foram apresentadas. A curetagem de osso esponjoso mandibular das margens e da parte remanescente proximal do NAI pode ser prontamente realizada e seccionada usando técnicas padrão de biópsia intraoperatória de congelação, para oferecer informações intraoperatórias importantes com relação à situação da margem. Na era da reconstrução com retalhos microvasculares, tal informação no auxílio da obtenção de uma margem negativa de osso mandibular é importante no sentido de evitar a necessidade de nova ressecção no quadro de reconstruções complexas.

Referências Bibliográficas

1. McGregor AD, MacDonald DG: Routes of entry of squamous cell carcinoma to the mandible. Head Neck Surg 1988;10:294–301.
2. Carter RL, Tsao SW, Burman JF, Pittam MR, Clifford P, Shaw HJ: Patterns and mechanisms of bone invasion by squamous carcinomas of the head and neck. Am J Surg 1983;146:451–455.
3. Slootweg PJ, Muller H: Mandibular invasion by oral squamous cell carcinoma. J Craniomaxillofac Surg 1989;17:69–74.
4. Wong RJ, Keel SB, Glynn RJ, Varvares MA: Histological pattern of mandibular invasion by oral squamous cell carcinoma. Laryngoscope 2000;110:65–72.
5. Totsuka Y, Usui Y, Tei K, Fukuda H, Shindo M, Iizuka T, Amemiya A: Mandibular involvement by squamous cell carcinoma of the lower alveolus: analysis and comparative study of histologic and radiologic features. Head Neck 1991;13:40–50.
6. Forrest LA, Schuller DE, Lucas JG, Sullivan MJ: Rapid analysis of mandibular margins. Laryngoscope 1995;105:475–477.
7. Weisberger EC, Hilburn M, Johnson B, Nguyen C: Intraoperative microwave processing of bone margins during resection of head and neck cancer. Arch Otolaryngol Head Neck Surg 2001;127:790–793.
8. Jeries W, Swinson B, Johnson KS, Thomas GJ, Hopper C: Assessment of bony resection margins in oral cancer using elastic scattering spectroscopy: a study on archival material. Arch Oral Biol 2005;50:361–366.

3.4 Como Reconstruir Defeitos da Mandíbula Anterior em Pacientes com Doenças Vasculares

Matthew M. Hanasono

Department of Plastic Surgery, The University of Texas M.D. Anderson Cancer Center, Houston, Tex., USA

D I C A S

- Sempre que possível, indica-se o uso de retalhos ósseos vascularizados para a reconstrução da mandíbula anterior.
- A angiografia pré-operatória ou angiografia por ressonância magnética deve ser solicitada em casos de pacientes com exame físico anormal das extremidades inferiores.

A R M A D I L H A S

- Os índices de complicação são altos nas reconstruções de defeitos anteriores com a utilização de placas de reconstrução de titânio, com ou sem retalhos de tecido mole.
- Os enxertos ósseos não vascularizados são indicados somente para pequenos defeitos em lesões não irradiadas.
- Em pacientes que apresentam condição vascular insatisfatória ou expectativa de vida limitada, as placas de reconstrução da mandíbula com cobertura de retalho pediculado do peitoral maior podem ser consideradas.
- Em casos de perda de retalho livre, deve-se realizar uma investigação minuciosa para verificação da causa da perda do retalho. Se a causa for corrigível, um retalho livre secundário pode ser colocado.

Introdução

Os defeitos no segmento anterior da mandíbula decorrentes de ressecções oncológicas são reconstruídos com osso vascularizado, sempre que possível. Falhas na tentativa de reconstruir a mandíbula anterior levam à deformidade conhecida como *Andy Gump*, doença que causa desfiguração e está associada à deficiências na mastigação, acúmulo de saliva e perda da capacidade oral.

Com relação aos pacientes que são candidatos questionáveis à reconstrução com retalhos ósseos livres microvascularizados, é interessante realizar a reconstrução com placas de reconstrução de titânio, com ou sem retalhos de tecido mole, tal como o retalho do peitoral maior. Contudo, sabe-se que os índices de complicação com essa técnica ficam entre 21 e 87% [1]. Os defeitos anteriores estão mais associados aos altos índices de extrusão da placa do que com defeitos laterais, principalmente em pacientes tratados com radioterapia. A reconstrução mandibular que resulta em fratura prematura ou exposição da placa pode causar uma situação que é mais difícil de ser tratada do que o defeito inicial, devido à difícil dissecção dos vasos recipientes e a impossibilidade de restaurar a oclusão precisa [2].

Os enxertos ósseos autógenos também têm sido usados na reconstrução da mandíbula. Os enxertos ósseos não vascularizados são usados em defeitos com menos de 5 cm de comprimento. Os altos índices de insucesso geralmente são vistos em defeitos anteriores e enxertos maiores. A radioterapia pré- ou pós-operatória é contraindicada, em virtude dos altos índices de extrusão, reabsorção e infecção.

Sugestões Práticas

O retalho livre osteocutâneo/ósseo da fíbula geralmente é a primeira opção para as reconstruções na mandíbula anterior em pacientes com câncer [3]. Exames físicos pré-operatórios de ambas as extremidades inferiores, incluindo palpação dos pulsos na artéria dorsal do pé e na artéria tibial posterior, são realizados para determinar se o paciente pode passar pela colheita deste retalho [4, 5]. Quando a circulação nas extremidades inferiores for questionável, deve-se realizar a angiografia ou a angiografia por ressonância magnética [6]. Além das condições patológicas, é importante descartar a artéria magna fibular, uma variável anatômica, presente em até 5% dos pacientes, nos quais a artéria fibular é a única artéria dominante que supre a extremidade distal inferior [7].

As alternativas para o retalho livre da fíbula incluem os retalhos livres da crista ilíaca e da escápula. No entanto, o retalho da crista ilíaca tem como base a artéria ilíaca circunflexa profunda, que pode ser estenótica em pacientes com doença vascular da extremidade inferior. Em contrapartida, o retalho da escápula tem como base a artéria escapular circunflexa, que é tipicamente preservada nas doenças vasculares arterioscleróticas. A principal desvantagem é que a localização da escápula nas costas exclui a abordagem de duas equipes para a colheita do retalho e a preparação do local recipiente.

O retalho livre osteocutâneo radial do antebraço não é favorecido pela reconstrução na mandíbula anterior em razão da espessura limitada do osso que pode ser colhido e ao risco de fratura do osso radial no antebraço após a colheita. No entanto, alguns autores apresentaram bons resultados com essa técnica [8].

O músculo peitoral maior com a costela ou o esterno pode ser utilizado em reconstruções na mandíbula anterior [9]. A falta de confiabilidade, habilidade limitada para moldar os componentes do retalho de tecido mole e ósseo e alcance limitado tornam esse retalho uma opção secundária após os retalhos ósseos livres. Esses retalhos podem ser considerados em pacientes com condição vascular insatisfatória. Contudo, o fluxo distal para os componentes ósseos desses retalhos pode estar comprometido em tais pacientes, ocasionando aumento no risco de rejeição do retalho.

Conclusão

Para a reconstrução na mandíbula anterior, o retalho livre da fíbula é nossa primeira opção. Se houver estenose ou hipoplasia dos vasos que fluem para os pés, os métodos alternativos de reconstrução devem ser considerados. A reconstrução na mandíbula anterior é desafiadora, mas importante para manter a qualidade de vida mesmo em pacientes com malignidades mais avançadas.

Referências Bibliográficas

1. Mariani PB, Kowalski LP, Magrin J: Reconstruction of large defects postmandibulectomy for oral cancer using plates and myocutaneous flaps: a long-term follow-up. Int J Oral Maxillofac Surg 2006;35:427–432.
2. Wei FC, Celik N, Yang WG, Chen IH, Chang YM, Chen H: Complications after reconstruction by plate and soft tissue free flap in composite mandibular defects and secondary salvage reconstruction with osseocutaneous flap. Plast Reconstr Surg 2003; 112:37–42.
3. Cordeiro PG, Disa JJ, Hidalgo DA, Hu Q: Reconstruction of the mandible with osseous free flaps: a 10 year experience with 150 consecutive patients. Plast Reconstr Surg 1999;104:1314–1320.
4. Disa JJ, Cordeiro PG: The current role of preoperative arteriography in free fibula flaps. Plast Reconstr Surg 1998;102:1083–1088.
5. Lutz B, Wei FC, Ng SH, Chen IH, Chen SHT: Routine donor leg angiography before vascularized free fibula transplantation is not necessary: a prospective study in 120 clinical cases. Plast Reconstr Surg 1999;103:121–127.
6. Lorenz RR, Esclamado R: Preoperative magnetic resonance angiography in fibular-free flap reconstruction of head and neck defects. Head Neck 2001;23:844–850.
7. Kim D, Orron DE, Skillman JJ: Surgical significance of popliteal artery variants: a unified angiographic classification. Ann Surg 1989;210:776–781.
8. Thoma A, Levis C, Young JEM: Oromandibular reconstruction after cancer resection. Clin Plast Surg 2005;32:361–375.
9. Robertson GA: The role of sternum in osteomyocutaneous reconstruction of major mandibular defects. Am J Surg 1986;152:367–370.

Tumores Orais e Orofaríngeos

3.5 Margens Cirúrgicas Adequadas em Ressecções de Carcinomas da Língua

Jacob Kligerman
Instituto Nacional de Câncer, Rio de Janeiro, RJ, Brasil

D I C A S

- A menor margem cirúrgica *ex vivo* recomendada para as ressecções de carcinomas da língua é de 5 mm.
- O ideal é que as margens estejam livres de alterações epiteliais pré-invasivas atípicas.
- O exame intraoperatório de congelação é, convencionalmente, a técnica adotada para determinar a adequação da margem.
- Os tumores com margens infiltrativas necessitam de medições cuidadosas das margens a partir da projeção mais longa do tumor.

A R M A D I L H A S

- O estiramento da língua, enquanto ocorre a demarcação das linhas de ressecção, pode levar a uma avaliação enganosa do tamanho da margem.
- A inclinação das lâminas cirúrgicas, à medida que você corta a camada muscular para obter um fragmento cuniforme, geralmente diminui a quantidade de tecido livre de tumor entre a margem do tumor e a linha de ressecção abaixo da mucosa.
- A margem cirúrgica profunda é a mais difícil de avaliar no momento da ressecção e, normalmente, é bem menor que o esperado.

Introdução

A adequação da ressecção cirúrgica de um carcinoma primário da língua é convencionalmente determinada através de exame intraoperatório de congelação com a utilização de critérios histopatológicos. A recomendação comum é de uma margem cirúrgica de 5 mm sem tumor, embora já tenhamos observado discussões na literatura sobre o fato de tal margem ser ou não eficaz no controle local da doença [1-6]. O fato bem documentado que diz que 10- -30% dos casos com margens livres histopatologicamente recorrem é o que mantém as discussões acesas. Nos últimos anos, realizaram-se estudos de biologia molecular para explicar essa ocorrência [5, 7, 8]. O papel das lesões epiteliais pré-invasivas atípicas nas margens também foi investigado por alguns autores [3, 9]. Visto que a tecnologia molecular não estará disponível para avaliações intraoperatórias em um espaço de tempo razoável [7, 10] e ela ainda não foi validada em estudos prospectivos com um número significante de casos, acompanhados por pelo menos 5 anos, nós ainda mantemos a margem de 5 mm como sendo um parâmetro seguro para evitar recorrências. Contudo, nós acreditamos que essa abordagem molecular contribuirá muito para o entendimento do comportamento do tumor e para o tratamento também, já que temos certeza de que seu uso nas práticas diárias está bem perto de se tornar realidade.

Sugestões Práticas

1. Sempre desenhe a linha de ressecção medindo entre 7 e 10 mm de tecido livre, fazendo uso da avaliação visual da mucosa e palpação dos tecidos mais profundos ao redor da lesão.

2. Se você esticar muito a língua ao desenhar sua linha de ressecção, pode acabar subestimando a margem.

3. Lembre-se de que haverá uma retração natural dos tecidos devido ao extenso componente muscular, que pode atingir de 25 a 30% a menos que a avaliação *in vivo*.

4. A margem de 5 mm recomendada deve ser medida *ex vivo*.

5. À medida que a profundidade aumenta, fica mais difícil calcular a quantidade de tecido sem tumor.

6. Nunca se esqueça de marcar pontos de orientação na amostra antes de enviá-la ao patologista, para que ele ou ela possa determinar exatamente aonde você deve estender a sua incisão.

7. Pode ser bastante útil ter o patologista na sala de cirurgia enquanto estiver removendo o tumor, apesar

do fato de que a demarcação dos pontos de orientação na amostra ainda é necessária.

8. Antes de decidir ampliar sua ressecção, avalie, cuidadosamente, o defeito que está prestes a impor ao seu paciente e pense em tratamentos alternativos que poderiam ser mais eficazes em situações como tumores muito grandes, tumores na base da língua ou lesões do nervo lingual.

Referências Bibliográficas

1. Spiro RH, Guillamondegui O Jr, Paulino AF, Huvos AG: Pattern of invasion and margin assessment in patients with oral tongue cancer. Head Neck 1999;21:408–413.
2. Weijers M, Snow GB, van der Wal JE, van de Waal I: The status of the deep surgical margins in tongue and floor of the mouth squamous cell carcinoma and risk of local recurrence: an analysis of 68 patients. Int J Oral Maxillofac Surg 2004;33:146–149.
3. Weijers M, Snow GB, Bezemer PD, van der Wal JE, van de Waal I: The clinical relevance of epithelial dysplasia in surgical margins of tongue and floor of mouth squamous cell carcinoma: an analysis of 37 patients. J Oral Pathol Med 2002;31:11–15.
4. Brandwein-Gensler M, Teixeira MS, Lewis CM, Lee B, Rolnitzky L, Hille JJ, Genden E, Urken ML, Wang BY: Oral squamous cell carcinoma: histologic risk assessment, but not margin status, is strongly predictive of local disease-free and overall survival. Am J Surg Pathol 2005;29:167–178.
5. Upile T, Fisher C, Jerjes W, El Maayatah M, Singh S, Sudhoff H, Searle A, Archer D, Michaels L, Hopper C, Rhys-Evans P, Wright HD: Recent technological developments: in situ histopathological interrogation of surgical tissues and resection margins. Head Face Med 2007;1:3–13.
6. Bradley PJ, MacLennan K, Brakenhoff RH, Leemans CR: Status of primary tumor surgical margins in squamous head and neck cancer: prognostic implications. Curr Opin Otolaryngol Head Neck Surg 2007;15:74–81.
7. Rodrigo JP, Ferlito A, Suarez C, Shaha AR, Silver CE, Devaney KO, Bradley PJ, Bocker JM, McLaren KM, Grénman R, Rinaldo A: New molecular methods in head and neck cancer. Head Neck 2005;21:995–1003.
8. Braakhuis BJM, Tabor MP, Kummer JA, Leemans CR, Brakenhoff RH: A genetic explanation of Slaughter's concept of field cancerization. Cancer Res 2003;63:1727–1730.
9. van Es RJ, van Nieuw AN, Egyedi P: Resection margin as a predictor of recurrence at the primary site for T1 and T2 oral cancers. Evaluation of histopathologic variables. Arch Otolaryngol Head Neck Surg 1996;122:521–525.
10. Goldenberg G, Harden S, Masayesva BG, Ha P, Benoit N, Westr WH, Koch WM, Sidransky D, Califano JA: Intraoperative molecular margin analysis in head and neck cancer. Arch Otolaryngol Head Neck Surg 2004;130:39–44.

3.6 Sugestões Práticas para Administrar a Osteorradionecrose Mandibular

Sheng-Po Hao

Chang Gung Memorial Hospital, Chang Gung University, Taoyuan, Taiwan

Ⓓ I C A S

- A prevenção é o mais importante.
- Evite procedimentos de cirurgia oral eletiva quando tratar de uma área irradiada; o tratamento com oxigênio hiperbárico (TOHB) pré-operatório pode ser considerado.
- O reconhecimento na fase inicial e o início imediato da administração do quadro são aspectos essenciais.
- A cirurgia é a base do tratamento da osteorradionecrose (ORN). Não é possível que o sequestro não vital torne-se vital após o TOHB.

Ⓐ R M A D I L H A S

- Lembre-se das dificuldades de diferenciação entre o câncer recorrente e a ORN.
- Ocasionalmente, só é possível chegar ao diagnóstico correto após cirurgia radical.

Introdução

A radioterapia pode causar o quadro 3 "H" – hipóxia, hipovascularidade e hipocelularidade – e prejudicar a síntese normal de colágeno e produção celular, o que ocasiona um colapso do tecido e uma lesão crônica que não cicatriza. A ORN é definida como um osso irradiado exposto que não consegue cicatrizar em um período de 3 meses [1].

Sugestões Práticas

A ORN pode ter causas iatrogênicas (81%), tais como trauma cirúrgico, extração de dente e péssima higiene oral, ao passo que somente 19% apresenta causa espontânea [2].

A ORN mandibular normalmente se apresenta como uma mandíbula necrosada exposta ou uma fístula supurada bem abaixo da área da doença, com odor fétido ou dor intensa [3].

O câncer recorrente ou persistente pode se apresentar como uma lesão crônica sem cicatrização e osso necrótico exposto, que podem ser semelhantes à ORN. Atualmente, não existem meios clínicos que conseguem diferenciar definitivamente a ORN mandibular do câncer recorrente. Cerca de 21% dos diagnósticos iniciais de ORN são corrigidos para câncer recorrente após várias tentativas de desbridamento ou cirurgia radical [2].

O tratamento da ORN começa com a prevenção. Os pacientes com osso exposto e ausência de revestimento de tecido mole que passam pela radioterapia acabam desenvolvendo ORN. Durante a cirurgia deve-se evitar a tensão indevida do tecido mole sobre o osso. Esse tipo de cicatrização não eficaz expõe o osso irradiado à contaminação na cavidade oral ou no ambiente externo. A ORN mandibular deve ser administrada com uma abordagem sistêmica e gradativa [2]. O primeiro passo é diagnosticar e delinear a extensão da doença. Preferimos os estudos de imagens de ressonância magnética em virtude de sua excelente habilidade de definição da medula óssea e alterações de tecido mole ao redor da ORN.

Uma administração conservadora é indicada em casos de ORN moderada com sequestrectomia limitada repetida e TOHB. É essencial que o sequestro seja enviado para análise patológica. A ORN não deve ser considerada apenas como doença do osso: o tecido mole que a cerca também faz parte do processo da doença.

O manejo do tecido mole sobrejacente deve ser feito com cautela. Somente a mucosa doente e o granuloma são removidos. Deve-se realizar todos os esforços possíveis para manter a vascularidade, e também deve-se evitar cortes ou ferimentos na mucosa normal. Não recomenda-se o fechamento primário do defeito na mucosa ou o fechamento com um retalho rotatório colhido de uma área vizinha dentro da área irradiada. O TOHB pode elevar a tensão de oxigênio no tecido e, eventualmente, estimular a síntese de colágeno e proliferação fibroblástica, facilitando, assim, o processo de cicatrização. O TOHB pode minimizar a extensão da cirurgia e deve ser um adjunto à administração agressiva da ORN. Tentativas de utilizar somente o TOHB não foram bem sucedidas. O TOHB não consegue revitalizar o osso necrótico. O sequestro morto precisa ser removido cirurgicamente. A cirurgia ainda é a sustentação do tratamento da ORN.

Nós recomendamos sequestrectomia radical e reconstrução do tecido vascularizado nos casos de ORN mandibular grave e extensa, tais como fraturas coexistentes, fístulas supuradas e uma grande área de osso exposto [4]. A chave para o sucesso do tratamento nesses casos de ORNs extensas é a sequestrectomia correta e radical com reconstrução por retalho vascularizado. A remoção da espessura total do osso e da extensão total da doença ao redor do tecido mole é necessária.

Conclusão

A ORN mandibular é uma complicação séria e devastadora da radioterapia. A prevenção é o mais importante. Após se desenvolver, o reconhecimento na fase inicial e o início imediato da administração do quadro são pontos essenciais. Lembre-se sempre da possibilidade de câncer recorrente. A ORN mandibular deve ser administrada com uma abordagem sistêmica e gradativa com sequestrectomia conservadora associada ao TOHB, e pode ser seguida de sequestrectomia radical e reconstrução por retalho distante. A sequestrectomia grave é indicada nos casos de ORN mandibular grave ou extensa e o tecido deve ser reconstruído com tecido vascularizado saudável tendo o pedículo fora da área de radiação.

Referências Bibliográficas

1. Mark RE: Osteoradionecrosis: a new concept of its pathophysiology. J Oral Maxillofac Surg 1983;41:283–288.
2. Hao SP, Chen HC, Wei FC, et al: Systematic management of osteoradionecrosis in the head and neck. Laryngoscope 1999;109:1324–1327.
3. Hao SP, Tsang NM, Chang KP, Chen CK, Chao WC: Osteoradionecrosis of external auditory canal in nasopharyngeal carcinoma. Chang Gung Med J 2007;30:116–121.
4. Santamaria E, Wei FC, Chen HC: Fibula osteoseptocutaneous flap for reconstruction of osteoradionecrosis of the mandible. Plast Reconstr Surg 1998;101:921–929.

Tumores Laríngeos

4.1 Sugestões Práticas para a Ressecção a *Laser* do Câncer de Laringe

F. Christopher Holsinger[a], N. Scott Howard[a], Andrew McWhorter[b]

[a]Department of Head and Neck Surgery, The University of Texas M.D. Anderson Cancer Center, Houston, Tex.,
[b]LSU Voice Center, Department of Otolaryngology – Head and Neck Surgery, Louisiana State University Health Sciences Center, Our Lady of the Lake Hospital, Baton Rouge, La., USA

DICAS

- A mobilidade da laringe é parcialmente determinada pela infiltração dos músculos. A fixação de aritenoide é fator preditivo de invasão profunda do espaço paraglótico e é contraindicação para cirurgia conservadora.
- A videoestroboscopia e a avaliação fonoaudiológica do potencial de reabilitação são essenciais. Deve-se realizar, de maneira rotineira, a fonoterapia precoce para evitar a anquilose da aritenoide e a repetição da videoestroboscopia para detectar hiperplasia sutil, tecido de cicatrização ou alterações nas pregas vocais que podem ser indicadores de recorrência.
- Manter um complexo cricoaritenóideo funcional e inervação sensorial faz com que o risco de aspiração pós-operatória seja reduzido.

ARMADILHAS

- Má exposição é a causa mais comum de falhas.
- Tecidos previamente irradiados apresentam edemas e fibrose submucosa, e há dificuldades para diferenciar o tumor do tecido saudável.
- Na comissura anterior, não existe cone elástico ou pericôndrio, que oferecem menor barreira natural para a disseminação. Além disso, a cartilagem ossificada apresenta resistência reduzida à disseminação do tumor.

Introdução

Strong e Jako [1] introduziram o *laser* de dióxido de carbono pela primeira vez em cirurgias de cabeça e pescoço em 1972, quando declararam que a microcirurgia transoral a *laser* estava "pronta para as práticas clínicas". Steiner e Ambrosch [2] adaptaram, com sucesso, os aspectos fundamentais de procedimentos abertos ao endoscópio obtendo resultados excelentes. O *laser* de dióxido de carbono é utilizado porque a água absorve essa frequência de luz (10.600 nm), minimizando os danos colaterais às estruturas adjacentes.

A cirurgia conservadora do câncer de laringe tem índices de controles locais excelentes em um período de 5 anos, e bons resultados funcionais quando comparada à laringectomia total, à quimiorradioterapia ou apenas à radioterapia. Se comparada às técnicas abertas, os procedimentos cirúrgicos a *laser* são menos invasivos, permitem um retorno mais rápido do uso da voz e reduzem a disfunção da deglutição.

As margens variam de acordo com o local primário do tumor. Na laringe glótica, 1-3 mm pode ser suficiente. Margens maiores, de 5 a 10 mm, são mais adequadas na supraglote. Para os pacientes que estão passando por microcirurgia transoral a *laser* após insucesso na radioterapia, devem-se deixar margens ainda maiores na ressecção.

Colaboração intraoperatória com o patologista é de extrema importância para manter uma orientação adequada das amostras. A reconstrução não é tipicamente realizada e a cicatrização ocorre por intenção secundária. Um tecido granuloso é formado, seguido de contração e formação da mucosa, com o processo de constrição muscular ajudando a eliminar o espaço morto [3].

Sugestões Práticas

1. A endoscopia operatória de estadiamento deve ser realizada para determinar a extensão da doença antes de considerar a cirurgia a *laser*. Endoscopia a 0, 30 e 70° fornece os melhores padrões para se avaliar a extensão da doença.

2. Tomografia computadorizada (TC) ou imagens por ressonância magnética da laringe devem ser realizadas para avaliar a extensão do tumor primário e qualquer evidência de disseminação para o espaço pré-epiglótico ou paraglótico ou invasão da cartilagem.

③ Considere um estudo modificado de bário/avaliação endoscópica da deglutição (FEES) ou esofagoscopia, se existirem sintomas obstrutivos ou se houver envolvimento interaritenoide ou posterior.

④ Se utilizado intraoperatoriamente, o microscópio possibilita melhor visualização da área cirúrgica e avaliação das alterações displásicas ou neoplásicas. O discernimento intraoperatório possibilitado por esta técnica permite obter margens mais próximas e seguras, enquanto preserva o máximo possível de tecido normal para otimizar o resultado funcional.

⑤ A infusão de solução salina no espaço de Reinke pode permitir uma melhora na diferenciação entre a doença invasiva prematura e o carcinoma *in situ*.

⑥ A utilização de um modo pulsante ao invés do contínuo oferece melhores propriedades de manuseio do tecido sob visualização microscópica. Pequenos pulsos de radioterapia a *laser* deixam uma pequena zona de dano térmico, que pode levar à cicatrização mais rápida. A regulação do *laser* para pulsos diminui a carbonização e melhora a habilidade de o cirurgião diferenciar o tumor da mucosa normal durante a microcirurgia [4].

⑦ Lesões comissurais anteriores podem se prolongar até a cartilagem tireóidea e, anteriormente, através da membrana cricotireóidea [5]. A liberação infrapeciolar e a exposição do pericôndrio da tireóidea interior superior da cartilagem tireóidea podem ser necessárias a uma exposição adequada dessa área de difícil acesso.

⑧ Avaliação da extensão do tumor após a radioterapia é difícil de ser feita em virtude de fibrose e edema que causam anormalidades motoras, alterações nas características das imagens e dificuldade de diferenciação entre radionecrose e recorrência do tumor.

⑨ Para a obtenção de melhores resultados funcionais e oncológicos no câncer da laringe, recomenda-se uma abordagem com uma equipe multidisciplinar: fonoaudiologia, radioterapia, oncologia médica e oncologia dentária.

Recuperação e Acompanhamento

A dieta oral pode ser retomada no dia seguinte depois da cirurgia. A cicatrização normalmente está completa após 3-4 semanas. Avaliação por videoestroboscopia deve ser agendada para 4-6 semanas depois da cirurgia. Procedimentos de verificação com excisão de tecido cicatricial para avaliar o carcinoma residual são realizados depois de 3-6 semanas.

Referências Bibliográficas

1. Strong MS, Jako GJ: Laser surgery in the larynx. Early clinical experience with continuous CO_2 laser. Ann Otol Rhinol Laryngol 1972;81:791–798.
2. Steiner W, Ambrosch P: Endoscopic Laser Surgery of the Upper Aerodigestive Tract – with Special Emphasis on Cancer Surgery. New York, Thieme, 2000.
3. McWhorter AJ, Hoffman HT: Transoral laser microsurgery for laryngeal malignancies. Curr Probl Cancer 2005;29:180–189.
4. Niemz MH: Laser-Tissue Interactions: Fundamentals and Applications (Biological and Medical Physics, Biomedical Engineering). New York, Springer, 2000.
5. Kirchner J: Atlas on the Surgical Anatomy of Laryngeal Cancer. San Diego, Singular Publishing, 1998.

4.2 Sugestões Práticas para o Tratamento Fonomicrocirúrgico de Lesões Benignas nas Pregas Vocais

Steven M. Zeitels, Gerardo Lopez Guerra

Harvard Medical School, Center for Laryngeal Surgery and Voice Rehabilitation, Massachusetts General Hospital, Boston, Mass., USA

DICAS

- A camada superficial da lâmina própria é a camada estrutural primária responsável pela vibração da onda mucosa, e não o epitélio sobrejacente a ela.
- A maioria dos procedimentos microlaringoscópicos são facilitados pela infusão subepitelial, utilizando solução salina com epinefrina, que ajuda a preservar a extremamente importante camada superficial da lâmina própria.
- O *laser* KTP a 532 nm é o instrumento moderno mais importante para o tratamento de lesões da mucosa fonatória associadas à microcirculação aberrante.

ARMADILHAS

- A maioria dos casos de rouquidão não resolvidos são decorrentes da diminuição da maleabilidade da mucosa fonatória (e não de insuficiência valvular glótica aerodinâmica), e esta é a complicação mais comum da fonomicrocirurgia de lesões benignas das pregas vocais.
- Lesão do ligamento vocal não é a etiologia de cicatrizes e rigidez da mucosa fonatória pós-operatória; que são causadas por procedimentos insensatos na camada superficial da lâmina própria subepitelial.

Introdução

Lesões benignas nas pregas vocais ocorrem principalmente na mucosa fonatória [1-3], que é composta pela camada superficial da lâmina própria e do epitélio sobrejacente. Consideramos a mucosa fonatória como a região musculomembranosa, ao invés da porção membranosa das pregas vocais, visto que a membrana cobre todas as estruturas da laringe. O epitélio oferece características vibratórias insignificantes e assume as propriedades viscoelásticas do tecido do trato aerodigestório que o engloba. No tratamento de lesões da mucosa fonatória, é de extrema importância minimizar o trauma do epitélio e da camada superficial da lâmina própria subjacente, que não fazem parte do processo [1-3]. A maioria das lesões benignas está associada ao fonotrauma e ao uso vocal exagerado, e surgem na camada superficial da lâmina própria (pólipos, nódulos, cistos e ectasias vasculares). Papilomatose e displasia [2, 4, e 5] são as principais lesões epiteliais não cancerígenas.

Sugestões Práticas

1. É importante inserir o maior espéculo laringoscópico [2, 6] que pode ser encaixado na glote, a partir da cavidade oral, preferivelmente em formato triangular.

2. Use um aparelho de suspensão laríngea [2, 5, 7, 8] ao invés de um apoio de sustentação, contra pressão externa com fita para aumentar a área de exposição [7].

3. Sempre que possível, não se deve expor o ligamento vocal, visto que isso significaria que a camada superficial da lâmina própria foi traumatizada de maneira desfavorável.

4. Pólipos, nódulos e cistos [2, 3, 9] podem ser perfeitamente resseccionados por técnicas de ressecção subepiteliais. A remoção da lesão com o epitélio sobrejacente deixando danos epiteliais resulta no aumento da cicatrização da mucosa.

5. Após a infusão subepitelial [2, 3, 5], deve-se realizar cordotomia epitelial no limite da projeção do pólipo, nódulo ou cisto. A interface da porção mais profunda da lesão benigna a partir da camada superficial da lâmina própria normal subjacente deve ser identificada, para que possa ser operada meticulosamente [2, 3].

6. A sinéquia da comissura anterior não ocorre a menos que exista perda epitelial bilateral na superfície mediana da comissura anterior [2].

7 O posicionamento das incisões epiteliais de maneira lateral e distantes das lesões médias para evitar uma incisão próxima à margem mediana é uma filosofia falha, visto que a flexibilidade pós-operatória da mucosa é baseada principalmente no fato de não haver perturbações na camada superficial da lâmina própria normal.

8 No tratamento de lesões benignas na camada superficial da lâmina própria com o *laser* KTP a 532 nm, deve-se realizar o procedimento com uma fibra de 0,3 a 0,4 mm, 450-525 mJ, pulso de 15 ms de largura e distância entre fibra e tecido de 1 a 3 mm [4].

9 O *laser* KTP pulsado utiliza fotoangiólise seletiva bem precisa, que oferece a primeira oportunidade de involução das ectasias e varizes sem perturbar, de forma significante, o epitélio sobrejacente e a camada superficial da lâmina própria extravascular [2, 9].

10 O edema de Reinke [2] é composto por camada superficial da lâmina própria em excesso, e pode ser removido bilateralmente, contanto que as incisões estejam confinadas à superfície superior. O objetivo da fonomicrocirurgia do edema de Reinke é diminuir a massa e volume do aumento de massa e o volume da camada superficial da lâmina própria, mas ainda deixando o paciente com pregas vocais moderadamente grandes. Se o ligamento vocal estiver exposto, principalmente na superfície mediana, poderá ocorrer rouquidão grave e permanente. Essa é uma situação pior do que o tom grave confortável da voz pré-operatória.

11 O objetivo principal do tratamento das doenças epiteliais, como papilomatose na glote [2, 4, 5] ou displasia, é remover o epitélio patológico e tentar não incomodar a camada superficial da lâmina própria subjacente, ou através da involução da microcirculação epitelial com um *laser* angiolítico (p. ex., KTP pulsado a 532 nm).

12 A maioria dos granulomas aritenóideos recalcitrantes é mais bem tratada através de injeções de toxina botulínica na musculatura paraglótica lateral juntamente com administração do refluxo e terapia da voz. A ressecção cirúrgica ajuda muito pouco, a menos que haja obstrução significativa das vias aéreas ou que o granuloma se origine em um pedículo estreito.

13 Em um futuro nem tão distante, a camada superficial da lâmina própria terá substitutos disponíveis que virão a restaurar a flexibilidade perdida da mucosa, que revolucionará a fonomicrocirurgia tanto para lesões malignas quanto benignas [1, 10].

Referências Bibliográficas

1. Zeitels SM, Healy GB: Laryngology and phonosurgery. N Engl J Med 2003;349:882–892.
2. Zeitels SM: Atlas of Phonomicrosurgery and Other Endolaryngeal Procedures for Benign and Malignant Disease. San Diego, Singular, 2001.
3. Zeitels SM, Hillman RE, Desloge RB, Mauri M, Doyle PB: Phonomicrosurgery in singers and performing artists: treatment outcomes, management theories, and future directions. Ann Otol Rhinol Laryngol 2002;111(suppl 190):21–40.
4. Zeitels SM, Akst LM, Burns JA, Hillman RE, Broadhurst MS, Anderson RR: Office-based 532-nm pulsed KTP laser treatment of glottal papillomatosis and dysplasia. Ann Otol Rhinol Laryngol 2006;115:679–685.
5. Zeitels SM: Premalignant epithelium and microinvasive cancer of the vocal fold: the evolution of phonomicrosurgical management. Laryngoscope 1995;105(suppl 67):1–51.
6. Zeitels SM: A universal modular glottiscope system: the evolution of a century of design and technique for direct laryngoscopy. Ann Otol Rhinol Laryngol 1999;108(suppl 179):1–24.
7. Zeitels SM, Vaughan CW: 'External counter-pressure'and 'internal distension' for optimal laryngoscopic exposure of the anterior glottal commissure. Ann Otol Rhinol Laryngol 1994;103:669–675.
8. Zeitels SM, Burns JA, Dailey SH: Suspension laryngoscopy revisited. Ann Otol Rhinol Laryngol 2004;113:16–22.
9. Zeitels SM, Akst LM, Burns JA, Hillman RE, Broadhurst MS, Anderson RR: Pulsed angiolytic laser treatment of ectasias and varices in singers. Ann Otol Rhinol Laryngol 2006;115:571–580.
10. Zeitels SM, Blitzer A, Hillman RE, Anderson RR: Foresight in laryngology and laryngeal surgery: a 2020 vision. Ann Otol Rhinol Laryngol 2007;116(suppl 198):1–16.

Este trabalho teve o apoio da Fundação Eugene B. Casey e do Instituto de Laringologia e Restauração da Voz.

Tumores Laríngeos

4.3 Reconstrução Glótica depois da Laringectomia Parcial Vertical

Onivaldo Cervantes, Márcio Abrahão

Departamento de Otorrinolaringologia e Cirurgia de Cabeça e Pescoço da Universidade Federal de São Paulo – Escola Paulista de Medicina, São Paulo, SP, Brasil

DICAS

- A reconstrução da laringe após laringectomia parcial vertical é crucial para uma voz de boa qualidade.
- A reconstrução evita condrite e formação de granulomas.
- Inicie a incisão cirúrgica com um plano de reconstrução em mente.

ARMADILHAS

- A avaliação laringoscópica pode subestimar a extensão do tumor.
- A tomografia computadorizada pode superestimar a extensão do tumor.
- O cirurgião deve descrever o procedimento planejado para o paciente, deixando claro que talvez a laringectomia total seja necessária. No entanto, a decisão final só pode ser tomada no momento da cirurgia sob visualização direta e com confirmação patológica através de biópsia por congelação.
- Se o paciente não estiver disposto a dar seu consentimento sob essas circunstâncias, deve-se evitar a ressecção limitada.

Introdução

O tratamento dos tumores glóticos prematuros é controverso: cirurgia ou radioterapia. O plano de tratamento depende da avaliação pré-operatória da laringe, histologia, estadiamento (UICC, 2002), experiência da equipe médica, condição clínica geral do paciente, consentimento informado, educação e cessação do tabagismo por parte do paciente. Os objetivos do tratamento são: ressecção total do tumor com a maior preservação possível da fisiologia e função da laringe, mantendo uma qualidade ideal de voz pós-operatória e baixos índices de morbidade.

De modo geral, a laringectomia parcial permite que os pacientes se recuperem mais rápido, tanto sob o ponto de vista das funções respiratórias quanto das funções fonatórias. Além disso, a laringectomia oferece resultados compensadores. Para que os tumores glóticos possam ser avaliados, é necessária a realização de avaliação laringoscópica, exames meticulosos e, se necessário, tomografia computadorizada. As considerações cirúrgicas devem ser sempre planejadas em conjunto com as opções reconstrutivas. A laringectomia parcial vertical é indicada, principalmente, para tumores T1 e T2, e talvez, para alguns casos de T3 selecionados cuidadosamente. O objetivo principal é a preservação da laringe e sua função.

A laringectomia frontolateral é indicada para os tumores glóticos que envolvem a comissura anterior ou tumores que comprometem ambas as pregas vocais (com morbidade preservada). Tal abordagem pode ser ampliada, posteriormente, quando o envolvimento da cartilagem aritenóidea for confirmado.

A avaliação da margem cirúrgica é fundamental para atingir a completa ressecção do tumor.

Sugestões Práticas

1. Alguns aspectos importantes da laringectomia parcial devem ser destacados: os índices de sobrevivência variam de acordo com o local do tumor; o câncer glótico apresenta alto índice de cura; o estadiamento da doença, e não do tratamento em uso, é essencial; o primeiro tratamento e condição clínica são importantes; o primeiro tratamento previne problemas posteriores; a terapia combinada é garantida em situações específicas; a seleção do paciente é de extrema importância; as considerações sobre a reconstrução são essenciais após a ressecção; acompanhamento consistente e metódico é fundamental para a reabilitação e para o resultado final da cirurgia. Contudo, a vida do paciente é mais importante que a da laringe.

2. Evite comunicação entre a incisão da laringectomia e a incisão da traqueotomia. Isso evita enfisema

subcutâneo e acúmulo de secreção, que previne potencialmente as infecções. A traqueotomia realizada no terceiro anel impede a comunicação entre as incisões.

③ Comece a pensar sobre a incisão no mesmo momento que revisar as suas opções de reconstrução da laringe, que é crítica para a obtenção dos melhores resultados. O planejamento cirúrgico é crucial, lembrando sempre das diferentes técnicas que estão disponíveis.

④ A cartilagem tireóidea deve ser aberta tendo em mente o tipo de ressecção planejada. Normalmente, a quilha deve ser removida. A abertura cuidadosa da cartilagem é acrescida de incisões paralelas e da abertura da glote, manualmente, contra o lado da lesão. Isso permite a avaliação do tumor e a dissecção do pericôndrio interno, bem como ressecção com margens amplas.

⑤ Uma opção excelente para a reconstrução da glote é o músculo esterno-hióideo, que é dissecado antes, quando a laringectomia parcial é realizada. Além disso, preserve a maior parte do pericôndrio da cartilagem tireóidea, que deve ser suturado junto ao músculo com pontos absorvíveis. Outras opções para a reconstrução da glote são: (1) rebaixamento da prega da mucosa vestibular ipsolateral; (2) retalho do músculo esterno-hióideo com pericôndrio externo e (3) rebaixamento da epiglote com um retalho miocutâneo do platisma.

⑥ A reconstrução com mucosa local melhora a qualidade da voz, oferecendo uma vibração pós-operatório adequada.

⑦ A ressecção de uma aritenoide normalmente acarreta em menor qualidade de voz, predispondo a disfagia com aspiração, frequentemente causando infecção pulmonar.

Conclusão

A laringectomia parcial vertical é um procedimento simples e tecnicamente direto, que permite rápida recuperação e reabilitação da voz. Ela sempre deve incluir uma reconstrução habilidosa da glote. A traqueotomia protetora com retirada prematura deve ser realizada para preservar a reconstrução da glote.

4.4 Faringotomia Supra-Hióidea

Eugene N. Myers, Robert L. Ferris
Department of Otolaryngology, University of Pittsburgh, School of Medicine, Pittsburgh, Pa., USA

DICAS

- A seleção adequada do paciente e o estadiamento preciso do tumor resultam em uma ressecção adequada do tumor juntamente com estética e boa qualidade de vida.
- Não existe substituto para a técnica cirúrgica meticulosa.
- A identificação, a dissecção cuidadosa e a retração do feixe neurovascular acarretam o bom funcionamento da língua.

ARMADILHAS

- O subestadiamento do tumor pode resultar em uma excisão inadequada do mesmo.
- Submeter um paciente com motivação marginal e comorbidades significantes à uma glossectomia total, deixando a laringe no lugar, resulta em pneumonia recorrente e, possivelmente, morte.
- Falhas ao isolar e proteger os nervos hipoglossos e artérias linguais pode causar necrose ou defeito na língua.

Introdução

A faringotomia supra-hióidea, introduzida no século XIX por Jeremitsch [1], oferece uma excelente exposição para a excisão de pequenos tumores benignos e malignos que aparecem na base da língua, na parede posterior da faringe e na epiglote. Outras características importantes são: pouco distúrbio na função e excelentes resultados cosméticos. Em 1974, Barbosa [2], do Brasil, incluiu a descrição clássica de faringotomia supra-hióidea em seu livro. A utilização de outras técnicas cirúrgicas, como a mandibulectomia segmentar, mandibulotomia e faringotomia lateral, podem interferir na deglutição, frequentemente causando incapacitante aspiração [3].

Usamos a faringotomia supra-hióidea na administração de carcinoma de células escamosas T1-2 da base da língua por muitos anos, apresentando um excelente índice de cura e bons resultados funcionais e cosméticos [4]. Nós também a utilizamos no tratamento de outros tumores benignos e malignos na base da língua, na tireoide lingual, na parede posterior da faringe e na epiglote. Essa abordagem pode ser usada para realizar a glossectomia total com preservação da laringe [5].

Sugestões Práticas

1. Um estadiamento pré-operatório preciso é essencial para determinar se a faringotomia supra-hióidea é a melhor abordagem, visto que essa técnica é contra-indicada para tumores na base da língua, próximos às papilas circunvaladas.

2. O exame físico, principalmente palpação da língua para verificar a extensão do tumor, continua sendo o ponto vital para a tomada de decisões.

3. A imagem por ressonância magnética (RM) é a modalidade de imagens mais sensível, que oferece excelente definição do tecido mole para o planejamento pré-operatório.

4. A laringoscopia direta com visualização direta do tumor, principalmente no caso de lesões prematuras na epiglote e na parede posterior da faringe, é essencial ao planejamento pré-operatório.

5. A avaliação da situação do desempenho do paciente é essencial, principalmente da função pulmonar, visto que alguma aspiração no início do período pós-operatório sempre é esperada.

6. Uma traqueostomia temporária é importante para manter as vias aéreas no perioperatório e possibilitar asseio traqueobronquial adequado.

7. Uma incisão na parte mais superior da prega de pele do pescoço oferece exposição adequada para a excisão de lesões da orofaringe e bons resultados cosméticos.

8. Um retalho de membrana da parte superior é usado para oferecer melhor exposição para a faringotomia

supra-hióidea e para incorporar esvaziamentos unilaterais ou bilaterais do pescoço, quando apropriado.

9 Os nervos hipoglossos e artérias linguais devem ser identificados e dissecados distalmente, até sua penetração na língua. Essa técnica sutil de mobilização e retração ajuda a prevenir ferimentos nessas estruturas durante a faringotomia. Um dreno de Penrose pode ser colocado em volta desse feixe neurovascular para auxiliar a retração sutil durante a excisão da base da língua.

10 Uma incisão através da mucosa da valécula oferece entrada para a faringe. Então, coloca-se um tenáculo na porção posterior da língua moldando essa estrutura na lesão. Depois, realiza-se a excisão da lesão e o defeito tem fechamento primário.

11 Os defeitos na faringe podem ser deixados para serem cicatrizados por intenção secundária ou pelo recobrimento com um enxerto de pele ou de derme de espessura parcial. A desvantagem da utilização de um enxerto de pele é que o tamponamento que estabiliza o enxerto deve ser removido 5-7 dias depois, necessitando de outra anestesia geral.

12 Controle intraoperatório por congelação é fundamental para assegurar a completa excisão do tumor.

13 A glossectomia total pode ser realizada por extração do mucoperiósteo da superfície lingual da mandíbula e incisão da mucosa do soalho da boca, e consequentemente, restaurando a língua e o soalho da boca.

14 Um tubo nasogástrico deve ser inserido antes do fechamento da lesão.

Conclusão

A faringotomia supra-hióidea em pacientes selecionados cuidadosamente é uma técnica valiosa em pequenas lesões malignas ou benignas da base da língua, parede posterior da faringe ou epiglote. Para a obtenção de bons resultados com esse procedimento, é necessário observar todos os detalhes na avaliação pré-operatória e na técnica cirúrgica. A subestimação da extensão do tumor ou da situação funcional do paciente pode causar ressecção inadequada do tumor ou complicações difíceis de serem administradas.

Referências Bibliográficas

1. Blassingame CD: The suprahyoid approach to surgical lesions at the base of tongue. Ann Otol Rhinol Laryngol 1952;61:483–489.
2. Barbosa JF: Surgical Treatment of Head and Neck Tumors. New York, Grune & Stratton, 1974.
3. Johnson JT: Mandibulotomy and oral cavity resection; in Myers EN (ed): Operative Otolaryngology: Head and Neck Surgery. Philadelphia, Saunders, 1997, pp 304–308.
4. Ferris RL, Myers EN: Suprahyoid pharyngotomy. Oper Tech Otolaryngol 2003;16:49–54.
5. Myers EN: Suprahyoid pharyngotomy; in Myers EN (ed): Operative Otolaryngology: Head and Neck Surgery, ed 1. Philadelphia, Saunders, 1997, p 242.

4.5 Manobras Intraoperatórias para Melhorar o Resultado Funcional após a Laringectomia Supraglótica

Roberto A. Lima, Fernando L. Dias

Departamento de Cirurgia de Cabeça e Pescoço do Instituto Nacional do Câncer e Especialização em Cirurgia de Cabeça e Pescoço pela Universidade Católica do Rio de Janeiro, Rio de Janeiro, Brasil

DICAS

- Eleve a laringe remanescente através da sutura da cartilagem tireóidea à musculatura da língua. Evite a inclusão da mucosa lingual.
- Suture a submucosa da margem lateral da prega vocal à margem superior remanescente da cartilagem tireóidea.

ARMADILHAS

- O ponto de secção da cartilagem tireóidea deve ser cuidadosamente identificado. Um corte errado na cartilagem pode impossibilitar a fala permanentemente.
- Realize a miotomia cricofaríngea na linha média posterior, reduzindo os riscos de danos recorrentes no nervo laríngeo.

Introdução

Em 1947, Alonso [1] introduziu a laringectomia supraglótica para tratar casos selecionados de tumores supraglóticos. Os resultados oncológicos estão próximos daqueles alcançados pela laringectomia total, com preservação da voz e da deglutição. Em um estudo realizado com 438 pacientes que passaram por laringectomia supraglótica, laringectomia total e radioterapia para o tratamento do câncer supraglótico, Sessions *et al.* [2] relataram índices de deglutição normal/assintomática de 78,2, 79,8 e 75,9%, respectivamente.

A laringectomia supraglótica (laringectomia parcial horizontal) é indicada em lesões primárias da epiglote, localizadas tanto na superfície lingual quanto na superfície laríngea. A extensão da lesão até a base da língua, prega ariepiglótica ou porções superiores da falsa prega podem ser incluídos nesta técnica cirúrgica. A ressecção das barreiras à aspiração e a sensibilidade supraglótica podem levar à deglutição inadequada e à aspiração [3].

O problema principal depois da laringectomia supraglótica é a deglutição sem aspiração. A ressecção das estruturas supraglóticas remove a proteção anatômica do tubo da laringe e interrompe o *input* sensorial sequencial do mecanismo de deglutição [4]. Essa deficiência na recepção sensorial pode ser compensada pelas estruturas remanescentes e os danos às ramificações externas do nervo laríngeo superior e ao nervo laríngeo recorrente devem ser evitados. Manobras intraoperatórias adequadas podem evitar aspiração pós-operatória significativa e facilitar a recuperação.

Sugestões Práticas

1. Não entre na laringe através da valécula em casos de lesões na superfície lingual. Se a valécula estiver livre de tumor, ela é o local mais conveniente para chegar até a laringe, pois ela permite melhor visualização do tumor.

2. O ponto de secção da cartilagem tireóidea deve ser cuidadosamente identificado. Nas mulheres, geralmente, a comissura anterior está no mesmo nível do terço superior e dos dois terços inferiores da cartilagem tireóidea, conforme foi medido a partir da base da incisura da tireoide até a margem anterior inferior da cartilagem tireóidea. Um corte errado na cartilagem pode impossibilitar a fala permanentemente [5].

3. Na laringectomia supraglótica estendida com uma ressecção aritenóidea é importante prevenir a aspiração, colocando a prega vocal remanescente na parte mediana, suturando-a à cartilagem cricóidea.

4. Evite a inclusão da mucosa lingual na sutura da laringe remanescente, fazendo a sutura somente com os músculos da língua [6]. Posicione a laringe remanescente o mais superior e anterior possível

inferiormente à base da língua. Isso pode prevenir a aspiração excessiva [7]. Calcaterra [8] defendeu a suspensão da laringe na fixação da cartilagem tireóidea ao mento ou aos músculos digástricos. Preferimos fixar a cartilagem tireóidea na musculatura da língua.

5 A preservação da ramificação externa do nervo laríngeo superior no músculo cricotireóideo é possível com a dissecção cuidadosa do corno superior da cartilagem tireoide. Evite danificar o nervo laríngeo superior na tentativa de melhorar a recuperação da deglutição [9].

6 Suture a submucosa da margem lateral da prega vocal à margem superior remanescente da cartilagem tireóidea. Isso ajuda a manter a tensão da prega vocal.

7 A miotomia cricofaríngea pode melhorar a deglutição reduzindo qualquer resistência hipofaríngea à deglutição. No entanto, não há evidências de que a miotomia cricofaríngea melhore a deglutição após a laringectomia supraglótica. Contudo, um estudo [10] sugeriu que a miotomia cricofaríngea ajuda a normalizar o esfíncter esofágico superior nos casos de disfunção cricofaríngea.

8 A miotomia cricofaríngea deve ser realizada na linha média posterior para evitar lesões do nervo laríngeo recorrente.

Referências Bibliográficas

1. Alonso JM: Conservative surgery of cancer of the larynx. Trans Am Acad Ophthalmol Otolaryngol 1947;51:633–642.
2. Sessions DG, Lenox J, Spector GJ: Supraglottic laryngeal cancer: analysis of treatment results. Laryngoscope 2005;115:1402–1410.
3. Logemann JA, Gibbons P, Rademaker AW, et al: Mechanisms of recovery of swallow after supraglottic laryngectomy. J Speech Hear Res 1994;37:965–974.
4. Tucker HM: Deglutition following partial laryngectomy; in Silver CE (ed): Laryngeal Cancer. New York, Thieme, 1991, pp 197–200.
5. Thawley SE, Sessions DG, Deddins AE: Surgical therapy of supraglottic tumors; in Thawley SE, Panje WR, Batsakis JG, Lindberg RD (eds): Comprehensive Management of Head and Neck Tumors. Philadelphia, Saunders, 1999, pp 1006–1038.
6. Tucker HM: The Larynx, ed 2. New York, Thieme Medical Publishers, 1993.
7. Schweinfurth JM, Silver SM: Patterns of swallowing after supraglottic laryngectomy. Laryngoscope 2000;110:1266–1270.
8. Calcaterra TC: Laryngeal suspension after supraglottic laryngectomy. Arch Otolaryngol 1971;94:306–309.
9. Tufano RP: Open supraglottic laryngectomy; Weinstein GS (ed): Operative Techniques in Otolaryngology-Head and Neck Surgery. Philadelphia, Saunders, 2003, pp 22–26.
10. Yip HT, Leonard R, Kendall KA: Cricopharyngeal myotomy normalizes the opening size of the upper esophageal sphincter in cricopharyngeal dysfunction. Laryngoscope 2006;116:93–96.

4.6 Sugestões Práticas para Realizar a Laringectomia Parcial Supracricóidea

Gregory S. Weinstein, F. Christopher Holsinger, Ollivier Laccourreye
Department of Otorhinolaryngology, Head and Neck Surgery, University of Pennsylvania, Philadelphia, Pa., USA

DICAS

- Preserve tanto o nervo laríngeo superior quanto o recorrente.
- Os detalhes de fechamento, que são importantes para assegurar uma boa função pós-operatória, incluem: reposicionamento das aritenoides e dos seios piriformes, bem como o correto posicionamento das suturas cirúrgicas.
- Utilize a mucosa retroaritenoide e a cartilagem corniculada para reconstruir uma neoaritenoide quando uma cartilagem aritenóidea passar por ressecção.

ARMADILHAS

- Não opere pacientes com doenças pulmonares obstrutivas crônicas e graves.
- A reabilitação da deglutição é retardada significantemente quando o paciente já passou por radioterapia prévia da laringe.

Introdução

Existem dois tipos de laringectomia parcial supracricóidea que são utilizadas para inalações, claramente distintas, chamadas de laringectomia parcial supracricóidea com crico-hioidopexia e laringectomia parcial supracricóidea com crico-hioidoepiglotopexia [1]. Enquanto os objetivos oncológicos principais são o controle local do câncer glótico e supraglótico, os objetivos funcionais após a laringectomia parcial supracricóidea são a fala e a deglutição sem uma traqueostomia permanente ou tubo de gastrostomia. Embora exista uma semelhança em termos de ressecção em ambos os procedimentos, existem diferenças tanto na ressecção quanto na reconstrução. Nos dois tipos de laringectomia parcial supracricóidea, a cartilagem tireóidea inteira deve ser removida, tanto as falsas pregas quanto as verdadeiras, enquanto se preserva pelo menos uma aritenoide. Na laringectomia parcial supracricóidea com crico-hioidoepiglotopexia, que é utilizada para casos selecionados de carcinoma glótico, o pecíolo também é removido. Já na laringectomia parcial supracricóidea com crico-hioidopexia, todo o espaço epiglótico e pré-epiglótico é removido. Nas duas laringectomias, três suturas são colocadas ao redor da cricoide. Na laringectomia parcial supracricóidea com crico-hioidoepiglotopexia, as suturas são colocadas através da epiglote, base da língua e espaço pré-epiglótico. Na outra modalidade, não existe epiglote e as três suturas são colocadas ao redor da hioide, dentro da base da língua. Existe uma ampla literatura disponível que confirma a eficácia oncológica e funcional das laringectomias parciais supraglóticas. Hoje, existem também muitas revisões minuciosas da administração perioperatória e do procedimento em si. Este capítulo está voltado para pontos práticos específicos que venham a otimizar os resultados funcionais.

Sugestões Práticas

1. A seleção pré-operatória dos pacientes é crucial e o aspecto mais importante é evitar a realização da laringectomia parcial supracricóidea em pacientes com doenças pulmonares obstrutivas crônicas e graves. O teste clínico mais útil é a avaliação da habilidade do paciente em subir dois lances de escada sem ter falta de ar. Os testes das funções pulmonares não são pedidos rotineiramente antes da cirurgia.

2. O cirurgião deve estar ciente das localizações anatômicas dos nervos laríngeos superior e recorrente, bem como tentar evitar danos a esses nervos durante o procedimento nos lados contralateral e ipsolateral, relativamente ao câncer [2].

3. Durante a reconstrução, é importante suspender as cartilagens aritenóideas com um ponto com Vicryl 4-0 suturado entre a porção vocal das aritenoides e a parte lateral superior da cartilagem cricóidea.

4. Quando realizar as suturas crico-hioidopexias ou crico-hioidoepiglotopexias, é essencial que se evite

chegar a menos de 1 cm da linha mediana, na tentativa de não danificar o feixe neurovascular da língua.

5. A reaproximação dos músculos constritores é feita através da colocação de uma sutura de colchão semi-vertical através da margem do corte do músculo constritor, bilateralmente [3].

6. As medidas de reabilitação da Universidade da Pensilvânia são as seguintes: salvo raras exceções, todos os pacientes passam por uma gastrostomia percutânea pré-operatória. A traqueostomia com *cuff* é alterada para uma traqueostomia nº 06 sem "cuff" no 3º dia após a cirurgia. O paciente recebe alta do hospital no 5º dia depois da cirurgia e é atendido como um paciente ambulatorial pelo fonoaudiólogo para a reabilitação da deglutição, aproximadamente no 10º dia depois da cirurgia. A traqueostomia é reduzida e ocluída e, posteriormente, removida quando o paciente consegue tolerar a oclusão e/ou as vias aéreas parecem clinicamente desobstruídas na laringoscopia indireta. Na França, onde a hospitalização prolongada é norma, uma descanulação mais agressiva e normas de deglutição foram seguramente conquistadas.

Conclusão

Neste capítulo, o leitor foi exposto aos pontos principais para a otimização do resultado funcional após a laringectomia parcial supraglótica. Se for dada a devida atenção tanto à seleção dos pacientes quanto a um foco consistente nos detalhes intraoperatórios, as chances de se obter resultados excelentes aumentam significantemente.

Referências Bibliográficas

1. Weinstein GS, Laccourreye O, Brasnu D, Laccourreye H: Organ Preservation Surgery for Laryngeal Cancer. San Diego, Singular Publishing, 1999.
2. Rassekh CH, Driscoll BP, Seikaly H, Laccourreye O, Calhoun KH, Weinstein GS: Preservation of the superior laryngeal nerve in supraglottic and supracricoid partial laryngectomy. Laryngoscope 1998;108:445–447.
3. Naudo P, Laccourreye O, Weinstein G, Hans S, Laccourreye H, Brasnu D: Functional outcome and prognosis after supracricoid partial laryngectomy with cricohyoidopexy. Ann Otol Rhinol Laryngol 1997;106:291–296.

4.7 Manobras Intraoperatórias para Melhorar os Resultados Funcionais após a Laringectomia Total

Javier Gavilán[a], Jesús Herranz[b]
[a]Department of Otorhinolaryngology, La Paz University Hospital, Madrid
[b]Juan Canalejo Hospital, La Coruña, Spain

DICAS

- Uma sutura livre de tensão na hipofaringe é crucial para a prevenção do desenvolvimento de fístula hipofaríngea.
- Faça um estoma estável, bem moldado, de tamanho adequado e acessível.
- Lembre-se de que a reabilitação da voz pode ser obtida ao mesmo tempo em que se realiza a laringectomia total (LT) ou posteriormente. Faça a adequação do procedimento às necessidades e desejos do paciente.

ARMADILHAS

- Não tente o fechamento primário da hipofaringe se não houver mucosa remanescente o suficiente.
- Deixar a cartilagem da traqueia descoberta na região do estoma causa atraso na cicatrização e infecção.

Introdução

Apesar de uma abordagem mais conservadora para o tratamento dos pacientes com câncer da laringe, a LT ainda é a opção final para muitos pacientes. Uma voz comandada pelo pulmão também pode ser obtida através de um desvio traqueoesofágico criado cirurgicamente. Alguns detalhes técnicos podem ocasionar melhores resultados funcionais pós-operatórios.

Dicas para uma Sutura Impermeável da Hipofaringe

A fístula faringocutânea (FFC) é a complicação mais comum depois da LT. Está associada à hospitalização prolongada e atraso na alimentação oral, com subsequente aumento de custo e desconforto para o paciente. A incidência varia entre 8 e 22% [1, 2].

❶ Há dois aspectos principais na prevenção da FFC: fechamento meticuloso da hipofaringe e linha de sutura livre de tensão.

❷ Quando a ressecção preserva uma quantidade suficiente de mucosa faríngea para o fechamento direto, a técnica da "bolsa de tabaco" descrita em 1945 por García-Hormaeche [3] é uma boa alternativa para o fechamento clássico em formato de T. Para criar a "bolsa de tabaco", deve-se colocar duas suturas paralelas, absorvíveis e contínuas, ao redor da abertura da hipofaringe. O primeiro ponto começa abaixo da altura do osso hioide e é colocado a 2-3 mm da lateral da margem da mucosa. A segunda sutura começa acima da altura do osso hioide e percorre 5 mm na lateral, paralelamente ao primeiro ponto. Com uma tração suave em ambas as extremidades da sutura, as margens da mucosa ficam próximas e viradas para dentro, criando um fechamento primário seguro da hipofaringe [4].

❸ Quando o cirurgião lida com a insuficiência da mucosa hipofaríngea para realizar o fechamento direto, o retalho miocutâneo de platisma é um método reconstrutivo rápido e confiável, sem riscos extras de morbidade. A reconstrução começa com a sutura da base da língua à base superior do retalho de platisma. As margens lateral e inferior da faixa remanescente de mucosa hipofaríngea são suturadas à superfície interior do retalho de membrana [5]. A parede anterior da neofaringe permite uma ampla passagem de comida, apesar da pequena quantidade de mucosa faríngea remanescente.

❹ E, finalmente, deixar um dreno Jackson-Pratt ao longo da linha de sutura da hipofaringe possibilita a obtenção de informações precoces sobre o desenvolvimento de FFC, permitindo intervenção imediata.

Dicas para Criar um Bom Estoma

Um estoma estável, de tamanho adequado e acessível, melhora significantemente a qualidade de vida dos pacientes que passaram por laringectomia. Algumas dicas técnicas podem ajudar a criar o estoma correto.

1. O seccionamento da inserção esternal do músculo esternocleidomastóideo, em ambos os lados, resulta em um estoma mais superficial e acessível, facilitando as manobras de limpeza e oclusão em pacientes com prótese vocal e válvula de fala.

2. Criar uma linha de secção em meia-lua no retalho de pele superior na altura da traqueia resulta em um estoma de formato circular. Isso também ajuda as futuras manipulações do estoma.

3. A utilização de suturas de colchão verticais na pele do estoma provê cobertura cutânea da cartilagem traqueal, evitando a exposição da cartilagem e, subsequentemente, uma infecção.

Dicas para Reabilitação Cirúrgica da Fala

A punção traqueoesofágica (PTE) é o procedimento de reabilitação da fala mais comum após a LT. Pode ser realizada ao mesmo tempo que a remoção do tumor (PTE primária) ou em algum momento posterior (PTE secundária). As dicas a seguir se referem, principalmente, à PTE primária.

1. Tente realizar a punção da linha mediana, 1 cm abaixo da margem da ressecção da traqueia.

2. Quando a punção é realizada de fora para dentro, sempre proteja a parede posterior do esôfago a fim de evitar danos à mucosa (uma colher dentro do esôfago pode ser uma ferramenta bem útil).

3. Realize uma miotomia posteromedial a partir do nível mais baixo da orofaringe até a altura do desvio traqueoesofágico. Depois de seccionado, os músculos constritores são dissecados da submucosa e retraídos 1-2 cm lateralmente. Isso cria uma hipofaringe mais ampla e menos resistente, facilitando a passagem de ar através da PTE [6].

Referências Bibliográficas

1. Herranz J, Sarandeses A, Fernández MF, Barro CV, Vidal JM, Gavilán J: Complications after total laryngectomy in nonradiated laryngeal and hypopharyngeal carcinomas. Otolaryngol Head Neck Surg 2000;122:892–898.
2. Markou KD, Vlachtsis KC, Nikolaou AC, Petridis DG, Kouloulas AI, Daniilidis IC: Incidence and predisposing factors of pharyngocutaneous fistula formation after total laryngectomy. Is there a relationship with tumor recurrence? Eur Arch Otorhinolaryngol 2004;261:61–67.
3. García-Hormaeche D: Avance sobre un nuevo procedimiento de técnica quirúrgica para realizar las laringuectomías subtotales y totales. Rev Esp Am Laringol Otol Rinol 1945;3:99–120.
4. Gavilán C, Cerdeira MA, Gavilán J: Pharyngeal closure following total laryngectomy: the 'tobacco pouch' technique. Oper Tech Otolaryngol Head Neck Surg 1993;4:292–302.
5. Bernáldez R, Cerdeira MA, Gavilán J: Pharyngeal reconstruction with the apron platysma myocutaneous flap. Oper Tech Otolaryngol Head Neck Surg 1993;4:303–305.
6. Herranz J, Martínez-Vidal J: Primary tracheoesophageal puncture with pharyngoesophageal myotomy. Oper Tech Otolaryngol Head Neck Surg 1993;4:291–295.

Tumores Laríngeos

4.8 Como Administrar a Recorrência na Área do Traqueostoma

Dennis H. Kraus

Memorial Sloan-Kettering Cancer Center, Head and Neck Service, New York, N.Y., USA

D I C A S

- Realize um estudo de imagens transversais para determinar o envolvimento da artéria carotídea, faringe, traqueia, artéria inominada e mediastino para avaliar a possibilidade de ressecção.
- Realize a tomografia por emissão de pósitrons/tomografia computadorizada (TEP/TC) para excluir a possibilidade de doença metastática distante.
- Tenha acesso à cirurgia reconstrutiva para reconstrução da faringe e substituição da extensão da pele e conhecimentos em cirurgia torácica para a administração da traqueia e mediastino.

A R M A D I L H A S

- O estudo de imagens subestima demais a extensão da doença e falha ao identificar a natureza invasiva da recorrência da doença depois da laringectomia.
- Complicações nas lesões, incluindo necrose do retalho e formação de fístula, podem manifestar eventos que representam risco à vida.
- A cura acontece somente em 25-30% dos pacientes selecionados que passam por cirurgias.

Introdução

A recorrência na área do traqueostoma é um problema extremamente desafiador. A grande maioria desses pacientes terá passado por quimioterapia e laringectomia de resgate. A doença traqueostômica representa, de maneira típica, a recorrência da doença nodal na via traqueoesofágica. O tratamento cirúrgico é viável na minoria dos pacientes e a possibilidade de cura é relativamente remota.

Os pacientes que são considerados para a cirurgia devem sofrer comorbidades médicas limitadas. Utilizando o sistema de estadiamento Sisson, estágio I (doença supraestomal sem envolvimento da faringe) ou estádio II (doença supraestomal com envolvimento da faringe) são preferíveis ao estádio III (doença infraestomal sem envolvimento dos grandes vasos) ou estádio IV (doença infraestomal com envolvimento dos grandes vasos). Os pacientes precisam de uma completa ressecção da doença traqueostomal, parte da traqueia, ressecção da faringe e toda a pele cervical envolvida. A reconstrução foca-se no restabelecimento da faringe, reconstrução da pele cervical e reconstituição do estoma.

As complicações pós-operatórias podem ameaçar a vida. O rompimento das suturas pode levar à formação de fístula e risco de ruptura da artéria carotídea e/ou inominada. Os pacientes que estão passando por tratamento bem-sucedido podem ser considerados à reirradiação, possivelmente com quimioterapia. Mesmo com tratamento agressivo, aproximadamente 25-30% dos pacientes são curados da doença. Metástase distante ainda permanece como um risco significante.

Sugestões Práticas

Um plano bem elaborado é essencial para o tratamento cirúrgico dos pacientes com recorrência na área do traqueostoma depois da laringectomia. As sugestões a seguir devem ser consideradas:

1. Estudo de imagens transversais para elucidar a extensão da doença. As contraindicações absolutas incluem invasão da fáscia pré-vertebral, enclausuramento da artéria carotídea ou inominada ou envolvimento massivo do mediastino.

2. Imagens por TEP/TC para excluir a metástase distante.

3. A esofagoscopia pré-operatória exclui a invasão esofágica extensa. A maioria dos pacientes precisa de alguma forma de reconstrução da faringe. Para defeitos circunferenciais, um retalho livre de jejuno é utilizado. Para defeitos na parede anterior, um retalho livre de tecido mole é utilizado.

4. A ressecção da traqueia está associada a ressecção da pele cervical; tanto o retalho do peitoral maior quanto o deltopeitoral são empregados para reconstruir o defeito da pele cervical e possibilitar a reconstrução do traqueostoma. Na opinião deste autor, os esforços na traqueostomia mediastinal raramente são bem-sucedidos e esses pacientes, quase que uniformemente, morrem de complicações pós-operatórias.

5. A dissecção ipsolateral do pescoço deve ser realizada em casos em que ela não tenha sido realizada anteriormente, incluindo dissecção agressiva da via traqueo-esofágica e mediastino superior. A preservação da veia jugular e da artéria carotídea permite a reconstrução do retalho microvascular.

6. Um fechamento impermeável da faringe reconstruída, visto que a formação de fístula com vazamentos salivares está associada a hemorragia da artéria carotídea ou inominada, trazendo riscos à vida.

7. A ingestão de bário é utilizada para avaliar o vazamento de líquidos da faringe. Alimentação enteral prolongada pode ser utilizada, quando necessária.

8. Uma parcela significante dos pacientes desenvolve hipocalcemia pós-operatória e hipotireoidismo, e necessita de substituição adequada.

9. Considerações sobre a reirradição com ou sem quimioterapia devem ser feitas analisando-se cada caso, individualmente.

10. Com a utilização dessa abordagem mais agressiva, aproximadamente 25-30% desses pacientes poderão se recuperar.

Conclusão

O tratamento cirúrgico da recorrência na área do traqueostoma necessita de julgamentos e habilidades consideráveis. Os pacientes devem ser avaliados para excluir os que têm doença impossíveis de serem ressecadas cirurgicamente ou doença metastática. Os pacientes mais adequados para este tipo de cirurgia apresentam comorbidades médicas limitadas e estádios I ou II da doença.

O acesso aos colegas cirurgiões, incluindo os cirurgiões plásticos e reconstrutivos, e provável cirurgia torácica, são essenciais para o sucesso deste procedimento. Os pacientes devem passar por ressecção do tumor se houver qualquer esperança de cura. A doença normalmente é mais extensa do que o que é visto nos estudos de imagens pré-operatórios. Os pacientes devem passar pela reconstrução imediata da faringe, da pele cervical externa e do estoma. Com a utilização dessa abordagem, aproximadamente 25-30% dos pacientes com esse estágio avançado de doença poderão controlar a doença a longo prazo.

Referências Bibliográficas

1. Baldwin CJ, Liddington MI: An approach to complex tracheostomal complications. J Plast Reconstr Aesthet Surg 2007, E-pub ahead of print.
2. Breneman JC, Bradshaw A, Gluckman J, Aron BS: Prevention of stomal recurrence in patients requiring emergency tracheostomy for advanced laryngeal and pharyngeal tumors. Cancer 1988;62:802–805.
3. Bignardi L, Gavioli C, Staffieri A: Tracheostomal recurrences after laryngectomy. Arch Otorhinolaryngol 1983;238:107–113.
4. Gluckman JL, Hamaker RC, Schuller DE, Weissler MC, Charles GA: Surgical salvage for stomal recurrence: a multi-institutional experience. Laryngoscope 1987;97:1025–1029.
5. McCarthy CM, Kraus DH, Cordeiro PG: Tracheostomal and cervical esophageal reconstruction with combined deltopectoral flap and microvascular free jejunal transfer after central neck exenteration. Plast Reconstr Surg 2005;115:1304–1310.
6. Sisson GA Sr: 1989 Ogura memorial lecture: mediastinal dissection. Laryngoscope 1989;99:1262–1266.
7. Yuen AP, Ho CM, Wei WI, Lam LK: Prognosis of recurrent laryngeal carcinoma after laryngectomy. Head Neck 1995;17:526–530.
8. Yuen AP, Wei WI, Ho WK, Hui Y: Risk factors of tracheostomal recurrence after laryngectomy for laryngeal carcinoma. Am J Surg 1996;172:263–266.

4.9 Estenose do Traqueostoma depois da Laringectomia Total

Eugene N. Myers

Department of Otolaryngology, University of Pittsburgh, School of Medicine, Pittsburgh, Pa., USA.

DICAS

- Todos os esforços devem ser feitos para prevenir a estenose do traqueostoma.
- Os pacientes com estenose do traqueostoma devem receber uma tentativa de tratamento conservador, utilizando sondas e tubos de laringectomia com diâmetros gradativamente maiores.
- As técnicas cirúrgicas utilizadas devem ser as mais simples possíveis.

ARMADILHAS

- A recorrência periestomal do câncer deve ser eliminada antes de considerar a cirurgia de revisão.
- Os pacientes que receberam radioterapia não devem ser considerados como candidatos para a revisão cirúrgica em razão da probabilidade de cicatrização insatisfatória e reestenose.
- Má nutrição acarreta em cicatrização insatisfatória, portanto, a situação nutricional do paciente deve ser otimizada antes da cirurgia de revisão.

Introdução

A estenose do traqueostoma é um problema infrequente, porém complicado, que pode ocorrer apesar de toda a atenção dispensada à construção do traqueostoma. Embora a estenose geralmente ocorra em poucos meses depois da laringectomia, ela também pode ocorrer anos depois. A estenose do traqueostoma pode causar insuficiência respiratória em pacientes com enfisema [1], dificuldade para expelir muco, potencial para obstrução completa em razão de formação de crostas ou tampão mucoso e impossibilidade de remover e inserir a válvula fonética.

Os fatores que contribuem para a estenose do traqueostoma são: radioterapia, deiscência da lesão com cicatrização por intenção secundária, excisão inadequada da pele periestomal e tecido adiposo redundante, desvascularização da traqueia, infecção pós-operatória e formação excessiva de tecido cicatricial. A recorrência estomal do câncer deve ser eliminada em pacientes com estenose periestomal aparente. Modificações nas técnicas podem ajudar a prevenir a estenose periestomal.

Sugestões Práticas

1. Todos os esforços devem ser realizados para eliminar a recorrência periestomal do câncer antes de iniciar um programa de tratamento.

2. A prevenção da estenose estomal deve ser parte do planejamento pré-operatório. Os pacientes que apresentarem fatores de risco de estenose estomal precisam de atenção especial para prevenir este problema.

3. Modificações técnicas para prevenir a estenose devem incluir secção oblíqua do coto traqueal para aumentar o diâmetro do estoma, excisão do excesso de tecido adiposo da pele periestomal e cobertura completa da incisão da traqueia com a pele.

4. O paciente é instruído a usar um tubo de laringectomia n° 8, à noite, por 6 meses, enquanto o estoma está amadurecendo. Durante o dia, deve-se utilizar uma sonda Silastic com uma abertura na porção posterior, tornando possível o uso da válvula fonética.

5. O tratamento inicial da estenose do traqueostoma deve ser conservador. Isso inclui dilatação do estoma com a inserção de tubos de laringectomia progressivamente maiores e a inserção eventual de um botão plástico estomal.

6. Os pacientes que já receberam radioterapia da laringe devem ser tratados de maneira conservadora ao invés de intervenções cirúrgicas, visto que os tecidos irradiados não apresentam boa cicatrização.

7. O tipo mais comum de estenose é uma banda de tecido cicatricial, com aparência semelhante a uma

prateleira, que reduz o estoma concentricamente. Os objetivos da cirurgia de revisão são: a excisão da pele concêntrica e a prevenção da recorrência.

⑧ A técnica cirúrgica que descrevemos primeiro [2] provou ser bem simples e confiável para resolver o problema da estenose estomal da traqueia. Essa técnica inclui a excisão da cicatriz em forma de prateleira, remoção de tecido adiposo ao redor da pele e aproximação meticulosa da pele junto à traqueia, certificando-se de que a cartilagem esteja completamente coberta. Uma incisão de 1 cm é feita na parede posterior da membrana da traqueia e um pequeno retalho de pedículo retirado da pele posterior ao estoma é suturado na incisão na parede posterior da traqueia para prevenir restenose.

⑨ Um retalho menor é necessário em pacientes com válvula de fala traqueoesofágica.

Conclusão

A estenose do traqueostoma geralmente pode ser evitada. No entanto, quando ocorre, um tratamento conservador com tubo de laringectomia geralmente é suficiente. Poucos pacientes precisam de cirurgia de revisão, que devem ser feitas da maneira mais simples possível. A cirurgia de revisão é contraindicada para pacientes irradiados. A recorrência periestomal do câncer deve ser eliminada antes de fazer o planejamento de um programa de tratamento.

Referências Bibliográficas

1. Wax MK, Touma J, Ramadan HH: Tracheostoma stenosis after laryngectomy: incidence and predisposing factors. Otolaryngol Head Neck Surg 1995;113:242–247.
2. Myers EN, Gallia LJ: Tracheostomal stenosis following total laryngectomy. Ann Otol Rhinol Laryngol 1982;91:450–453.

4.10 Como Prevenir e Tratar a Fístula Faringocutânea depois da Laringectomia

Bhuvanesh Singh

Laboratory of Epithelial Cancer Biology, Head and Neck Service, Memorial Sloan-Kettering Cancer Center, New York, N.Y., USA

DICAS

- O índice de formação de fístula quase dobra em situações com quimio e radioterapia prévias.
- A prevenção da formação de fístula é o melhor tratamento e começa com uma técnica cirúrgica atraumática.
- Aconselha-se uma abordagem gradual à reconstrução da faringe, começando com fechamento horizontal livre de tensão, reforço da linha de sutura com musculatura supra-hióidea e constritora da faringe, sustentando o fechamento com retalho somente de músculo peitoral e utilizando retalhos livres para defeitos maiores.

ARMADILHAS

- Tensão e fechamento em T são fatores que contribuem para a formação de fístula.
- Falta de introdução de tecido vascularizado pode aumentar o risco de fistulização.

Introdução

A laringectomia, que já foi considerada a base do tratamento de cânceres de laringe avançados, é utilizada para tumores maiores de extensão extralaríngea ou, mais comumente, para tentativa de resgate depois da radiação ou quimiorradioterapia não terem apresentado sucesso. Embora os testes clínicos iniciais para a preservação do órgão permitiram a seleção de pacientes para cirurgia de resgate, o tratamento mais moderno nos dias de hoje é a realização de quimioterapia concomitantemente com a radioterapia, que raramente possibilita a detecção prematura de falhas [1-3]. Os benefícios do tratamento concomitante de quimio e radioterapia são abrandados por altos índices de sequelas relacionados com o tratamento a curto e longo prazos. Isso tem certa relevância em pacientes que não respondem à abordagem do tratamento, precisando suportar os efeitos colaterais do tratamento sem qualquer benefício notável. A cirurgia de resgate da laringe levanta um problema complexo para o cirurgião de cabeça e pescoço [4]. O tecido é menos vascularizado e frequentemente apresenta uma capacidade de cicatrização reduzida, aumentando o risco de formação de fístula [5-8]. Os resultados publicados e a nossa própria experiência sugerem que o índice de fístula é o dobro neste cenário, incentivando alterações nas abordagens-padrão para o fechamento da laringe.

Sugestões Práticas

1. Várias medidas intraoperatórias devem ser tomadas para minimizar o risco de formação de fístula.
    a) Minimize a desvascularização da mucosa. É essencial minimizar a manipulação da mucosa durante a ressecção. Além disso, todas as incisões na mucosa devem ser feitas com bisturi eletrocirúrgico de Bovie (ou a frio).
    b) Maximize a preservação da mucosa. Um fechamento livre de tensão é o componente essencial para a prevenção da formação de fístula. A melhor maneira de fazer isso é preservando o máximo possível de mucosa que for oncologicamente segura. Atenção específica deve ser dada para a preservação do seio piriforme e da mucosa da superfície lingual da epiglote.

2. O fechamento do defeito da faringe também é um ponto importante a ser considerado.
    a) Conforme mencionado anteriormente, a mucosa vascularizada e um fechamento livre de tensão são de extrema importância. Antes de começar o fechamento, examine as margens da mucosa e ressecione qualquer mucosa vascularizada não viável ou insatisfatória.
    b) É preferível fazer um fechamento horizontal ao invés de um fechamento em T. Isso também traz o benefício de maximizar a abertura nasofaríngea.

c) Aconselha-se colocar uma segunda camada de sutura para reforçar o fechamento. Isso pode ser feito aproximando-se os constritores da faringe à musculatura supra-hióidea e a base da língua.

3. A introdução de tecidos vascularizados deve ser considerada para qualquer fechamento da faringe não ideal.

   a) Se houver a mucosa adequada, um retalho do peitoral somente de músculo é uma excelente maneira de reforçar o fechamento da faringe, enquanto se introduz simultaneamente tecidos bem vascularizados e não irradiados ao pescoço.
   b) De modo geral, quando houver uma mucosa inadequada para um fechamento livre de tensão, não é aconselhado um fechamento estilo "remendo" do defeito, nem com retalho regional e nem com retalho livre. Nesta situação, separações entre o tecido original e aquele trazido pelo retalho representam um alto risco.
   c) A laringofaringectomia total é uma melhor opção nos casos em que existe uma mucosa inadequada. A reconstrução pode ser realizada utilizando uma grande variedade de retalhos livres, incluindo os retalhos de jejuno e de tubo cutâneo (coxa lateral) ou da mucosa (gastro-omental).

4. Depois da fístula ser formada, é necessário fazer uso de um controle mais agressivo.

   a) A maioria das fístulas se manifesta dentro de 4 a 10 dias. Fístulas tardias podem ocorrer em pacientes que estejam passando por quimioterapia até 4 semanas depois da cirurgia.
   b) Se houver suspeita de fístula, deve-se controlar a lesão por uma ampla abertura e fechamento da lesão. A cicatrização normalmente leva mais tempo em pacientes com tratamento quimioterápico, e um tubo PEG deve ser considerado para manter a nutrição. O cuidado e o fechamento da lesão devem ser continuados até que a fístula desapareça.
   c) Em casos de fístulas maiores ou refratárias, deve-se considerar a correção cirúrgica com tecido vascularizado após a infecção ter cessado.

Conclusão

A laringectomia de resgate depois da quimioterapia concomitante está associada ao aumento no risco de formação de fístula. Uma abordagem gradual é necessária para otimizar os resultados cirúrgicos, começando com tratamento do tecido local durante a reação, atenção ao fechamento da faringe e introdução prematura de tecidos visualizados.

Referências Bibliográficas

1. Pfister DG, Laurie SA, Weinstein GS, et al: American Society of Clinical Oncology clinical practice guideline for the use of larynx-preservation strategies in the treatment of laryngeal cancer. J Clin Oncol 2006;24:3693–3704.
2. Induction chemotherapy plus radiation compared with surgery plus radiation in patients with advanced laryngeal cancer. The Department of Veterans Affairs Laryngeal Cancer Study Group. N Engl J Med 1991;324:1685–1690.
3. Forastiere AA, Goepfert H, Maor M, et al: Concurrent chemotherapy and radiotherapy for organ preservation in advanced laryngeal cancer. N Engl J Med 2003;349:2091–2098.
4. Ganly I, Patel S, Matsuo J, et al: Postoperative complications of salvage total laryngectomy. Cancer 2005;103:2073–2081.
5. Disa JJ, Pusic AL, Mehrara BJ: Reconstruction of the hypopharynx with the free jejunum transfer. J Surg Oncol 2006;94:466–470.
6. Gilbert RW, Neligan PC: Microsurgical laryngotracheal reconstruction. Clin Plast Surg 2005;32:293–301.
7. Teknos TN, Myers LL, Bradford CR, Chepeha DB: Free tissue reconstruction of the hypopharynx after organ preservation therapy: analysis of wound complications. Laryngoscope 2001;111:1192–1196.
8. Fung K, Teknos TN, Vandenberg CD, et al: Prevention of wound complications following salvage laryngectomy using free vascularized tissue. Head Neck 2007;29:425–430.

Câncer Hipofaríngeo

5.1 Como Tratar Pequenos Tumores Primários Hipofaríngeos com Pescoço N3

Abrão Rapoport, Marcos Brasilino de Carvalho

Cirurgião de Cabeça e Pescoço do Hospital Heliópolis, São Paulo, SP, Brasil

DICAS

- Em pacientes mal nutridos, esforce-se para reverter o processo de perda de peso antes de instituir quaisquer medidas terapêuticas oncológicas. Os pacientes com caquexia não se beneficiam do tratamento oncológico-padrão; medidas paliativas relacionadas com apoio nutricional e controle da dor oferecem melhoria na qualidade de vida.

ARMADILHAS

- Os pacientes com câncer hipofaríngeo normalmente são alcoólatras crônicos. Caso decida realizar tratamento cirúrgico, eles podem não cooperar no período imediatamente depois da cirurgia, removendo o tubo nasoenteral, adotando uma dieta alimentar inadequada, negligenciando a higiene do curativo e também apresentando sintomas de abstinência alcoólica.
- Os grandes nódulos linfáticos metastáticos presentes em casos de carcinoma hipofaríngeo normalmente são de nível III. A invasão extracapsular pode envolver o bulbo carotídeo, tornando os nódulos linfáticos inoperáveis. Os resultados depois da limpeza das bainhas carotídeas com o objetivo de reduzir o tumor são ineficientes na prevenção da recorrência, mesmo quando associado à radioterapia, e isso pode predispor a uma ruptura vascular.
- Os pacientes com doença metastática avançada apresentam alto risco de recorrência, tanto regional quanto distante.

Introdução

O carcinoma epidermoide da hipofaringe é um dos tipos mais letais de câncer na região da cabeça e pescoço. Em razão de sua localização anatômica muito próxima à laringe, o planejamento terapêutico quase sempre é pautado em cirurgia e radioterapia pós-operatória, geralmente incluindo laringectomia total a fim de se obter margens cirúrgicas [1] adequadas. Esse tipo de câncer se desenvolve na mucosa de uma região que está em momento constante e apresenta uma rede elaborada de capilares linfáticos que são rapidamente atingidos pela infiltração da lesão. Esses fatores, juntamente com o fato de que esses tumores normalmente são menos diferenciados, explicam porque as metástases regionais volumosas, relacionadas com lesões primárias relativamente pequenas, são frequentemente observadas. Visto que a presença de metástase linfonodal é o único fator prognóstico que tem um impacto maior, e considerando que a ruptura macroscópica da cápsula reduz, drasticamente, as taxas de controle da doença, os especialistas normalmente têm de encarar o dilema de recomendar tratamentos agressivos, compostos de cirurgia, radioterapia e/ou quimioterapia, com todas as morbidades associadas, desproporcionalmente comparadas à qualidade de vida insatisfatória e sobrevivência limitada [2]. Muitos estudos apresentaram resultados equivalentes ao tratamento cirúrgico clássico, seguido de radioterapia pós-operatória, utilizando os protocolos de preservação do órgão com base em uma combinação de quimioterapia e radioterapia, entre pacientes com tumores avançados, mas operáveis [3].

Tumores hipofaríngeos pequenos, que se apresentam com metástase cervical avançada, deveriam ser candidatos aos planos de tratamento que oferecem a melhor qualidade de vida possível. Portanto, deve-se evitar a faringectomia parcial com laringectomia total, pois a extensão da disseminação regional é um fator prognóstico ameaçador. Não é justificável estar preocupado com a evolução da lesão primária, já que, no final das contas, a condição dos nódulos linfáticos acaba definindo o resultado. A presença de pescoço N3 geralmente dificulta o controle regional da doença. A quimiorradioterapia concomitante pode oferecer melhor preservação da fala e da deglutição. Se, ao final da radioterapia, a metástase linfonodal responder completamente ou reduzir em tamanho e se tornou móvel, o esvaziamento cervical seletivo e planejado do pescoço poderá ser indicado a fim de remover a cadeia de nódulos linfáticos que potencialmente apresentam a maior possibilidade de conter doença residual. As pequenas lesões primárias geralmente respondem bem aos regimes de preservação, mas as metástases mais avançadas apresentam um risco maior de recorrência regional e distante [4].

Sugestões Práticas

Os pacientes com doença metastática avançada geralmente progridem para recorrência regional inoperável, que fica necrosada e ulcerada rapidamente, apresentando sangramento. Isso pode levar à morte com grande sofrimento em virtude de caquexia ou hemorragia causadas pela invasão da artéria carótida. Assim, é recomendável antever esses eventos sempre que possível, na tentativa de controlá-los ou retardá-los, considerando que a metástase cervical avançada diminui o tempo de sobrevivência e reduz a qualidade da vida remanescente [5].

1. Os pacientes que procuram tratamento já apresentam um grau significativo de desnutrição. A inserção de um tubo nasoenteral logo na primeira consulta pode reduzir a perda de peso e permitir que o paciente receba a dose completa de radioterapia, conforme planejado [6].

2. Se o nódulo linfático diminuir de tamanho e se tornar móvel quando a dose de 4.000 cGy for alcançada, pode-se ter a oportunidade de removê-lo, deixando um intervalo de 2 semanas no programa de radioterapia.

Conclusão

A neoplasia inicial da hipofaringe associada à doença metastática avançada apresenta um prognóstico ruim, independente do método de tratamento.

Referências Bibliográficas

1. Moyer JS, Wolf GT, Bradford CR: Current thoughts on the role of chemotherapy and radiation in advanced head and neck cancer. Curr Opin Otolaryngol Head Neck Surg 2004;12:82–87.
2. Carvalho MB: Quantitative analysis of the extent of extracapsular invasion and its prognostic significance: prospective study of 170 cases of carcinoma of larynx and hypopharynx. Head Neck 1998;20:16–21.
3. Koch WM, Lee DJ, Eisele DW, Miller D, Poole M, Cummings CW, Forastiere A: Chemoradiotherapy for organ preservation in oral and pharyngeal carcinoma. Arch Otolayngol Head Neck Surg 1995;121:974–980.
4. Clark J, Li W, Smith G, Jackson M, Tin MM, O'Brian C: Outcome of treatment for advanced cervical metastatic squamous cell carcinoma. Head Neck 2005;27:87–94.
5. Goldstein DP, Karnell LH, Christensen AJ, Funk GF: Health related quality of life profiles based on survivorship status for head and neck cancer patients. Head Neck 2007;29:221–229.
6. Funk GF, Karnell LH, Smith RB, Christensen AJ: Clinical significance of health status assessment measures in head and neck cancer. What do quality-of-life scores mean? Arch Otolaryngol Head Neck Surg 2004;130:825–829.

Câncer Hipofaríngeo

5.2 Sugestões Práticas para Reconstruir Defeitos na Laringectomia Total/Faringectomia Parcial

Dennis H. Kraus

Memorial Sloan-Kettering Cancer Center, Head and Neck Service, New York, N.Y., USA

DICAS

- Recomenda-se a avaliação endoscópica pré-operatória para determinar se a extensão da doença é importante.
- O acesso às técnicas reconstrutivas, como retalho do pedículo (retalho miocutâneo do peitoral maior) ou transferência livre de tecido (retalho livre radial do antebraço ou lateral da coxa), será necessário na maioria dos pacientes.
- Raramente um fechamento primário, livre de tensão, é viável, considerando-se que a maioria dos pacientes apresenta insucesso na radioterapia. O risco de fístula é extremamente alto, mesmo apenas quando é realizado o fechamento de um retalho.

ARMADILHAS

- Muitos pacientes que apresentam insucessos na radioterapia ou quimiorradioterapia têm doenças submucosas extensas que frequentemente são subestimadas.
- Muitos pacientes encontram-se gravemente subnutridos, em virtude do impacto da disfagia de tratamentos radioativos anteriores.
- A deficiência de cicatrização está associada à recorrência da doença no período pós-radiação, mesmo com o uso de reconstrução de retalho não irradiado.

Introdução

A grande maioria dos pacientes que passam pela laringectomia com faringectomia parcial apresenta insucesso na quimiorradioterapia. Assim, grande parte deles precisa de reconstrução com retalho do defeito do tecido mole, que está associado a tumores recorrentes neste cenário. Mesmo através da transferência de tecido não irradiado para fechar o defeito, existe uma grande deficiência na cicatrização e muitos pacientes acabam desenvolvendo fístula transitória.

Deve-se ter um cuidado extremo na realização do fechamento do defeito da combinação laringectomia/faringectomia parcial. Doença da submucosa é extremamente comum e a determinação de técnicas reconstrutivas não deve ser realizada até que as margens livres de tumor sejam obtidas através de análise por congelação. A possibilidade de realizar o fechamento primário é extremamente limitada. Aproximadamente 90-95% dos pacientes necessitam de fechamento por retalho do defeito do tecido mole. A decisão de utilizar um retalho peitoral *versus* transferência de tecido livre será fundamentada em vários fatores: especialidade e preferência do cirurgião reconstrutor, comorbidades do paciente e avaliação vascular dos retalhos livres.

Apesar de todas as precauções descritas, os pacientes que passam pela reconstrução do defeito da laringectomia/faringectomia parcial apresentam alto risco de formação de fístula. Muitas dessas fístulas se resolvem com tratamento conservador.

Sugestões Práticas

Fechamento/reconstrução de defeito de faringectomia parcial/laringectomia é uma incumbência formidável. As sugestões a seguir devem ser empregadas para minimizar a formação de fístula/complicações na lesão:

1. A avaliação endoscópica/laringoscópica da extensão do tumor é crítica. A propensão à doença da submucosa frequentemente leva à subestimação da extensão da faringectomia parcial.
2. A utilização de margens definidas por congelamento é essencial para evitar doença residual microscópica ou intralinfática.
3. A opção pelo retalho para o fechamento do defeito é importante. Os pacientes que previamente passaram por dissecções bilaterais do pescoço ou aqueles que apresentam comorbidades médicas extensas são melhores atendidos pela reconstrução do retalho miocutâneo do peitoral maior.

4 A utilização de transferência de tecido livre está mais comumente associada a pacientes que apresentam comorbidades médicas limitadas e não passaram por esvaziamentos bilaterais do pescoço anteriormente. Na realização do esvaziamento do pescoço, todos os esforços devem ser feitos no sentido de preservar a veia jugular interna e as ramificações da artéria carótida externa.

5 Um fechamento livre de tensão e impermeável deve ser realizado entre a faringe original e o retalho transferido. Frequentemente, tecidos localizados, tais como os músculos infra-hióideos ou o músculo esternocleidomastóideo, são usados como uma segunda camada de fechamento sobre o local da anastomose.

6 A maioria dos pacientes já teve colocação prévia de tubo para alimentação PEG, e isso permite a reinstituição da alimentação enteral 24-48 horas depois da cirurgia. Além disso, muitos pacientes apresentam riscos elevados de hipotireoidismo e deve-se levar em consideração a reposição tireoidiana.

7 Por causa do alto risco de formação de fístula, a alimentação oral é adiada em 2-6 semanas. A deglutição de bário identifica, com sucesso, a deiscência de pequenas suturas, e a alimentação oral pode ser adiada por mais 2-3 meses.

8 Nos pacientes em que a fístula se tornar evidente, deve haver uma abertura ampla na pele. Um fechamento adequado da lesão deve ser realizado com o uso agudo de antibióticos. Na maioria dos pacientes, a fístula desaparece sem a necessidade de cirurgia adicional. Uma pequena parcela dos pacientes acaba precisando de um segundo fechamento do retalho.

9 Por causa do alto risco de formação de fístula, a punção traqueoesofágica secundária é com frequência a opção de tratamento para este autor.

Conclusão

Neste capítulo o leitor foi exposto ao tratamento desafiador de pacientes que estão passando por laringectomia total com faringectomia parcial. A grande maioria desses pacientes necessita de fechamento por retalho. Apesar de todas as precauções previamente identificadas, uma parte significativa desses pacientes desenvolve fístulas e, em alguns casos, cirurgias secundárias são necessárias.

Referências Bibliográficas

1. Kraus DH, Pfister DG, Harrison CB, Spiro RH, Strong EW, Zelefsky M, Bosl GJ, Shah JP: Salvage laryngectomy for unsuccessful larynx preservation therapy. Ann Otol Rhinol Laryngol 1995; 104:936–941.
2. Lydiatt W, Kraus DH, Cordeiro P, Hidalgo D, Shah JP: Posterior pharyngeal carcinoma resection with larynx preservation and radical forearm free flap reconstruction: a preliminary report. Head Neck Surg 1996;18:501–505.
3. Ganly I, Patel S, Matsuo J, Singh B, Kraus DH, Boyle JO, Wong R, Lee N, Pfister DG, Shaha A, Shah JP: Postoperative complications of salvage total laryngectomy. Cancer 2005;103:2073–2081.
4. Cheng E, Ho ML, Ganz C, Shaha A, Boyle JO, Singh B, Wong R, Patel SG, Shah JP, Branski RC, Kraus DH: Outcomes of primary and secondary tracheoesophageal puncture: a 16-year retrospective analysis. Ear Nose Throat J 2006;85:262, 264–267.

Câncer Hipofaríngeo

5.3 Sugestões Práticas para Reabilitação da Voz depois da Faringolaringectomia

Frans J.M. Hilgers[a-c], Michiel van den Brekel[a,b]

[a]Netherlands Cancer Institute – Antoni van Leeuwenhoek Hospital
[b]Academic Medical Center
[c]Institute of Phonetic Sciences, University of Amsterdam, Amsterdam, The Netherlands

D I C A S

- A reabilitação protética da voz, também depois de faringolaringectomia total, é a opção para reabilitação da comunicação oral.
- Quando estiver decidindo sobre o melhor método de reconstrução da faringe, a qualidade da voz protética e a possibilidade de reabilitação da fala funcional devem ser levadas em consideração, além da preocupação óbvia de reabilitar a ingestão oral, como, por exemplo, o uso de um retalho fasciocutâneo em forma de tubo, em vez de uma transferência do jejuno.

A R M A D I L H A

- Embora, na maioria dos casos, a punção traqueoesofágica primária (PTE) com inserção imediata de uma prótese de longa permanência seja viável, no caso de um *pull-up* gástrico, aconselha-se a realização de uma punção traqueoesofágica secundária com inserção imediata da prótese (p. ex., após 4 semanas), na tentativa de limitar o risco de a parede posterior da traqueia não se unir ao tubo gástrico.

Introdução

Com o surgimento da prótese vocal, a reabilitação oral protética conquistou ampla aceitação pública, mesmo depois de ressecções e reconstruções da faringe [1]. O método de reconstrução da faringe tem um papel importante na qualidade da voz protética, e o melhor método para criar uma passagem funcional para a alimentaçãopode não ser o melhor para a voz protética.

Sugestões Práticas

A punção primária com a inserção imediata de prótese vocal de longa permanência é quase sempre uma opção, desde que o local da punção no esôfago esteja intacto, e se ainda estiver presente, sempre miotomizar o músculo cricofaríngeo a fim de evitar a hipertonicidade [2]. A punção secundária só tem preferência após um *pull-up* gástrico.

Há várias opções para restabelecer a faringe aberta:

1. Depois da laringectomia total, quando há somente uma tira de mucosa que é inadequada para um fechamento circunferencial (< 2-3 cm de largura), utilize um retalho miocutâneo do peitoral maior como meio de formar a parede anterior da neofaringe. Se não for contraindicado, por razões oncológicas, deixe essa tira de mucosa *in situ*, em razão de seu comportamento vibratório semelhante ao fechamento primário da faringe, isso resultará em boa qualidade de voz em muitos pacientes.

2. Depois da faringectomia circunferencial sem *pull-up* gástrico, várias opções encontram-se disponíveis. Uma livre interposição do jejuno revascularizado junto a uma prótese vocal não é o ideal. A voz normalmente fica "molhada" em decorrência da produção contínua de fluidos intestinais e a voz é regularmente bloqueada pelo peristaltismo autônomo não tratável. Ocasionalmente, pode-se perceber problemas na deglutição decorrente de uma deformação, parecida com um sifão, do enxerto. Uma opção melhor seria um enxerto revascularizado do tubo da curvatura maior do estômago [3]. Colher uma porção dessa curvatura maior e grampeá-la em um retalho tubular de 3 cm de diâmetro não é mais difícil do que obter um enxerto livre de jejuno. No entanto, a maioria dos cirurgiões de cabeça e pescoço não quer aumentar a morbidade da cirurgia através da adição de um procedimento abdominal e prefere, portanto, retalhos de pele revascularizados, como por exemplo, o retalho radial do antebraço ou o retalho anterolateral da coxa [4, 5].

Com ambos os retalhos, resultados aceitáveis com relação à qualidade da voz e deglutição foram apresentados. O risco de estenose não deve ser subestimado, e algum tipo de anastomose em "boca de peixe" na linha de sutura inferior (esofágica) deve ser experimentado.

3) Quando existe indicação de faringolaringectomia e esofagectomia circunferencial, necessita-se de um *pull-up* gástrico; deve-se preferir transferência em forma de tubo do estômago à transposição do estômago inteiro, em virtude de maior facilidade de transferência através do mediastino e de um melhor diâmetro para a voz protética. A punção traqueogástrica secundária e a inserção de uma prótese de longa permanência de 12,5 mm são realizadas após a cicatrização estar completa. Nos casos de radioterapia pós-operatória (RT), a prótese deve ser inserida antes das sessões ou, de maneira alternativa, de 8-10 semanas após a RT. Mesmo que a traqueia e o estômago em tubo ainda não tenham se unido após a PTE, as flanges resistentes de uma prótese de longa duração acabam por manter as paredes grudadas.

Conclusão

A reabilitação oral protética depois de uma extensa faringolaringectomia, assim como depois de uma laringectomia total padrão, é o método para restabelecer a comunicação oral. Um prognóstico oncológico fraco, no passado usado como argumento para que as pessoas se preocupassem com a ingestão oral, mas não com a comunicação oral, é uma razão a mais para fazer tudo que for possível para restaurar a fala depois dessa grande cirurgia. Os resultados gerais são comparáveis àqueles alcançáveis depois da laringectomia total padrão, mas a qualidade da voz ainda é menor [6]. Contudo, deve-se partir para a reabilitação oral protética na grande maioria dos pacientes, na tentativa de melhorar sua qualidade de vida.

Referências Bibliográficas

1. Hilgers FJM, Hoorweg JJ, Kroon BBR, Schaeffer B, de Boer JB, Balm AJM: Prosthetic voice rehabilitation with the Provox system after extensive pharyngeal resection and reconstruction; in Algaba J (ed): 6th International Congress on Surgical and Prosthetic Voice Restoration after Total Laryngectomy. Excerpta Medica International Congress Series, San Sebastian, 1995, pp 111–120.
2. Op de Coul BM, van den Hoogen FJ, Van As CJ, Marres HA, Joosten FB, Manni JJ, Hilgers FJ: Evaluation of the effects of primary myotomy in total laryngectomy on the neoglottis with the use of quantitative videofluoroscopy. Arch Otolaryngol Head Neck Surg 2003;129:1000–1005.
3. Genden EM, Kaufman MR, Katz B, Vine A, Urken ML: Tubed gastro-omental free flap for pharyngoesophageal reconstruction. Arch Otolaryngol Head Neck Surg 2001;127:847–853.
4. Kelly KE, Anthony JP, Singer M: Pharyngoesophageal reconstruction using the radial forearm fasciocutaneous free flap: preliminary results. Otolaryngol Head Neck Surg 1994;111:16–24.
5. Murray DJ, Gilbert RW, Vesely MJ, Novak CB, Zaitlin-Gencher S, Clark JR, Gullane PJ, Neligan PC: Functional outcomes and donor site morbidity following circumferential pharyngoesophageal reconstruction using an anterolateral thigh flap and salivary bypass tube. Head Neck 2007;29:147–154.
6. Op de Coul BM, Hilgers FJ, Balm AJ, Tan IB, van den Hoogen FJ, van TH: A decade of postlaryngectomy vocal rehabilitation in 318 patients: a single institution's experience with consistent application of provox indwelling voice prostheses. Arch Otolaryngol Head Neck Surg 2000;126:1320–1328.

Câncer Hipofaríngeo

5.4 Como Escolher o Método Reconstrutivo depois da Faringolaringectomia Total

William I. Wei, Jimmy Y.W. Chan
Department of Surgery, University of Hong Kong Medical Centre, Queen Mary Hospital, Hong Kong, SAR, China

D I C A S

- As opções de reconstrução somente são determinadas depois da avaliação do defeito, seguidas de uma ressecção adequada da patologia primária.
- A extensão submucosa dos tumores da hipofaringe depois da radioterapia é mais ampla do que daqueles sem radioterapia. A maior parte da extensão submucosa não pode ser vista macroscopicamente, assim, uma margem mais ampla de ressecção é essencial para recuperar a cirurgia seguida da radioterapia.
- As ramificações do tronco tireocervical, tal como as artérias cervicais transversas, frequentemente são menos afetadas pela radioterapia e arteriosclerose. Elas deveriam ser usadas como vasos receptores de retalhos livres microvasculares.

A R M A D I L H A S

- Quando um retalho miocutâneo do pedículo é transformado em um tubo para a reconstrução de um defeito faríngeo circunferencial, a incidência de fístula faringocutânea não é desprezível, principalmente em pacientes do sexo feminino.
- O procedimento de *pull-up* gástrico está associado à morbidade e mortalidade hospitalar e, portanto, somente deve ser considerado quando o esôfago tem que ser removido para extirpação do tumor.
- Após a reconstrução, um pequeno vazamento na anastomose pode levar à uma deiscência mais significante pela infecção contida. Assim, a liberação prematura da saliva escoada ou a construção de uma faringostomia controlada pode possibilitar um resultado favorável.

Introdução

A região da laringofaringe pode estar envolvida pela doença maligna. Isso inclui carcinoma de células escamosas e, muito ocasionalmente, carcinoma extenso da tireoide.

A melhor terapia para os cânceres extensos de células escamosas que surgem nessa região é a cirurgia radical, seguida pela radioterapia. A quimioterapia simultânea, visando a preservação da laringe, pode ser indicada em pacientes bem informados e em instituições bem equipadas. Para os pacientes que apresentarem recorrências após a quimiorradioterapia, a cirurgia permanecerá como a opção mais lógica. A extensão da ressecção depende da extensão do tumor primário. A melhor modalidade de reconstrução só pode ser determinada após uma ressecção adequada.

Sugestões Práticas

A alta propensão da extensão submucosa do carcinoma de células escamosas que surge da laringofaringe necessita de uma margem de ressecção mais ampla, principalmente quando a cirurgia é realizada como procedimento de resgate [1]. A localização e o tamanho do tumor na hipofaringe determinam a extensão da ressecção e a opção de procedimento de reconstrução [2]. Para um tumor pequeno, localizado na parte superior da hipofaringe, a laringectomia total e a faringectomia parcial são adequadas. Assim, uma tira de mucosa da faringe pode ser deixada pra trás para facilitar a reconstrução. Para um tumor de tamanho semelhante, localizado na parte inferior da hipofaringe, onde o lúmen é menor e a circunferência da parede da hipofaringe é mais curta, uma ressecção adequada com margem clara inclui a laringectomia total e faringectomia circunferencial. Para o tumor que estiver localizado na parte inferior da hipofaringe ou no esôfago cervical, uma margem de ressecção clara na extremidade inferior significará uma esofagectomia total com laringofaringectomia.

A melhor modalidade de reconstrução deve ter as seguintes qualidades: deve ser realizada no mesmo cenário que a ressecção, como um procedimento de uma etapa só; a morbidade e mortalidade hospitalar devem ser baixas e deve haver bom retorno da função de deglutição logo depois da operação [3].

Para um defeito faríngeo parcial, o retalho miocutâneo do pedículo oferece um método rápido e confiável de reconstrução [4]. Às vezes, uma transferência de retalho cutâneo microvascular livre, tal como o anterolateral da coxa [5] ou retalho do reto do abdome, é realizada. Toda o procedimento geralmente leva mais tempo e existe uma pequena chance de falha do retalho livre [6].

A melhor opção de reconstrução para um defeito faríngeo circunferencial é pela utilização de um enxerto de jejuno livre [7]. Para evitar intervenção no abdome, um retalho livre microvascular, tal como o retalho radial do antebraço ou o retalho anterolateral da coxa, transformado em um tubo para reconstrução do defeito circunferencial, também é utilizado [8]. A estenose na junção mucocutânea não é desprezível e afeta a deglutição.

Depois da laringofaringectomia e esofagectomia total, o defeito extenso pode ser reconstruído pela mobilização do estômago no pescoço. No entanto, essa operação apresenta morbidade e mortalidade hospitalar já que é um procedimento principal e o campo cirúrgico envolve pescoço, peito e abdome [9].

Para os pacientes que tiveram cirurgias prévias no estômago, o cólon direito pediculado e o íleo terminal podem ser usados para servir de ponte entre a orofaringe e o estômago remanescente no abdome [10].

Referências Bibliográficas

1. Ho CM, Lam KH, Wei WI, Yuen PW, Lam LK: Squamous cell carcinoma of the hypopharynx - analysis of treatment results. Head Neck 1993;15:405–412.
2. Ho CM, Ng WF, Lam KH, Wei WI, Yuen AP: Radial clearance in resection of hypopharyngeal cancer: an independent prognostic factor. Head Neck 2002;24:181–190.
3. Wei WI: The dilemma of treating hypopharyngeal carcinoma: more or less: Hayes Martin Lecture. Arch Otolaryngol Head Neck Surg 2002;128:229–232.
4. Spriano G, Pellini R, Roselli R: Pectoralis major myocutaneous flap for hypopharyngeal reconstruction. Plast Reconstr Surg 2002;110:1408–1413.
5. Yu P, Robb GL: Pharyngoesophageal reconstruction with the anterolateral thigh flap: a clinical and functional outcomes study. Plast Reconstr Surg 2005;116:1845–1855.
6. Lam LK, Wei WI, Chan VS, Ng RW, Ho WK: Microvascular free tissue reconstruction following extirpation of head and neck tumour: experience towards an optimal outcome. J Laryngol Otol 2002;116:929–936.
7. Rosenthal E, Couch M, Farwell DG, Wax MK: Current concepts in microvascular reconstruction. Otolaryngol Head Neck Surg 2007;136:519–524.
8. Yu P, Lewin JS, Reece GP, Robb GL: Comparison of clinical and functional outcomes and hospital costs following pharyngoesophageal reconstruction with the anterolateral thigh free flap versus the jejunal flap. Plast Reconstr Surg 2006;117:968–974.
9. Wei WI, Lam LK, Yuen PW, Wong J: Current status of pharyngolaryngo-esophagectomy and pharyngogastric anastomosis. Head Neck 1998;20:240–244.
10. Sartoris A, Succo G, Mioli P, Merlino G: Reconstruction of the pharynx and cervical esophagus using ileocolic free autograft. Am J Surg 1999;178:316–322.

6.1 Indicações para o Tratamento Cirúrgico do Câncer Nasofaríngeo

William I. Wei, Rockson Wei

Department of Surgery, University of Hong Kong Medical Centre, Queen Mary Hospital, Hong Kong, SAR, China

DICAS

- Os tumores persistentes ou recorrentes que podem ser retirados com sucesso são aqueles que não se infiltraram na artéria carótida interna ou nos ossos da base do crânio.
- A avaliação da situação do tumor na nasofaringe deve ser realizada por exame endoscópico e biópsia, junto com estudos por imagem, como a tomografia computadorizada (TC) e a imagem por ressonância magnética (RM).
- A cirurgia de resgate é realizada quando a doença é localizada na nasofaringe e/ou no pescoço. Nasofaringectomia e esvaziamento radical cervical podem ser executados em uma única seção.

ARMADILHAS

- Depois da ressecção radical da doença, a grande exposição óssea na base do crânio pode resultar no desenvolvimento de osteorradionecrose. O método de transposição de retalhos musculares livres com microcirurgia deve ser utilizado para cobrir o osso exposto.
- Depois do resgate cirúrgico, é essencial o exame da nasofaringe em intervalos de tempo regulares, a fim de monitorar o progresso e de diagnosticar o desenvolvimento de um segundo tumor primário.

Introdução

O carcinoma nasofaríngeo (CN) é um carcinoma de células escamosas com diferentes graus de diferenciação e grande tendência de desenvolvimento de metástases em linfonodos cervicais.

O CN é raro na maioria das regiões, embora a incidência de CN em Hong Kong, localizado no sul da China, tenha sido de 20-30/100.000 [1]. Mesmo para aqueles chineses sulistas que emigraram para outros continentes, a incidência de CN permanece alta. A radioterapia é o principal tratamento para o CN locorregionalmente confinado, visto que o tumor é radiossensível. O tumor tende a se disseminar para os linfonodos cervicais sendo, portanto, mandatório o tratamento nodal profilático com radiação. A sobrevida dos pacientes tratados com radioterapia aumentou significantemente nas últimas quatro décadas [2]. Nos últimos anos, com a aplicação de radioterapia de intensidade modulada, houve um melhor controle tumoral com a redução de complicações tardias [3]. Para os CNs locorregionalmente avançados, o emprego simultâneo de quimio e radioterapia tem sido o tratamento de escolha após o estudo randomizado do Intergroup 0099 [4]. Apesar destes tratamentos, um pequeno número de pacientes ainda desenvolve doença persistente ou recorrente, sendo indicada, nestes casos, a cirurgia de resgate.

Sugestões Práticas

Depois do tratamento definitivo, deve-se realizar o exame endoscópico da nasofaringe. A avaliação das cópias de DNA do vírus Epstein-Barr (EBV) no plasma deve ser realizada para identificar os tumores submucosos. O número de cópias de DNA do EBV no sangue aumenta durante a radioterapia, significando que mais DNA é liberado após a morte celular [5]. Contudo, níveis elevados de DNA do EBV foram detectados apenas em 67% dos pacientes com recidiva locorregional quando o tamanho do tumor era pequeno e ainda receptível ao tratamento de resgate [6].

A confirmação de CN persistente ou recorrente ainda depende da biópsia. Para planejar o procedimento de resgate adequado, o exame endoscópico da nasofaringe avalia a extensão superficial do tumor, enquanto a extensão profunda é mais bem avaliada por técnicas de imagem.

A imagem por ressonância magnética, com sua capacidade multiplanar, fornece uma visualização tridimensional da extensão tumoral. Também é útil na detecção de metástases em linfonodos cervicais profundos e tecidos nasofaríngeos adjacentes [7]. Uma TC deve ser realizada para avaliação da erosão tumoral dos ossos da base do crânio e difusão perineural através do forame oval. A tomografia por emissão de pósitrons é mais sensível do que a TC e a RM na detecção de tumores persistentes e recorrentes da nasofaringe.

Para tumores pequenos e superficiais localizados na nasofaringe, a braquiterapia, usando ouro radioativo (^{198}Au) como fonte de radiação, pode ser executada pela via transnasal, sob orientação endoscópica [8], ou por via transpalatina [9]. O procedimento não foi difícil e a morbidade foi mínima. Com esta forma de braquiterapia empregada para tumores persistentes e recorrentes, os índices de controle tumoral durante um período de 5 anos foram de 87 e 63%, respectivamente [10].

Porém, a braquiterapia apresenta algumas limitações em tumores volumosos ou extensos, quando a cartilagem da tuba auditiva está acometida, e em tumores que tenham se estendido ao espaço para nasofaríngeo adjacente; nestes casos, é indicado o resgate cirúrgico. Quando os ossos da base do crânio ou a artéria carótida interna for exposta após ressecção do tumor na nasofaringe, então, o defeito deve ser revestido com retalhos livres microvasculares, a fim de promover a cicatrização e prevenir o desenvolvimento de osteorradionecrose. A nasofaringectomia com uma margem cirúrgica negativa fornece uma possibilidade melhor de erradicação do CN persistente ou recorrente, quando comparado à re-irradiação ou à radiação estereotática.

Referências Bibliográficas

1. Parkin DM, Whelan SL, Ferlay J, Raymond L, Young J: Cancer Incidence in Five Continents. Lyon, International Agency for Research on Cancer (IARC Publ No 43), 1997, vol 7, pp 814–815.
2. Lee AW, Sze WM, Au JS, Leung SF, Leung TW, Chua DT, Zee BC, Law SC, Teo PM, Tung SY, Kwong DL, Lau WH: Treatment results for nasopharyngeal carcinoma in the modern era: the Hong Kong experience. Int J Radiat Oncol Biol Phys 2005;61:1107–1116.
3. Kwong DL, Pow EH, Sham JS, McMillan AS, Leung LH, Leung WK, Chua DT, Cheng AC, Wu PM, Au GK: Intensity-modulated radiotherapy for early-stage nasopharyngeal carcinoma: a prospective study on disease control and preservation of salivary function. Cancer 2004;101:1584–1593.
4. Al-Sarraf M, LeBlanc M, Giri PG, Fu KK, Cooper J, Vuong T, Forastiere AA, Adams G, Sakr WA, Schuller DE, Ensley JF: Chemoradiotherapy versus radiotherapy in patients with advanced nasopharyngeal cancer: phase III randomized intergroup study 0099. J Clin Oncol 1998;16:1310–1317.
5. Lo YM, Leung SF, Chan LY, Chan AT, Lo KW, Johnson PJ, Huang DP: Kinetics of plasma Epstein-Barr virus DNA during radiation therapy for nasopharyngeal carcinoma. Cancer Res 2000;60: 2351–2355.
6. Wei WI, Yuen AP, Ng RW, Ho WK, Kwong DL, Sham JS: Quantitative analysis of plasma cell-free Epstein-Barr virus DNA in nasopharyngeal carcinoma after salvage nasopharyngectomy: a prospective study. Head Neck 2004;26:878–883.
7. Dillon WP, Mills CM, Kjos B, DeGroot J, Brant-Zawadzki M: Magnetic resonance imaging of the nasopharynx. Radiology 1984;152:731–738.
8. Harrison LB, Weissberg JB: A technique for interstitial nasopharyngeal brachytherapy. Int J Radiat Oncol Biol Phys 1987;13:451–453.
9. Wei WI, Sham JS, Choy D, Ho CM, Lam KH: Split-palate approach for gold grain implantation in nasopharyngeal carcinoma. Arch Otolaryngol Head Neck Surg 1990;116:578–582.
10. Kwong DL, Wei WI, Cheng AC, Choy DT, Lo AT, Wu PM, Sham JS: Long term results of radioactive gold grain implantation for the treatment of persistent and recurrent nasopharyngeal carcinoma. Cancer 2001;91:1105–1113.

Câncer Nasofaríngeo

6.2 Sugestões Práticas para a Realização de Rotação Maxilar

William I. Wei, Raymond W.M. Ng

Department of Surgery, University of Hong Kong Medical Centre, Queen Mary Hospital, Hong Kong, SAR, China

DICAS

- Os orifícios para os parafusos, nas miniplacas, são perfurados antes das osteotomias; este procedimento garante um encaixe ósseo preciso no fechamento.
- O enxerto livre de mucosa, proveniente da remoção do corneto inferior, no lado da rotação, deve ser adelgado a fim de facilitar a incorporação do enxerto na área cruenta da nasofaringe depois do procedimento de rotação maxilar.
- A porção posterior do septo nasal é removida, permitindo adequadas visualização e ressecção da nasofaringe.
- A artéria carótida interna localiza-se exteriormente da fáscia faringobasilar, esta podendo se encontrar espessada após a radioterapia. Em decorrência desta fáscia, a palpação da artéria carótida interna pode ser difícil. Uma pequena incisão adicional no pescoço permitirá a identificação da artéria carótida interna no pescoço; esta artéria pode ser rastreada posicionando-se o dedo na parte superior do pescoço, que irá encontrar o dedo na nasofaringe, localizando, desta maneira, a artéria carótida interna.

ARMADILHAS

- Ocasionalmente, a artéria carótida interna pode estar completamente exposta após a nasofaringectomia. Um retalho livre microvascular deve ser empregado para revestir a artéria carótida interna exposta.
- A maioria dos pacientes desenvolve certo grau de trismo depois do procedimento de rotação maxilar, principalmente quando foram irradiados. É importante iniciar o estiramento passivo logo que a cicatrização da ferida tenha sido concluída, a fim de reduzir esta morbidade.

Introdução

Anatomicamente, a nasofaringe está localizada no centro da cabeça; é difícil conseguir uma exposição adequada para a remoção de patologias nesta região. Patologias na nasofaringe podem se originar de sua parede ou das estruturas vizinhas que se estendem para a nasofaringe. Estas patologias incluem o schwannoma, o sarcoma e o cordoma.

A via anterolateral, o procedimento de rotação maxilar, fornece uma boa exposição da nasofaringe e da porção central da base do crânio para uma ressecção oncológica. A aplicação mais frequente deste procedimento é para a cirurgia de resgate de carcinoma nasofaríngeo persistente ou recorrente após radioterapia ou o emprego simultâneo de quimio e radioterapia.

Sugestões Práticas

Visto que os carcinomas nasofaríngeos mais persistentes e recorrentes estão localizados na parede lateral da nasofaringe, e intimamente associados ao orifício da tuba auditiva, uma ressecção oncológica curativa deve sempre incluir estas estruturas.

Cortes semisseriados de amostras obtidas na nasofaringectomia demonstraram que carcinomas nasofaríngeos persistentes ou recorrentes exibem extensa invasão da submucosa, sendo mandatória ampla ressecção da nasofaringe a fim de se obter um resultado favorável [1].

A incisão facial é a incisão de Weber-Ferguson com relação à maxilectomia e esta continua entre os dentes incisivos centrais sobre o palato duro. Inicialmente, esta incisão sobre o palato continua na linha mediana e vira lateralmente ao longo da conexão entre o palato mole e o palato duro [2]. O tecido mole sobre a parede anterior da maxila é elevado somente o suficiente para expor uma faixa estreita da parede óssea anterior da maxila, para uma osteotomia abaixo do soalho orbital. O palato duro é seccionado na linha mediana e um osteótomo curvo é utilizado para separar a tuberosidade maxilar das placas pterigoides. A maxila presa a um retalho da bochecha pode ser rotacionada lateralmente como um complexo osteocutâneo para expor a porção central da base do crânio, incluindo a nasofaringe e o espaço nasofaríngeo adjacente. As placas pterigóideas, junto com o músculo pterigoide, podem ser removidas, aumentando a exposição do espaço nasofaríngeo adjacente. Lesões na nasofaringe e na porção central da base do crânio podem ser removidas sob visão direta [3]. A artéria carótida, situada externamente à fáscia faringobasilar, também pode ser removida da patologia sob visão direta.

Após a extirpação da lesão na nasofaringe, a maxila presa ao retalho anterior da bochecha pode ser retornada e fixada ao resto do esqueleto facial usando miniplacas ou microplacas. Uma placa dentária pré-fabricada também é utilizada para facilitar o retorno preciso da maxila. Um tampão nasal geralmente é utilizado durante alguns dias e um tubo nasogástrico é inserido durante uma semana para alimentação.

Para aqueles pacientes com carcinoma nasofaríngeo localizado, persistente ou recorrente após quimiorradioterapia, a cirurgia de resgate oferece o melhor resultado [4]. O controle atuarial por 5 anos dos tumores na nasofaringe tem sido relatado como sendo 65% e o índice de sobrevida livre da doença em 5 anos de, aproximadamente, 54% [5,6]. Alguns pacientes irradiados desenvolveram fístula palatal; porém, com modificação da incisão palatal, separando a incisão de tecido mole e a osteotomia, não houve mais a ocorrência de fístula palatal [7]. A nasofaringectomia com esta abordagem não afeta a qualidade de vida [8].

Referências Bibliográficas

1. Wei WI: Carcinoma of the nasopharynx. Adv Otolaryngol Head Neck Surg 1998;12:119–132.
2. Wei WI, Lam KH, Sham JS: New approach to the nasopharynx: the maxillary swing approach. Head Neck 1991;13:200–207.
3. Wei WI, Ho CM, Yuen PW, Fung CF, Sham JS, Lam KH: Maxillary swing approach for resection of tumors in and around the nasopharynx. Arch Otolaryngol Head Neck Surg 1995;121:638–642.
4. Wei WI, Sham JS: Nasopharyngeal carcinoma. Lancet 2005;365:2041–2054.
5. Wei WI: Nasopharyngeal cancer: current status of management. Arch Otolaryngol Head Neck Surg 2001;127:766–769.
6. Wei WI: Cancer of the nasopharynx: functional surgical salvage. World J Surg 2003;27:844–848.
7. Ng RW, Wei WI: Elimination of palatal fistula after the maxillary swing procedure. Head Neck 2005;27:608–612.
8. Ng RW, Wei WI: Quality of life of patients with recurrent nasopharyngeal carcinoma treated with nasopharyngectomy using the maxillary swing approach. Arch Otolaryngol Head Neck Surg 2006;132:309–316.

6.3 Controle das Metástases Cervicais do Carcinoma Nasofaríngeo

William I. Wei, W.K. Ho

Department of Surgery, University of Hong Kong Medical Centre, Queen Mary Hospital, Hong Kong, SAR, China

ⓓ I C A S

- Mais de 50% dos pacientes que sofrem de carcinoma nasofaríngeo apresentam metástase no linfonodo cervical e a maioria destas metástases responde à administração simultânea de quimioterapia e radioterapia.
- Quando as metástases no linfonodo persistem ou retornam após tratamento primário, as células malignas são encontradas em múltiplos linfonodos com extensa infiltração.
- Nas extensas metástases cervicais, infiltrando o soalho do pescoço, a braquiterapia, em conjunto com um esvaziamento cervical radical, melhora o controle da doença.

ⓐ R M A D I L H A S

- Incisões de McFee paralelas são recomendadas para os pescoços que foram irradiados. A elevação da pele do pescoço deve ser realizada precisamente, visto que a necrose cutânea pode resultar em significantes morbidades.
- Apesar dos achados positivos ao exame clínico, no diagnóstico por imagem e outras investigações, 7% das amostras provenientes do esvaziamento cervical radical demonstraram ausência de células tumorais viáveis.

Introdução

O carcinoma nasofaríngeo apresenta grande propensão a metastatizar para os linfonodos cervicais. Em um estudo retrospectivo, relatando os aspectos clínicos de 4.768 pacientes, linfonodos aumentados foram observados em 74,5% dos pacientes [1].

Visto que o carcinoma nasofaríngeo é sensível à quimiorradioterapia, a modalidade primária de tratamento do linfonodo metastático é o emprego simultâneo de quimio e radioterapia. Quando há persistência ou recorrência de nódulos no pescoço depois do tratamento primário, a cirurgia de resgate é indicada. Para aqueles pacientes com extensa doença recorrente no pescoço, deve-se empregar a braquiterapia em conjunto com o esvaziamento cervical radical a fim de melhorar o controle local.

Sugestões Práticas

A detecção de metástases nos linfonodos cervicais tem aumentado com o emprego de estudos por imagem de cortes transversais e imagem funcional, como a tomografia por emissão de pósitrons. A confirmação da presença de malignidade nestes linfonodos pode ser alcançada pela citologia aspirativa por agulha fina. Devido à alta incidência de metástases ocultas dos linfonodos, a radiação cervical profilática é recomendada para todos os pacientes, pois esse procedimento tem demonstrado uma melhora no controle locorregional [2]. Nos últimos anos, com a aplicação da radioterapia de intensidade modulada, apenas 1 paciente de 83 apresentou comprometimento dos linfonodos regionais aos 3 anos de acompanhamento clínico [3]. Para os pacientes com doença nodal avançada no pescoço, depois da administração simultânea de quimio e radioterapia, a incidência foi tão alta quanto 33% [4].

Nos pacientes com carcinoma nasofaríngeo, é provável a existência de doença residual nos linfonodos cervicais quando esses não regridem completamente até os 3 meses depois da conclusão da quimioterapia e radioterapia concomitante.

Citologia aspirativa por agulha fina do linfonodo frequentemente produz resultados inconclusivos, em decorrência do aumento de fibrose e a especificidade do diagnóstico é ao redor de 75% [5]. Tomografia por emissão de pósitrons tem demonstrado ser capaz de detectar recidivas regionais em até 90% dos pacientes [6].

O procedimento cirúrgico de resgate é o esvaziamento cervical radical. O comportamento patológico destas metástases nodais no carcinoma nasofaríngeo foi descrito por cortes semisseriados de 43 amostras provenientes do esvaziamento cervical radical [7]. Os achados demonstraram que acima de 70% das amostras, apresentaram mais linfonodos comprometidos do que esperado, ocorrendo os cinco graus tumorais, embora a maioria dos linfonodos estivessem nos graus II e V. Houve invasão extracapsular em mais de 60% dos linfonodos comprometidos e, em 35%, as células tumorais foram observadas ao longo do tecido não linfático no pescoço. Acima de 28% das amostras dos linfonodos comprometidos estavam infiltrando ou situados próximos ao nervo espinal acessório. Portanto, a cirurgia de resgate para os linfonodos cervicais após radioterapia ou quimiorradioterapia deve ser o esvaziamento cervical radical [7]. O índice de controle tumoral no pescoço durante um período de 5 anos foi de 66% e a sobrevida atuarial em 5 anos foi de 38% [8].

Em pacientes com doença avançada do pescoço, é possível a presença de tumor microscópico mesmo depois de um esvaziamento cervical radical adequado. Uma braquiterapia com pós-carga poderia ser aplicada no leito cirúrgico. A pele superficial, na qual foi irradiada inicialmente, pode não ser capaz de tolerar esta braquiterapia adicional. Portanto, a área da pele sobre a fonte de braquiterapia teve que ser removida no momento do esvaziamento cervical. Este defeito cutâneo deve ser reconstruído com pele não irradiada, tais como um retalho deltopeitoral, retalho torácico lateral [9] ou um retalho miocutâneo do peitoral maior. Para aqueles pacientes com extensa doença cervical, com esta forma de terapia adjuvante, o índice de controle do tumor local foi relatado como comparável ao índice de quando somente o esvaziamento cervical radical foi realizado para uma doença menos extensa [10].

Referências Bibliográficas

1. Lee AW, Foo W, Law SC, Poon YF, Sze WM, O SK, Tung SY, Lau WH: Nasopharyngeal carcinoma: presenting symptoms and duration before diagnosis. Hong Kong Med J 1997;3:355–361.
2. Lee AW, Lau WH, Tung SY, Chua DT, Chappell R, Xu L, Siu L, Sze WM, Leung TW, Sham JS, Ngan RK, Law SC, Yau TK, Au JS, O'Sullivan B, Pang ES, O SK, Au GK, Lau JT; Hong Kong Nasopharyngeal Cancer Study Group: Preliminary results of a randomized study on therapeutic gain by concurrent chemotherapy for regionally-advanced nasopharyngeal carcinoma: NPC-9901 Trial by the Hong Kong Nasopharyngeal Cancer Study Group. J Clin Oncol 2005;23:6966–6975.
3. Liu MT, Hsieh CY, Chang TH, Lin JP, Huang CC, Wang AY: Prognostic factors affecting the outcome of nasopharyngeal carcinoma. Jpn J Clin Oncol 2003;33:501–508.
4. Palazzi M, Guzzo M, Bossi P, Tomatis S, Cerrotta A, Cantu G, Locati LD, Licitra L: Regionally advanced nasopharyngeal carcinoma: long-term outcome after sequential chemotherapy and radiotherapy. Tumori 2004;90:60–65.
5. Toh ST, Yuen HW, Goh YH, Goh CHK: Evaluation of recurrent nodal disease after definitive radiation therapy for nasopharyngeal carcinoma: diagnostic value of fine-needle aspiration cytology and CT scan. Head Neck 2007;29:370–377.
6. Yen TC, Chang YC, Chan SC, Chang JT, Hsu CH, Lin KJ, Lin WJ, Fu YK, Ng SH: Are dual-phase 18F-FDG PET scans necessary in nasopharyngeal carcinoma to assess the primary tumour and loco-regional nodes? Eur J Nucl Med Mol Imaging 2005;32:541–548.
7. Wei WI, Ho CM, Wong MP, Ng WF, Lau SK, Lam KH: Pathological basis of surgery in the management of postradiotherapy cervical metastasis in nasopharyngeal carcinoma. Arch Otolaryngol Head Neck Surg 1992;118:923–929.
8. Wei WI, Lam KH, Ho CM, Sham JS, Lau SK: Efficacy of radical neck dissection for the control of cervical metastasis after radiotherapy for nasopharyngeal carcinoma. Am J Surg 1990;160:439–442.
9. Yuen AP, Ng WM: Surgical techniques and results of lateral cutaneous, myocutaneous, and conjoint flaps for head and neck reconstruction. Laryngoscope 2007;117:288–294.
10. Wei WI, Ho WK, Cheng AC, Wu X, Li GK, Nicholls J, Yuen PW, Sham JS: Management of extensive cervical nodal metastasis in nasopharyngeal carcinoma after radiotherapy: a clinicopathological study. Arch Otolaryngol Head Neck Surg 2001;127:1457–1462.

Tumores das Glândulas Salivares

7.1 Sugestões Práticas para Identificar o Tronco Principal do Nervo Facial

Fernando L. Dias[a,b], Roberto A. Lima[a,b], Jorge Pinho[c]

[a]Departamento de Cirurgia de Cabeça e Pescoço, Instituto Nacional de Câncer
[b]Escola Médica de Pós-Graduação, Universidade Católica do Rio de Janeiro, Rio de Janeiro, Brasil
[c]Hospital Memorial São José de Recife, Pernambuco, Brasil

DICAS

- A identificação das referências anatômicas é o mais importante.
- A projeção da cartilagem tragal indica a posição do tronco do VII NC.
- Em reoperações, ou quando a identificação é obscurecida (pelo tumor), tente a via retrógrada.

ARMADILHAS

- Evite ir diretamente à área do tronco do VII NC antes de identificar as referências anatômicas.
- O processo estiloide não é uma boa referência para acessar o VII NC.

Introdução

O nervo facial (VII NC) emerge da base do crânio através do forame estilomastóideo, localizado posterolateralmente ao processo estiloide e anteromedialmente ao processo mastoide. O tronco principal do VII NC passa pela glândula parótida e, na pata de ganso (latim: *pes anserinus*), divide-se nos ramos temporofacial e cervicofacial a uma distância aproximada de 1,3 cm do forame estilomastóideo [1].

Embora existam diversas maneiras de acessar cirurgicamente o VII NC (e o cirurgião deve estar familiarizado com todas elas), a mais popular é a via anterógrada com a identificação, primeiramente, do tronco principal [2]. Paresia ou paralisia do nervo facial pode ocorrer como uma complicação precoce depois de procedimentos cirúrgicos que envolvam a glândula parótida e o VII NC. Paralisia temporária ocorre em 10-30% das parotidectomias superficiais, enquanto a paralisia permanente do VII NC ocorre em menos de 1% [3].

Sugestões Práticas

É importante lembrar que as referências anatômicas na identificação cirúrgica do VII NC (ventre posterior do músculo digástrico, processo mastoide, osso timpânico e cartilagem do conduto auditivo externo) sempre devem ser expostas antes de qualquer tentativa de identificação do nervo e que o parênquima da parótida não deve ser incisado antes de localizar o VII NC.

1. A parotidectomia superficial ou total é realizada sob anestesia geral. Agentes paralisantes de longa ação devem ser evitados, a fim de permitir o monitoramento do VII NC quando indicado [2-5].

2. O nervo localiza-se a cerca de 1,0-1,5 cm profunda e ligeiramente anterior e inferior à extremidade da cartilagem do conduto externo (também denominada *pointer*) [2-5].

3. O nervo localiza-se a cerca de 1,0 cm profundamente ao ligamento medial do ventre posterior do músculo digástrico até a fossa digástrica do osso mastoide [2-5].

4. A fissura timpanomastoide, localizada entre o osso mastoide e o timpânico, tem seu início distal à espinha suprameatal. O VII NC localiza-se 6-8 mm distal ao ponto final desta fissura [2-5].

5. O VII NC geralmente ruma superficial à veia facial e a divisão desta estrutura (assim como a divisão da veia jugular externa) pode contribuir com o aumento de sangramento venoso durante a dissecção da glândula [3].

6. A artéria estilomandibular, onde se localiza superficial ao nervo conforme entra na glândula, pode provocar sangramento preocupante se não ligada e dividida [2].

7 Se o segmento proximal do VII NC estiver obscurecido, a dissecção retrógrada de um ou mais ramos periféricos do VII NC pode ser necessária para identificar o tronco principal [2, 3, 5].

8 Quando necessário, o VII NC pode ser identificado no osso mastoide pela mastoidectomia e seguido perifericamente. Esta abordagem geralmente é reservada para recidivas incomuns, tumores intratimpânicos ou tumores grandes [2,3].

9 O uso de lupas cirúrgicas com amplo ângulo de visão, com lentes de magnificação de 2,5-3,5 vezes, e o monitoramento do nervo facial, podem facilitar a identificação do nervo, principalmente em reoperações ou em situações em que a anatomia não seja evidente [2-5].

10 Embora recomendado por alguns, o processo estiloide não deve ser utilizado como uma referência para encontrar o tronco do VII NC, devido ao aumento no risco de lesionar o nervo [4].

Conclusão

A identificação cirúrgica do tronco principal do VII NC é um procedimento em etapas, no qual prévia identificação das referências anatômicas descritas acima é altamente aconselhável. A abertura do espaço pré-auricular permite a exposição da projeção da cartilagem tragal, na qual é a última e mais importante referência para a identificação do tronco principal do VII NC.

Referências Bibliográficas

1. Holsinger FC, Bui DT: Anatomy, function, and evaluation of the salivary glands; in Myers EN, Ferris RL (eds): Salivary Gland Disorders. Berlin, Springer, 2007, pp 1–16.

2. Granick MS, Hanna DC 3rd: Surgical management of salivary gland disease; in Grannick MS, Hanna DC 3rd (eds): Management of Salivary Gland Lesions. Baltimore, Williams & Wilkins, 1992, pp 145–174.

3. Wang SJ, Eisele DW: Superficial parotidectomy; in Myers EN, Ferris RL (eds): Salivary Gland Disorders. Berlin, Springer, 2007, pp 247–246.

4. Mihelke A: Surgery of the salivary glands and the extratemporal portion of the facial nerve; in Nauman HH (ed): Head and Neck Surgery: Indications, Techniques, and Pitfalls. Philadelphia, Saunders, 1980, pp 421–465.

5. Shah JP, Patel SG: Salivary glands; in Shah JP, Patel SG (eds): Head and Neck Surgery and Oncology, ed 3. Edinburgh, Mosby, 2003, pp 439–474.

Tumores das Glândulas Salivares

7.2 Abordagem Retrógrada do Nervo Facial – Indicações e Técnica

Flavio C. Hojaij, Caio Plopper, Claudio R. Cernea

Departamento de Cirurgia de Cabeça e Pescoço, Faculdade de Medicina da Universidade de São Paulo, São Paulo, Brasil

D I C A S

- Técnica útil para tumores periféricos ou para identificação difícil do nervo facial.
- Evitar amplas dissecções do nervo facial nos tumores periféricos.
- Usar lentes de magnificação e estimulação elétrica neural.

A R M A D I L H A S

- Não deve ser utilizado para tumores acometendo muitos ramos do nervo facial.
- Falta de referências anatômicas constantes para identificação dos ramos terminais, exceto para o nervo marginal mandibular.

Introdução

Os procedimentos cirúrgicos realizados na glândula parótida são desafiadores para os cirurgiões de cabeça e pescoço devido a diversas razões. Aproximadamente 80% dos tumores de glândula parótida são benignos, devendo-se enfatizar a importância da preservação do nervo facial nestas operações. Portanto, o conhecimento da anatomia do nervo facial e de seus ramos é absolutamente necessário [1].

Geralmente, o nervo facial, cuja função primária é a mobilidade facial, emerge através do forame estilomastóideo e seu plano divide a glândula em um lobo superficial e um profundo. Mais comumente, o tronco do nervo facial divide-se em dois ramos principais: os ramos temporofacial e cervicofacial. Porém, em raras ocasiões o nervo facial pode emergir através do forame estilomastóideo já dividido em dois ramos. Uma ampla variedade de ramos pode emergir através destes ramos principais. Em decorrência destas variações, as divisões terminais do nervo facial são mais bem denominadas pela sua distribuição anatômica em nervo temporal, zigomático, bucal, marginal mandibular e cervical.

Geralmente, a abordagem mais tranquila para o acesso do nervo facial nas cirurgias da glândula parótida é a identificação de seu tronco principal. É uma estrutura anatômica maior, suas referências anatômicas são mais constantes e uma dissecção começando no tronco e indo em direção aos ramos menores geralmente é segura. Contudo, em algumas situações a dissecção retrógrada pode se tornar necessária ou preferível [2].

Sugestões Práticas

Indicações

1. Lesão periférica da glândula parótida, localizada próximo a um ou dois ramos terminais do nervo facial, e com uma pequena margem de tecido salivar normal.

2. Lesão da parótida cuja localização é tão periférica que uma dissecção longa a partir do tronco principal do nervo facial é considerada muito mórbida [3].

3. Condições que impeçam uma identificação segura do nervo facial (como fibrose causada por reoperações e infecções ou tumores adjacentes ao processo mastoide).

Técnica

O ramo terminal do nervo facial com menos variações anatômicas e referências anatômicas determinadas é o nervo marginal mandibular. A identificação periférica dos outros ramos terminais carece de referências anatômicas constantes e depende de uma dissecção cuidadosa no meio dos músculos faciais e da fáscia, medial à glândula parótida (cujos limites também não são bem definidos, tornando a tarefa ainda mais problemática).

Algumas sugestões que podem ser de grande ajuda nestas situações:

1. Uso de lentes cirúrgicas de magnificação.

② Uso de estímulo elétrico intraoperatório dos ramos do nervo facial (no qual pode ser monitorado visualmente ou, com maior eficácia, com eletromiografia) [4].

③ Identificação do nervo marginal mandibular com as seguintes referências anatômicas:
- Ângulo da mandíbula.
- Veia retromandibular (maior ramo da veia jugular externa); os nervos geralmente atravessam a veia anteriormente.

④ Os ramos nervosos tornam-se mais amplos conforme a dissecção retrógrada progride, e outros ramos terminais podem se unir ao dissecado; portanto, a divisão do tecido salivar deve ser realizada com muito cuidado, a fim de evitar uma lesão nervosa.

Referências Bibliográficas

1. Fee WE, Tran LE: Evaluation of a patient with a parotid tumor. Arch Otolaryngol Head Neck Surg 2003;129:937–938.

2. Myssiorek D: Removal of the inferior half of the superficial lobe is sufficient to treat pleomorphic adenoma in the tail of the parotid gland. Arch Otolaryngol Head Neck Surg 1999;125:1164–1165.

3. López M, Quer M, León X, Orús C, Recher K, Vergés J: Usefulness of facial nerve monitoring during parotidectomy. Acta Otorrinolaringol Esp 2001;52:418–421.

4. Bhattacharyya N, Richardson ME, Gugino LD: An objective assessment of the advantages of retrograde parotidectomy. Otolaryngol Head Neck Surg 2004;131:392–396.

7.3 Decisões Intraoperatórias de Sacrifício do Nervo Facial na Cirurgia da Parótida

Randal S. Weber, F. Christopher Holsinger
Department of Head and Neck Surgery, University of Texas M.D. Anderson Cancer Center, Houston, Tex., USA

DICAS

- Em pacientes com neoplasias de parótida e função facial normal, deve-se sempre tentar preservar o nervo facial (NF).
- Quando o tumor encontra-se ao lado do NF, é possível um plano subepineural de dissecção: o tumor pode ser "descascado" do NF.
- Na doença residual microscópica, a radioterapia pós-operatória é eficaz no controle local com preservação da função do NF.
- Quando o nervo é envolvido ou uma paralisia facial pré-operatória está presente, deve-se realizar a ressecção de todos os ramos acometidos ou, se necessário, do tronco principal.

ARMADILHAS

- A preservação do NF, na existência de doença macroscópica, aumenta o risco de recidiva local.
- O linfoma da parótida pode ser confundido com uma neoplasia primária da parótida, sendo inadequado o sacrifício do NF.

Introdução

Os tumores malignos são responsáveis por 20% das neoplasias que acometem a glândula parótida. Os sinais de malignidade são dor, extensão para a pele, fixação às estruturas circundantes, paresia ou paralisia do NF e metástase em linfonodo. Tomografia computadorizada e imagem por ressonância magnética são úteis na avaliação dos tumores de glândulas salivares, porém não fornecem informações consistentes para a diferenciação entre doença benigna e maligna [1]. A biópsia por punção aspirativa por agulha fina (PAAF) irá identificar corretamente a neoplasia em cerca de 85% dos pacientes, porém, a diferenciação entre doença benigna e maligna é mais difícil e possui menor precisão. O potencial para um diagnóstico falso-positivo de malignidade por PAAF e biópsia de congelação existe em 25-30% dos pacientes e estes diagnósticos não devem ditar o sacrifício do NF. A biópsia de fragmento com agulha guiada pela ultrassonografia e a biópsia incisional aberta são auxiliares úteis no arsenal diagnóstico. A obtenção de um diagnóstico definitivo pré-operatório pode identificar malignidade ou linfoma, alterando assim o controle ou permitindo que o cirurgião prepare melhor o paciente para o sacrifício do NF.

As malignidades primárias mais comuns da glândula parótida são o carcinoma mucoepidermoide, seguido pelo carcinoma adenoide cístico, carcinoma ex-adenoma pleomórfico e carcinoma de células acinares. A metástase para a parótida de tumor cutâneo primário também é uma consideração. Muitos tumores originando-se ou metastáticos em glândula parótida podem invadir o NF por extensão direta ou por disseminação neurotrópica ao longo do nervo. Embora muitos tumores possam exibir invasão perineural, o carcinoma adenoide cístico é o tumor mais comum associado a este fenômeno. Em uma revisão, metade dos pacientes (79/160) apresentou invasão perineural. Nervos principais estavam acometidos em 50% dos pacientes; o restante possuía o comprometimento de nervos de pequeno calibre [2]. O comprometimento de nervos principais está associado ao aumento do acometimento locorregional e à sobrevida diminuída [2].

Sugestões Práticas

1. Uma cirurgia com ampla excisão do tumor é normalmente o método de escolha como o tratamento primário. Parotidectomia superficial geralmente fornece uma excisão total do tumor, a menos que o tumor se origine do lobo profundo ou haja uma extensão direta do lobo superficial para o lobo profundo.

2. Na presença de uma função normal do NF no pré-operatório, todo esforço deve ser feito para preservar o nervo durante a cirurgia. Ocasionalmente, os tumores salivares devem ser meticulosamente dissecados do NF, deixando, possivelmente, a doença

microscópica para trás [3]. Deve-se tomar cuidado para não deixar qualquer tumor microscópico. Na suspeita de tumor microscópico residual, é indicada uma radioterapia ao leito parotídeo no pós-operatório [4-6]. Ocasionalmente, em tumores avançados, é necessária uma ressecção do NF e das estruturas adjacentes em virtude do envolvimento do nervo. Os segmentos proximais e distais do nervo devem ser examinados por biópsia de congelação, assegurando a completa erradicação do tumor. Ocasionalmente, uma mastoidectomia é necessária para alcançar margens negativas no coto proximal do NF.

3. Excelente controle local (90%) dos pacientes com câncer de parótida tratados com cirurgia e radiação pós-operatória do ipsolateral, com base na experiência do M.D. Anderson Cancer Center [6]. Recomenda-se a administração, no leito operatório, de uma dose pós-operatória de 60 Gy, dividida em 30 frações. Quando um nervo principal é invadido, a trajetória do nervo é tratada de forma eletiva ao sistema nervoso central ou linfonodo.

Conclusão

A preservação do nervo facial em pacientes com tumores malignos da parótida é um exemplo de controle contemporâneo aceitável. Quando o nervo é envolvido pelo tumor, ou não está funcionando adequadamente, o mesmo deve ser sacrificado. Uma técnica cirúrgica aceitável é a separação tumoral meticulosa do nervo no plano subepineural. Se houver a permanência de doença microscópica, a radioterapia pós-operatória é indicada. O controle locorregional é excelente e a qualidade de vida do paciente é restabelecida pela preservação da função do NF.

Referências Bibliográficas

1. Koyuncu M, Sesen T, Akan H, et al: Comparison of computed tomography and magnetic resonance imaging in the diagnosis of parotid tumors. Otolaryngol Head Neck Surg 2003;129:726–732.
2. Fordice J, Kershaw C, El-Naggar A, Goepfert H: Adenoid cystic carcinoma of the head and neck: predictors of morbidity and mortality. Arch Otolaryngol Head Neck Surg 1999;125:149–152.
3. Guillamondegui OM, Byers RM, Luna MA, et al: Aggressive surgery in treatment for parotid cancer: the role of adjunctive post-operative radiotherapy. Am J Roentgenol Radium Ther Nucl Med 1975;123:49–54.
4. Garden AS, el-Naggar AK, Morrison WH, et al: Postoperative radiotherapy for malignant tumors of the parotid gland. Int J Radiat Oncol Biol Phys 1997;37:79–85.
5. Armstrong JG, Harrison LB, Spiro RH, et al: Malignant tumors of major salivary gland origin. A matched-pair analysis of the role of combined surgery and postoperative radiotherapy. Arch Otolaryngol Head Neck Surg 1990;116:290–293.
6. Garden AS, Weber RS, Morrison WH, et al: The influence of positive margins and nerve invasion in adenoid cystic carcinoma of the head and neck treated with surgery and radiation. Int J Radiat Oncol Biol Phys 1995;32:619–626.

7.4 Quando e como Reconstruir o Nervo Facial Excisado na Cirurgia da Parótida

Peter C. Neligan
University of Washington Medical Center, Seattle, Wash., EUA

DICAS

- Reconstruir, imediatamente, no caso de lesão intraoperatória.
- Reparo livre de tensão.
- Considerar enxerto se houver uma lacuna.
- Considerar a técnica de suspensão para manter a posição enquanto se aguarda a recuperação do nervo.
- Reconstrução estática/dinâmica na paralisia estabelecida.

ARMADILHAS

- Lesão proximal é mais provável de resultar em sincinesia.
- Enxertos longos de nervos são prováveis de produzir resultados inferiores.
- Radioterapia pós-operatória pode resultar em uma recuperação insatisfatória do nervo.

Introdução

O controle dos problemas no nervo facial relacionados com a cirurgia da parótida enquadra-se em 4 categorias: (1) reparo direto, (2) enxerto de nervo, (3) suspensão e (4) reconstrução dinâmica.

Sugestões Práticas

1. *Reparo Direto.* Se o nervo é cortado durante a parotidectomia, é melhor restabelecido diretamente sob magnificação. A recuperação depende de múltiplos fatores [1]. Sincinesia, espasmo facial e movimentos em massa são complicações que seguem os reparos proximais. O reparo direto livre de tensão é o mais adequado.

2. *Enxerto de Nervo.* Na existência de uma lacuna no nervo, deve-se considerar um enxerto. A seleção do nervo doador depende da extensão da lacuna e quantos cabos são necessários. Para lacunas curtas, o nervo auricular magno ou a alça cervical são bons doadores. O nervo sural é o melhor para grandes defeitos. O sucesso é multifatorial. A possibilidade de alcançar o tônus torna o enxerto compensador, pois a morbidade do doador associada à coleta do nervo sural é baixa e uma significante função pode ser reconquistada.

Transferência de Nervo. Quando o coto proximal do nervo não está disponível, nervos doadores alternativos podem ser utilizados, incluindo o nervo glossofaríngeo, acessório, frênico e o hipoglosso. O controle dos músculos faciais reinervados desta maneira pode ser anormal, descoordenado e sincinético. O nervo hipoglosso, as vantagens e desvantagens amplamente relatadas [2], é comumente utilizado. A atrofia da língua e a dificuldade associada à mastigação, fala e deglutição são complicações conhecidas [3]. Recentemente, o nervo motor do masseter tem sido utilizado com sucesso na transferência. A morbidade do doador é mínima.

As transferências de nervo também são utilizadas para "tomar conta" *(baby sit)* dos músculos faciais e manter suas placas motoras até que um enxerto transfacial do nervo possa ser transferido do lado normal.

3. *Suspensão.* Procedimentos estáticos, para melhorar a simetria facial, utilizam faixas do músculo plantar, palmar longo ou tendão extensor do segundo ou terceiro dedo do pé, fáscia lata ou Gore-Tex que são ancorados entre os pontos principais no lábio superior e modíolo e a fáscia sobrejacente ao zigomático ou ao temporal. Hipercorreção frequentemente é necessária para antecipar o estiramento da faixa e o relaxamento dos tecidos faciais. Uma suspensão pode melhorar a função corrigindo a inclinação da comissura oral, em que pode causar sialorreia, principalmente na ingestão de líquidos.

Também pode melhorar a fala por segurar a bochecha em uma posição melhor.

4. *Reconstrução Dinâmica.* A reconstrução dinâmica pode ser alcançada usando um músculo regional, como o masseter ou o temporal ou um músculo livre, como o grácil ou o peitoral menor. A elevação produzida pelos músculos regionais é decepcionante. Além disso, a transferência destes músculos pode produzir significante morbidade como, por exemplo, o "esvaziamento" temporal após a transferência do músculo temporal. Um resultado mais confiável pode ser obtido usando a transferência de um músculo funcionalmente capaz, como o grácil [4], guiado por um enxerto transfacial do nervo a partir do lado contralateral, em um procedimento de duas etapas, ou pelo nervo motor do masseter [5], a partir do mesmo lado, em um procedimento de uma única etapa.

Controle do Olho. A incapacidade de fechar os olhos e a perda do reflexo de piscar resulta na propensão da córnea à lesão, podendo resultar em cegueira. A pálpebra inferior ectópica interfere no transporte de lágrimas, resultando em epífora. O procedimento mais comum envolve o implante de peso de ouro na pálpebra superior, anterior à placa tarsal e fixada à mesma [6]. Complicações incluem sub ou hipercorreção, edema visível, infecção e extrusão do implante.

Implantes de mola também estão disponíveis, porém sua colocação e ajuste de tensão pode ser difícil, sendo mais comum a ocorrência de complicações. A tarsorrafia pode ajudar no fechamento do olho, contudo o campo visual fica comprometido e a aparência do olho pode ser insatisfatória.

A transferência do músculo temporal pode fornecer o fechamento dinâmico da pálpebra. Uma faixa do músculo temporal é estendida com fáscia ou tendão, passada pela pálpebra superior ou inferior e fixada ao ligamento cantal medial [7]. Complicações incluem uma abertura da pálpebra em forma de fenda com movimento lateral e enrugamento da pálpebra lateral no fechamento. Pode ocorrer inchaço do músculo sobre a margem lateral da órbita, como também algum movimento sincinético da pálpebra durante a mastigação. Porém, pode resultar em um fechamento da pálpebra total e forçado.

Referências Bibliográficas

1. Eaton DA, Hirsch BE, Mansour OI: Recovery of facial nerve function after repair or grafting: our experience with 24 patients. Am J Otolaryngol 2007;28:37–41.
2. Yamamoto Y, Sekido M, Furukawa H, et al: Surgical rehabilitation of reversible facial palsy: facial-hypoglossal network system based on neural signal augmentation/neural supercharge concept. J Plast Reconstr Aesthet Surg 2007;60:223–231.
3. Malik TH, Kelly G, Ahmed A, et al: A comparison of surgical techniques used in dynamic reanimation of the paralyzed face. Otol Neurotol 2005;26:284–291.
4. Harii K: Microneurovascular free muscle transplantation for reanimation of facial paralysis. Clin Plast Surg 1979;6:361–375.
5. Manktelow RT, Tomat LR, Zuker RM, et al: Smile reconstruction in adults with free muscle transfer innervated by the masseter motor nerve: effectiveness and cerebral adaptation. Plast Reconstr Surg 2006;118:885–899.
6. Manktelow RT: Use of the gold weight for lagophthalmos. Oper Tech Plast Reconstr Surg 1999;6:157.
7. Salimbeni G: Eyelid reanimation in facial paralysis by temporalis muscle transfer. Oper Tech Plast Reconstr Surg 1999;6:159.

7.5 Abordagens dos Tumores de Lobo Profundo da Parótida

Richard V. Smith

Department of Otorhinolaryngology – Head and Neck Surgery, Albert Einstein College of Medicine, Bronx, N.Y., USA

DICAS

- Avaliar a posição da veia facial posterior na imagem pré-operatória para confirmar suspeita de um tumor de lobo profundo.
- O tecido adiposo profundo no músculo constritor superior será medial a uma massa parafaríngea no lobo profundo da parótida.
- A maioria dos tumores do espaço parafaríngeo pode ser removido através de uma abordagem transcervical, sem a exposição do nervo facial ou a realização de uma mandibulotomia.
- Tumores malignos do espaço parafaríngeo da parótida requerem ressecção via mandibulotomia.

ARMADILHAS

- A orientação psicológica de um paciente com uma massa no lobo profundo da parótida é essencial; explicar sobre ressecção do nervo facial e enxerto.
- Obter uma biópsia com agulha, se possível, para facilitar a discussão e a decisão sobre a abordagem a ser realizada.
- A tolerância do nervo facial à manipulação é imprevisível, portanto deve-se evitar a dissecção desnecessária do nervo ou a tração no nervo com retração parotídea.

Introdução

Identificação precisa de que a massa é proveniente do lobo profundo da parótida é o aspecto mais importante da cirurgia. O lobo profundo é definido como o tecido parotídeo medial ao nervo facial, e os tumores nesta região podem apresentar-se externamente, como uma massa parotídea, ou ser um achado radiográfico de uma massa no espaço parafaríngeo. A distinção entre ambos é o fator primário na escolha da abordagem adequada e depende no diagnóstico por imagem.

Tanto a TC quanto a RM podem ser utilizadas para identificar uma massa no lobo profundo [1], e a escolha de qual método utilizar depende do local da lesão. Nas lesões palpáveis, a TC geralmente é realizada em conjunto com uma punção aspirativa por agulha fina. Um tumor em "forma de ampulheta" no lobo profundo ocupa o espaço medial e lateral à margem posterior do ramo mandibular. Caso contrário, a posição radiográfica da veia facial posterior, melhor definida nas imagens obtidas por TC, é utilizada para classificar a massa, visto que esta veia estará lateral a qualquer massa do lobo profundo. A técnica de RM, por outro lado, pode fornecer mais informações no tumor de lobo profundo da parótida [2]. Estes tumores existem no espaço parafaríngeo pré-estiloide, e a identificação dos mesmos é auxiliada pelos sinais característicos da massa e pela posição do tecido adiposo profundo no músculo constritor superior, uma referência importante. Um tumor no lobo profundo da parótida irá adelgaçar e medializar aquele tecido adiposo, porém, raramente irá obliterá-lo ou ser inobservável à RM.

Sugestões Práticas

Tumores Laterais ou em Forma de Ampulheta

1. Esses tumores são removidos pela técnica de parotidectomia superficial padrão, por uma incisão pré-auricular com uma extensão cervical ou uma ritidectomia.

2. Exposição adequada requer mobilização, ou remoção, do lobo superficial, expondo os ramos relevantes do nervo facial.

3. Preservar o máximo possível do lobo superficial, minimizando os defeitos cosméticos, a incidência de flacidez facial e a sudorese gustativa. O lobo superficial pode ser refletido anteriormente, longe da massa no lobo profundo, e restabelecido depois da remoção do tumor [3-5].

4. Mobilizar o nervo facial meticulosamente da massa subjacente e, então, dissecar o tumor dos tecidos adjacentes através dos espaços entre os ramos do nervo facial.

5 Retrair cuidadosamente o nervo durante a dissecção, tomando cuidado para evitar significante estiramento ou ressecamento do nervo.

6 Tumores em forma de ampulheta geralmente requerem a secção do ligamento estilomandibular para a realização da excisão.

Tumores do Espaço Parafaríngeo da Parótida

1 Raramente abordados de forma direta através da glândula parótida.

2 Embora não visualizado, o nervo facial raramente encontra-se lesionado, porém, é vulnerável.

3 A abordagem transcervical é adequada à maioria destes tumores, mobilizando a glândula submandibular anteriormente, seccionando o ligamento estilomandibular e dissecando a partir da porção inferior.

4 Mesmo os tumores extremamente grandes podem ser removidos transcervicalmente.

5 Qualquer indicação de uma malignidade invasiva, por biópsia com agulha fina ou por imagem, deve induzir uma abordagem de mandibulotomia paramediana, poupando o tecido neurovascular da mandíbula.

Conclusões

Tumores no lobo profundo da parótida devem ser caracterizados como lateral ou parafaríngeo, a fim de determinar a abordagem cirúrgica apropriada para a excisão. Uma abordagem transparotídea deve ser utilizada para os tumores laterais ou em forma de ampulheta, refletindo o lobo superficial normal e restabelecendo sua posição anatômica normal no final da cirurgia. Uma abordagem transcervical deve ser empregada para a maioria dos tumores no espaço parafaríngeo no lobo profundo da parótida, com os tumores malignos necessitando de uma abordagem mais ampla por uma mandibulotomia paramediana e "rotação" mandibular. O cirurgião deve estar ciente dos prós e contras das diferentes abordagens, a fim de minimizar complicações desnecessárias.

Referências Bibliográficas

1. Divi V, Fatt MA, Teknos TN, Mukherji SK: Use of cross-sectional imaging in predicting surgical location of parotid neoplasms. J Comput Assist Tomogr 2005;29:315–319.
2. Som PM, Sacher M, Stollman AL, Biller HF, Lawson W: Common tumors of the parapharyngeal space: refined imaging diagnosis. Radiology 1988;169:81–85.
3. Avery CME, Fleming K, Siegmund CJ: Preservation of the superficial lobe with tumours of the deep-lobe of the parotid. Br J Oral Maxillofac Surg 2007;45:247–248.
4. Colella G, Giudice A, Rambaldi PF, Cuccurullo V: Parotid function after selective deep lobe parotidectomy. Br J Oral Maxillofac Surg 2007;45:108–111.
5. Hussain A, Murray DP: Preservation of the superficial lobe for deep-lobe parotid tumors: a better aesthetic outcome. Ear Nose Throat J 2005;84:518, 520–524.

Tumores das Glândulas Salivares

7.6 Adenoma Pleomórfico Recorrente de Parótida

Bruce J. Davidson
Department of Otolaryngology – Head and Neck Surgery, Georgetown University Medical Center, Washington, D.C., USA

Ⓓ I C A S

- O adenoma pleomórfico recorrente da parótida (APRP) aparece, em média, 15 anos depois da cirurgia inicial e 3/4 dos casos apresentam uma recorrência multifocal.
- Prévias observações operatórias e patologia, como também estudos por imagem atuais, devem ser revisados.
- O monitoramento intraoperatório do nervo facial (NF) está associado a menores tempos cirúrgicos, paresia imediata menos grave e tempo mais curto de recuperação do nervo.
- A radioterapia (RT) é mais comumente utilizada depois de recorrências secundárias.

Ⓐ R M A D I L H A S

- O número (um a centenas) e tamanho (alguns < 1 mm) do foco tumoral pode impedir a ressecção completa da doença recorrente (DR).
- Paresia imediata do NF ocorre em mais de 50% dos casos depois de cirurgia para APRP.
- Recorrências secundárias do adenoma pleomórfico da parótida (APP) são observadas em cerca de 50% dos casos aos 10 anos e 75% dos casos aos 15 anos.

Introdução

Quando os APPs eram tratados por enucleação, o índice de recorrência do tumor era de 10-45% [1]. Com a adoção da parotidectomia superficial (PS), este índice caiu para 2-5% [1]. A DR normalmente aparece muitos anos depois da cirurgia inicial [1]. Em certo estudo, o tempo médio depois da cirurgia inicial foi de 15 anos, com uma variação de 2-50 anos [2]. Este longo período de tempo pode influenciar a observação de que a idade média na cirurgia inicial dos pacientes desenvolvendo o adenoma recorrente mais tarde, aos 34 anos, é de aproximadamente 10 anos mais baixa do que daqueles que não exibiram evidência de recorrência [2]. Cápsula incompleta, penetração da cápsula tumoral pelas células tumorais, pseudopodia e nódulos satélites podem contribuir com a recorrência. Zbären e Stauffer [1] demonstraram que uma destas características estava presente em mais de 70% das amostras de adenoma pleomórfico. Geralmente, o paciente com APRP apresenta múltiplas massas no leito parotídeo [3]. Raramente, a flacidez facial pode estar presente nos APRPs, porém, desperta preocupações para a ocorrência de carcinoma ex-adenoma pleomórfico. Enquanto a multifocalidade (MF) é rara nos APPs, está presente em 73% dos APRPs [2]. O número de nódulos tumorais varia de 2-20 em uma série [2] e de 1-266 (média de 26) em outra [4]. Muitos destes nódulos podem ser < 1 mm, tornando difícil uma ressecção ampla da DR. A taxa de controle local após cirurgia para o APRP varia entre 65 e 85% [5]. Séries que relatam o uso de cirurgia com RT adjuvante em todos os casos apresentam taxas de controle local de 79-95% [5]. Certamente depois de uma segunda recorrência, a maioria iria defender a adição da RT adjuvante.

Sugestões Práticas

❶ Exame médico completo: deve incluir exames de imagem e biópsia. A RM é preferível, principalmente com relação à doença sutil multifocal. A biópsia pode ser realizada por punção aspirativa por agulha fina (PAAF) se os nódulos forem grandes ou como incisão aberta em pequenos nódulos.

❷ Planejamento cirúrgico: prévias observações operatórias e patologia devem ser revisadas para determinar o seguinte: MF do tumor primário, extensão da cirurgia anterior, eventual ruptura da cápsula tumoral e margens positivas. O diagnóstico por imagem avalia a presença de MF, a quantidade de tecido parotídeo residual e sua relação com o tecido subcutâneo, o NF, o lobo profundo da parótida e o espaço parafaríngeo.

3. Tratamento cirúrgico: se a cirurgia inicial foi menos eficaz do que uma PS, a cirurgia para doença recorrente será uma PS ou uma parotidectomia total (PT), com dissecção e preservação do NF. Se uma PS padrão foi previamente realizada, e há um foco único de APRP, a cirurgia será limitada à ressecção local. Se a recorrência for multifocal, uma PT deve ser realizada. A cicatriz anterior é geralmente excisada.

4. Controle do NF: o NF deve ser preservado, a menos que haja evidência de doença infiltrativa maligna. Flacidez facial pré-operatória pode ser uma pista, porém infiltrações ocasionais podem ser observadas em uma caso com função normal do NF. Na maioria dos casos, os tumores benignos podem ser dissecados do nervo facial, embora a dissecção torna-se consideravelmente mais difícil em virtude da cicatriz de prévias cirurgias. A taxa de paralisia/paresia permanente do nervo facial foi relatada ser de 6% e o acometimento de todos os ramos do NF menor de 1% [6]. Cirurgia para APRP está associada a uma taxa de paresia imediata do NF de 56% [4] a 100% [7]. Outros relataram uma taxa de 16% [7] a 21% [2] de paresia facial permanente. O monitoramento intraoperatório do NF não substitui a necessidade de uma dissecção meticulosa, porém, alguns benefícios estatísticos adicionais foram relatados [7]; contudo, é recomendado durante a cirurgia para APRP.

5. Magnificação: sugere-se uma magnificação de 2,5 vezes, porém, aumentos maiores podem ser úteis, principalmente se o reparo de nervo for necessário. O microscópico cirúrgico também pode ser empregado, particularmente para controlar os ramos do NF no tecido fibrosado.

Referências Bibliográficas

1. Zbären P, Stauffer E: Pleomorphic adenoma of the parotid gland: histopathologic analysis of the capsular characteristics of 218 tumors. Head Neck 2007;29:751–757.
2. Zbären P, Tschumi I, Nuyens M, Stauffer E: Recurrent pleomorphic adenoma of the parotid gland. Am J Surg 2005;189:203–207.
3. Leonetti JP, Marzo SJ, Petruzzelli GJ, Herr B: Recurrent pleomorphic adenoma of the parotid gland. Otolaryngol Head Neck Surg 2005;133:319–322.
4. Wittekindt C, Streubel K, Arnold G, Stennert E, Guntinas-Lichius O: Recurrent pleomorphic adenoma of the parotid gland: analysis of 108 consecutive patients. Head Neck 2007;29:822–828.
5. Chen AM, Garcia J, Bucci MK, Quivey JM, Eisele DM: Recurrent pleomorphic adenoma of the parotid gland: long-term outcome of patients treated with radiation therapy. Int J Radiat Oncol Biol Phys 2006;66:1031–1035.
6. Guntinas-Lichius O, Klussmann JP, Wittekindt C, Stennert E: Parotidectomy for benign parotid disease at a University Teaching Hospital: outcome of 963 operations. Laryngoscope 2006;116:534–540.
7. Makeieff M, Venail F, Cartier C, Garrel R, Crampette L, Guerrier B: Continuous facial nerve monitoring during pleomorphic adenoma recurrence surgery. Laryngoscope 2005;115:1310–1314.

7.7 Como Superar as Limitações da Punção Aspirativa por Agulha Fina e Biópsia de Congelação durante as Cirurgias para Tumores das Glândulas Salivares

Alfio José Tincani, Sanford Dubner

Universidade Estadual de Campinas – UNICAMP, Campinas, SP, Brasil

DICAS

- A grande maioria de tumores de glândulas salivares pode ser diagnosticada por punção aspirativa por agulha fina (PAAF) e confirmada por biópsia de congelação (BC).
- O uso de ultrassonografia para guiar a PAAF aumenta a precisão do método.

ARMADILHAS

- Quando há suspeita clínica de malignidade, não confirmada pela PAAF, deve-se realizar a BC.
- Tumores extremamente celulares, amostras inconclusivas ou tumores nos quais há material inadequado submetido à PAAF, indicam que a BC deve ser realizada.

Introdução

Os tumores de glândulas salivares são neoplasias raras, geralmente benignas (especialmente aquelas na glândula parótida). Ocasionalmente, estes tumores apresentam um desafio de diagnóstico e controle. A função da PAAF e da BC no diagnóstico pré-operatório e no controle intraoperatório é geralmente controverso. Muitos autores [1-9] descrevem as vantagens dos outros métodos na diferenciação de lesões benignas, malignas e infamatórias. O uso de PAAF, assim como de BC, pode ser útil no controle dos tumores salivares, visto que a estratégia terapêutica pode, ocasionalmente, ser alterada pré-operatoriamente, assim como durante a cirurgia. A PAAF pode ser realizada em um consultório, oferecendo um rápido diagnóstico. As vantagens do método são: é minimamente invasivo, bem tolerado pelos pacientes, apresenta poucas complicações, uma baixa possibilidade de implantação tumoral e custos mínimos [1, 9]. As taxas de resultados falso-negativos ou falso-positivos podem variar, dependendo da experiência do patologista e o material de amostra coletado. A sensibilidade e a especificidade do teste pode variar entre 73 e 91%, respectivamente [7]. A precisão pode ser aumentada com o uso de ultrassonografia para guiar a PAAF. A BC intraoperatória geralmente oferece o primeiro diagnóstico patológico com alta sensibilidade, confirmando ou não o diagnóstico da PAAF, além de adicionar informações sobre a margem tumoral e sobre a invasão do nervo ou do vaso [9]. Embora a PAAF desempenhe uma melhor função no diagnóstico de tumores salivares, a BC pode oferecer melhores parâmetros microscópicos de invasão, a arquitetura do tumor e a circunscrição. Os dilemas diagnósticos da PAAF ocorrem, principalmente, nos tumores extremamente celulares, como os adenomas pleomórficos e monomórficos, quando o diagnóstico diferencial com carcinoma adenoide cístico de baixo grau [5, 6, 9] pode ser difícil; a distinção entre doenças inflamatórias císticas e carcinoma mucoepidermoide de baixo grau também pode ser difícil. A BC pode melhorar o processo de decisão nestas situações [9].

Sugestões Práticas

1. O histórico, o exame físico e os testes por imagem frequentemente contribuem para o diagnóstico [5, 6, 9].

2. A presença de um déficit motor, principalmente do nervo facial, é altamente sugestivo da presença de malignidade [1, 5].

3. Quando o resultado da PAAF é duvidoso, a BC geralmente consegue demonstrar a arquitetura do teci-

do, ajudando no diagnóstico de linfoma e de tumores de baixo e alto graus [8, 9].

④ O uso de ultrassonografia para guiar a PAAF pode melhorar a precisão do exame [5].

Conclusão

A PAAF é mais sensível, enquanto a BC é mais específica. Portanto, esses métodos são complementares. Quando a PAAF for duvidosa, a BC poderá ser útil na determinação da extensão da cirurgia e no estabelecimento do diagnóstico de câncer.

Referências Bibliográficas

1. Batsakis JG, Sneige N, el-Naggar AK: Fine-needle aspiration of salivary glands: its utility and tissue effects. Ann Otol Rhinol Laryngol 1992;101:185–188.
2. Heller KS, Attie JN, Dubner S: Accuracy of frozen section in the evaluation of salivary tumors. Am J Surg 1993;166:424–427.
3. Heller KS, Dubner S, Chess Q, Attie JN: Value of fine needle aspiration biopsy of salivary gland masses in clinical decision-making. Am J Surg 1992;164:667–670.
4. Tincani AJ, Martins AS, Altemani A, Scanavini RC Jr, Barreto G, Lage HT, Valerio JB, Molina G: Parapharyngeal space tumors: considerations in 26 cases. São Paulo Med J 1999;117:34–37.
5. Tincani AJ, Del Negro A, Araujo PP, Akashi HK, Martins AS, Altemani AM, Barreto G: Management of salivary gland adenoid cystic carcinoma: institutional experience of a case series. São Paulo Med J 2006;124:26–30.
6. Tincani AJ, Altemani A, Martins AS, Barreto G, Valério JB, Del Negro A, Araújo PP: Polymorphous low-grade adenocarcinoma at the base of the tongue: an unusual location. Ear Nose Throat J 2005;84:794–795, 799.
7. Hughes JH, Volk EE, Wilbur DC; Cytopathology Resource Committee, College of American Pathologists: Pitfalls in salivary gland fine-needle aspiration cytology: lessons from the College of American Pathologists Interlaboratory Comparison Program in Nongynecologic Cytology. Arch Pathol Lab Med 2005;129:26–31.
8. Arabi Mianroodi AA, Sigston EA, Vallance NA: Frozen section for parotid surgery: should it become routine? ANZ J Surg 2006;76:736–739.
9. Seethala RR, LiVolsi VA, Baloch ZW: Relative accuracy of fine-needle aspiration and frozen section in the diagnosis of lesions of the parotid gland. Head Neck 2005;27:217–223.

7.8 Sugestões Práticas para Poupar o Nervo Auricular Magno na Parotidectomia

Randall P. Morton
Counties-Manukau DHB e Auckland University, Auckland, New Zealand

🅓 I C A S

- Os ramos posteriores do nervo auricular magno (NAM) podem ser preservados em mais de 60% das parotidectomias.
- A morbidade cirúrgica é reduzida pela preservação dos ramos posteriores do NAM.
- Remoção do coto do NAM transeccionado evita o desenvolvimento de um neuroma de amputação.

🅐 R M A D I L H A S

- O NAM torna-se mais superficial conforme ascende, e os ramos posteriores encontram-se subcutaneamente inferior ao ponto de ligação ao lobo auricular. É neste ponto que eles estão em maior risco de lesão inadvertida.
- Em 5-10% dos pacientes, nos quais o NAM tenha sido sacrificado, um intensamente sensitivo neuroma de amputação pode se desenvolver [1]. Pode ocorrer, com menor frequência, escoriação neuropática do pavilhão auricular.

Introdução

O NAM é um nervo sensorial que se origina do segundo e terceiro ramos cervicais. Surge da margem posterior do músculo esternocleidomastóideo (ECM), no ponto auricular maior (também conhecido como ponto de McKinney [2] e, às vezes, – incorretamente – de ponto de Erb [3]), 6,5 cm abaixo do conduto auditivo externo [2]. Alguns esboçam uma linha do processo mastoide até o ângulo da mandíbula e, então, desenham uma linha perpendicular no centro. O ponto auricular maior é onde esta linha intersecta com a margem posterior do ECM [3].

A partir do ponto auricular maior, o NAM segue em direção ao ângulo da mandíbula. Depois de atravessar a margem anterior do ECM, o NAM forma ramos anteriores e uma divisão posterior. Os ramos anteriores apresentam uma distribuição variável na glândula parótida e bochecha e, em mais de 50% dos casos, o NAM não penetra na glândula de modo algum [4]. Estes ramos anteriores são divididos na cirurgia de parótida, pois as ramificações que seguem para a pele da bochecha serão, inevitavelmente, danificadas durante a elevação do retalho cutâneo.

Há 2 ou 3 ramos da divisão posterior do NAM [5]; esses abastecem a porção inferior do pavilhão auricular [6]. Eles percorrem diretamente em direção ao ligamento anterior do lobo auricular e se encontram, subcutaneamente, inferior ao ligamento do lobo.

Os ramos posteriores do NAM podem ser preservados em 65-70% dos casos [5, 7]. Apesar da ocorrência de hipoestesia e anestesia auricular no pós-operatório, independente da presença ou ausência de secção do NAM, há melhor percepção a longo prazo (12 meses) de toque leve, de dor [6, 8, 9] e de sensibilidade térmica [6] se os ramos posteriores forem preservados do que se o NAM for sacrificado. O período de 1 ano é amplamente reconhecido como sendo o tempo limite para a recuperação da sensibilidade na região facial [6].

Se os ramos posteriores do NAM forem preservados, uma sequela sensorial a longo prazo, no pavilhão auricular, talvez ocorra apenas em cerca de 15% dos pacientes, comparado com mais do que 50% no sacrifício do NAM [5]. Na minha experiência, a preservação dos ramos posteriores do NAM acrescenta muito pouco ao tempo cirúrgico; outros também relatam que acrescenta apenas 5-10 minutos [7, 10].

Uma vez que o NAM tenha sido sacrificado, os pacientes geralmente não usam mais brincos e desistem de esquiar devido à intolerância às temperaturas baixas [7, 8].

Sugestões Práticas

❶ A preservação do NAM não deve comprometer os princípios cirúrgicos oncológicos.

2 Realizar a incisão cutânea inicial na derme, mas não muito profunda.

3 Dissecar sobre o ECM e identificar o tronco do NAM na parte inferior da incisão da parotidectomia antes de elevar os retalhos cutâneos na região do pavilhão auricular.

4 Seguir o NAM superiormente, do mesmo modo que seguiria o tronco do nervo facial, elevando o retalho cutâneo anterior.

5 Seccionar os ramos anteriores do NAM, porém, libere os ramos posteriores de seus anexos e reflita-os posteriormente.

6 Um dos ramos posteriores pode passar profunda e anteriormente ao lóbulo [10].

7 A glândula parótida pode agora ser separada do pavilhão auricular e do ECM de maneira normal.

Conclusão

Este capítulo destaca a importância da preservação dos ramos posteriores do NAM durante a cirurgia da parótida. Os benefícios sensoriais desta técnica não são imediatamente evidentes, porém, as vantagens são bem documentadas aos 12 meses pós-cirurgia. Não apenas a sensibilidade no pavilhão auricular é preservada, como também as potenciais complicações (escoriação neuropática [7, 10], neuroma de amputação [1]) são evitadas.

Referências Bibliográficas

1. Moss CE, Johnston CJ, Whear NM: Amputation neuroma of the great auricular nerve after operations on the parotid gland. Br J Oral Maxillofac Surg 2000;38:537–538.
2. Brown JS, Ord RA: Preserving the great auricular nerve in parotid surgery. Br J Oral Maxillofac Surg 1989;27:459–466.
3. Leung MKS, Dieu T, Cleland H: Surgical approach to the accessory nerve in the posterior triangle of the neck. Plastic Reconstr Surg 2004;6:2067–2070.
4. Zohar Y, Siegal A, Siegal G, Halpern M, Levy B, Gal R: The great auricular nerve; does it penetrate the parotid gland? An anatomical and microscopical study. J Craniomaxillofac Surg 2002;30:318–321.
5. Christensen NR, Jacobsen SD: Parotidectomy. Preserving the posterior branch of the great auricular nerve. J Laryngol Otol 1997;111:556–559.
6. Biglioli F, D'Orto O, Bozzetti A, Brusati R: Function of the great auricular nerve following surgery for benign parotid disorders. J Craniomaxillofac Surg 2002;30:308–317.
7. Hui Y, Wong DSY, Ho W-K, Wei WI: A prospective controlled double-blind trial of great auricular nerve preservation at parotidectomy. Am J Surg 2003;185:574–579.
8. Suen DTK, Chow T-L, Lam CYW, Wong ESW, Lam S-H: Sensation recovery improved by great auricular nerve preservation in parotidectomy: a prospective double-blind study. ANZ J Surg 2007;77:374–376.
9. Porter MJ, Wood SJ: Preservation of the great auricular nerve during parotidectomy. Clin Otolaryngol 1997;22:251–253.
10. Vieira MBM, Maia AF, Ribiero JC: Great auricular nerve preservation in parotidectomy. Arch Otolaryngol Head Neck Surg 2002;128:1191–1195.

7.9 Indicações para o Esvaziamento Cervical Eletivo nos Cânceres de Parótida

Roberto A. Lima, Fernando L. Dias

Departamento de Cirurgia de Cabeça e Pescoço do Instituto Nacional de Câncer/INCA e Cirurgia de Cabeça e Pescoço pela Universidade Católica do Rio de Janeiro, Rio de Janeiro, Brasil

DICAS

- Nos tumores malignos da parótida, considerar o estadiamento do pescoço de um esvaziamento nível II e III. Lembre-se de que a maioria das metástases cervicais que ocorrem nestes níveis são facilmente dissecadas através da mesma incisão clássica [1].
- A presença de disfunção facial junto com a massa tumoral na parótida indica a presença de tumores agressivos. Neste caso, considerar o esvaziamento cervical eletivo [2].

ARMADILHAS

- Os índices de total concordância entre o diagnóstico fundamentado em cortes congelados e cortes permanentes no intraoperatório podem ser tão baixos quanto 36% e depende da experiência do patologista [3].
- Se a metástase em linfonodo for identificada em cortes congelados, considerar a realização de uma esvaziamento cervical radical modificado, níveis I-V.
- Não há estudos prospectivos randomizados confirmando a confiabilidade da radioterapia no controle das metástases cervicais no câncer das glândulas salivares.

Introdução

A incidência de metástases em linfonodos nos carcinomas de parótida no momento da apresentação inicial varia de 12 a 24 [2, 4-6]. Armstrong *et al.* [1] relataram uma taxa de 38% de metástase cervical oculta em 90 pacientes submetidos ao esvaziamento cervical eletivo. Adicionalmente, 10 pacientes apresentaram doença linfonodal periglandular positiva. Metástase em linfonodo cervical dos cânceres salivares não é comum, todavia apresenta um prognóstico ruim. Nossa instituição [6] relatou reduções nas taxas de sobrevida, em um período de 10 anos, de 77 para 34% para o câncer na parótida.

As características que influenciam o risco de metástase oculta no câncer de glândula salivar são dignas de revisão em qualquer discussão sobre o tratamento cirúrgico eletivo do pescoço.

Spiro *et al.* [2], do Memorial Sloan-Kettering Cancer Center, recomendaram um esvaziamento cervical eletivo nos pacientes com carcinoma indiferenciado ou escamoso, em decorrência da alta taxa de desenvolvimento de metástase linfonodal e sugeriram que, para outros tumores de alto grau, um estadiamento no esvaziamento cervical supraomo-hióideo é uma terapia adjunta adequada.

Armstrong *et al.* [1] relataram que os tumores de alto grau demonstram aumento nas metástases ocultas de linfonodo, quando comparados aos tumores de baixo grau, 49 *versus* 2%.

De acordo com Regis *et al.* [7], os significantes fatores de risco para metástase cervical no carcinoma da parótida são o tipo histológico, o estadiamento T e a desmoplasia grave. Adicionais características preditivas de maior incidência de metástase linfonodal oculta incluem o estadiamento T avançado (T3 e T4), tamanho tumoral de 3 cm ou mais e a presença de paralisia facial no diagnóstico [5].

Sugestões Práticas

1. Os tumores classificados como T3/T4 apresentam maior risco de metástase cervical [8].

2. Pacientes que apresentam disfunção do nervo facial no diagnóstico possuem risco maior de metástase cervical [8]. Considerar que a disfunção facial é fácil de ser identificada quando associada aos tumores da glândula parótida.

3. É difícil o estabelecimento do grau tumoral com biópsias de congelação [3]. Porém, foi observado que há relação entre a histopatologia e o grau [9]. Carcinoma

primário de células escamosas, carcinoma mucoepidermoide de alto grau, carcinoma de ductos salivares, carcinoma indiferenciado e adenocarcinoma têm maior risco de abrigar metástase cervical oculta [7].

4 O esvaziamento cervical seletivo (níveis IB, IIA, IIB, III) é a cirurgia adequada para pacientes que correm risco de metástase cervical. As áreas cervicais posteriores (níveis I, II, III) são facilmente excisadas por uma pequena extensão da parotidectomia [10].

Referências Bibliográficas

1. Armstrong JG, Harrison LB, Thaler HT, et al: The indications for elective treatment of the neck in cancer of the major salivary glands. Cancer 1992;69:615–619.
2. Spiro RH, Armstrong JG, Harrison LB, et al: Carcinoma of major salivary glands – recent trends. Arch Otolaryngol Head Neck Surg 1989;115:316–321.
3. Zbären P, Schupbach J, Nuyens M, et al: Elective neck dissection versus observation in primary parotid carcinoma. Otolaryngol Head Neck Surg 2005;132:387–391.
4. Spiro RH: Salivary neoplasms: overview of a 35-year experience with 2807 patients. Head Neck 1986;8:177–184.
5. Frankenthaler RA, Byers RM, Luna MA, et al: Predicting occult lymph node metastasis in parotid cancer. Arch Otolaryngol Head Neck Surg 1993;119:517–520.
6. Lima RA, Tavares MR, Dias FL, et al: Clinical prognostic factors in malignant parotid gland tumors. Otolaryngol Head Neck Surg 2005;133:702–708.
7. Regis De Brito Santos I, Kowalski LP, Cavalcante De Araujo V, et al: Multivariate analysis of risk factors for neck metastases in surgically treated parotid carcinomas. Arch Otolaryngol Head Neck Surg 2001;127:56–60.
8. Medina JE: Neck dissection in the treatment of cancer of the major salivary glands. Otolaryngol Clin North Am 1998;31:815–822.
9. Godballe C, Schultz JH, Krogdahl A, et al: Parotid carcinoma: impact of clinical factors on prognosis in a histologically revised series. Laryngoscope 2003;113:1411–1417.
10. McGuirt WF: Controversies regarding therapy of tumors of the parotid gland; in Thawley SE, Panje WR, Batsakis JG, Lindberg RD (eds): Comprehensive Management of Head and Neck Tumors. Philadelphia, Saunders, 1999, pp 1211–1219.

7.10 Indicações para Parotidectomia "Tática" nas Lesões Não Salivares

Caio Plopper, Claudio R. Cernea

Departamento de Cirurgia de Cabeça e Pescoço da Faculdade de Medicina da Universidade de São Paulo, São Paulo, Brasil

DICAS

- O tecido da glândula parótida ou os linfonodos intraglandulares podem estar comprometidos por tumores malignos da face anterior e do couro cabeludo.
- Nestes casos, uma parotidectomia superficial com preservação do nervo facial geralmente é suficiente.

ARMADILHAS

- Grandes tumores cutâneos geralmente impossibilitam a identificação do tronco principal do nervo facial, tornando a dissecção retrógrada uma tática segura e mais fácil.

Introdução

As ressecções de glândula parótida podem ser necessárias para o tratamento adequado dos tumores não salivares, geralmente por duas razões: tumores que invadem diretamente ou que estejam muito próximos à glândula, ou para a ressecção do linfonodo.

Geralmente os tumores que invadem diretamente a glândula parótida são de origem cutânea, denominados carcinomas de células basais e de células escamosas; porém, os melanomas e outros tumores raros, como os tumores dermoides, dermatofibrossarcoma ou carcinomas écrinos, também podem exigir algum tipo de ressecção da glândula parótida para um tratamento adequado [1].

A glândula parótida é a sede de parte da rede linfática da cabeça e pescoço, em continuidade com os linfonodos do nível II. Estes linfonodos geralmente estão localizados no lobo superficial da glândula parótida, e são uma importante cadeia de drenagem linfática da face anterior e do couro cabeludo [2]. Portanto, os tumores primários que se originam destes locais, com alta propensão histológica para metástase linfática ou com doença metástica clínica da glândula parótida, também necessitam de uma parotidectomia formal como parte do tratamento cirúrgico [3, 4].

Sugestões Práticas

1. Quando indicado para invasão direta da glândula parótida ou para dissecção de linfonodo, deve-se tentar uma ressecção da glândula parótida com a preservação do nervo facial e de todos os seus ramos. Contudo, alguma forma de sacrifício do nervo pode ser necessária quando o nervo facial estiver comprometido pela doença primária ou metastática.

2. A parotidectomia deve ser indicada sempre que um tumor cutâneo primário penetrar profundamente a fáscia parotídea. Este procedimento pode ser necessário para a identificação e preservação do nervo facial, como também para a ressecção tumoral com margens adequadas [5].

3. A identificação do tronco principal do nervo facial geralmente é mais fácil e segura; porém, quando um grande tumor originado na pele da região parotídea ou do conduto auditivo impede a identificação do tronco principal do nervo facial, uma parotidectomia retrógrada pode ser útil.

4. O uso de lentes cirúrgicas de magnificação e o monitoramento intraoperatório do nervo pode ser muito importante para a identificação e preservação do nervo facial, principalmente para grandes tumores e quando a dissecção retrógrada do nervo facial for necessária.

5. Alguns tumores capazes de, clinicamente, imitar os linfonodos parotídeos primários, como os linfomas ou tumores da bainha neural, podem surgir na glândula parótida e a realização de uma parotidectomia formal pode ser muito extensa e mórbida

para estes pacientes [6]. Nestas condições, as biópsias por punção aspirativa por agulha fina são muito úteis e recomendadas para o planejamento cirúrgico.

6. A grande maioria dos linfonodos parotídeos está localizada no lobo superficial, lateral ao nervo facial. Portanto, uma parotidectomia superficial é suficiente sempre que a dissecção de linfonodo for indicada.

7. Nos melanomas cutâneos do couro cabeludo anterior e da face, o mapeamento linfático parotídeo e a ressecção do linfonodo sentinela ainda são métodos controversos. Porém, deve-se enfatizar a importância da preservação do nervo facial, nestes casos.

8. Quando indicado para dissecção eletiva ou terapêutica de linfonodos intraglandulares, os linfonodos parotídeos devem ser visualizados como contíguos aos linfonodos de nível II [1]. Portanto, deve-se considerar um esvaziamento cervical seletivo ou compreensivo em monobloco.

9. Na presença de uma invasão direta da glândula parótida por uma doença maligna ou de linfonodos parotídeos comprometidos, deve-se considerar a terapia adjuvante com radiação para melhor controle local [7].

Referências Bibliográficas

1. Plopper C, Cernea CR, Ferraz AR, Medina dos Santos LR, Regis AB: Parotidectomy for primary nonparotid diseases. Otolaryngol Head Neck Surg 2004;131:407–412.
2. McKean ME, Lee K, McGregor IA: The distribution of lymph nodes in and around the parotid gland: an anatomical study. Br J Plast Surg 1985;38:1–5.
3. Yarington CT Jr: Metastatic malignant disease to the parotid gland. Laryngoscope 1981;91:517–519.
4. Nichols RD, Pinnock LA, Szymanowski RT: Metastases to parotid nodes. Laryngoscope 1980;90:1324–1328.
5. Lai SY, Weinstein GS, Chalian AA, Rosenthal DI, Weber RS: Parotidectomy in the treatment of aggressive cutaneous malignancies. Arch Otolaryngol Head Neck Surg 2002;128:521–526.
6. Loggins JP, Urquhart A: Preoperative distinction of parotid lymphomas. J Am Coll Surg 2004;199:58–61.
7. Kraus DH, Carew JF, Harrison LB: Regional lymph node metastasis from cutaneous squamous cell carcinoma. Arch Otolaryngol Head Neck Surg 1998;124:582–587.

Tumores das Glândulas Salivares

7.11 Quando não Operar em um Tumor Parotídeo

Jeffrey D. Spiro[a], Ronald H. Spiro[b,c]

[a]University of Connecticut School of Medicine, Farmington, Conn.
[b]Head and Neck Surgery Service, Memorial Sloan-Kettering Cancer Center
[c]Cornell University Medical College, New York, N.Y., USA

DICAS

- Nem todas as massas parotídeas são neoplásicas.
- Pelo menos 80% das neoplasias parotídeas são benignas.
- A biópsia por punção aspirativa por agulha fina (PAAF) geralmente é capaz de distinguir entre as lesões neoplásicas e não neoplásicas e entre as neoplasias benignas e malignas.

ARMADILHAS

- A PAAF não é infalível e, portanto, não substitui o julgamento clínico.
- A transformação maligna de um adenoma pleomórfico (AP) preexistente é rara, porém, precisa ser considerada na decisão para realizar uma cirurgia.

Introdução

O paciente que apresenta massa na área da parótida geralmente possui um processo neoplásico primário originado na glândula parótida (GP). Em geral, neste cenário, os clínicos recomendarão parotidectomia (PT). Porém, existem diversas considerações que podem impactar na decisão de proceder diretamente com a cirurgia.

Sugestões Práticas

1. Nem todas as massas que surgem na GP são neoplásicas em sua origem. Outras possibilidades incluem cistos benignos ou alterações inflamatórias e aumento hiperplásico dos linfonodos localizados adjacentes à ou na cápsula parotídea. Considerando que mais de 80% das neoplasias que surgem na glândula serão benignas, as indicações para uma ressecção geralmente são: (a) confirmação de um diagnóstico patológico, (b) preocupação com relação à aparência e (c) a possibilidade de transformação maligna de um AP benigno preexistente.

2. A PAAF pode ser muito útil para a decisão em proceder ou não com a cirurgia na parótida. A precisão da PAAF em distinguir entre um processo neoplásico e um não neoplásico, e na diferenciação entre neoplasias benignas e malignas, geralmente é bem alta, com uma precisão geral de 84-98% [1-5]. Um aspirado inequivocadamente negativo para células malignas, em um paciente com massa parotídea benigna, fornece tranquilização adicional naqueles casos em que o paciente iria preferir adiar a cirurgia. Quando um aspirado linfoide sugere linfoma, uma biópsia de fragmento é capaz de fornecer tecido o suficiente para estabelecer um diagnóstico sem uma PT. Claramente, a PAAF não é infalível e o julgamento clínico do cirurgião deve ser prioritário quando os resultados da PAAF são inconsistentes com a apresentação clínica.

3. A PT pode ser a única técnica capaz de tranquilizar o paciente ansioso, mesmo quando um tumor é pequeno e provavelmente benigno. Geralmente, quando um tumor é grande e disforme, os cirurgiões e pacientes irão, igualmente, favorecer a cirurgia. Vale à pena relembrar que o AP, a neoplasia mais comum encontrada na GP, em geral aumenta lentamente e de forma gradual. Porém, em nossa experiência, alguns pacientes possuem tumores que não exibem crescimento significativo durante anos de observação. Por esta razão, a espera vigilante *(Watchful waiting)* pode ser uma alternativa razoável em certos pacientes, especialmente para os mais idosos e os que apresentam problemas médicos.

4. Outra indicação frequentemente citada para a PT é o risco de transformação maligna de um AP preexistente. A verdadeira incidência de tal transformação é

incerta; porém, aparenta ser rara. Embora haja a necessidade de discutir esta possibilidade com o paciente, como parte do processo de consentimento informado, nós achamos que não seja uma indicação persuasiva para cirurgia em pacientes com tumores parotídeos clinicamente benignos.

5. Obviamente, há outras considerações que podem influenciar na decisão em proceder com a cirurgia parotídea. Pacientes cujo estado de saúde impeça a anestesia geral não são candidatos à cirurgia. Alguns pacientes com cânceres negligenciados ou de alto grau podem apresentar uma doença muito extensa localmente, considerada irressecável. Como observado previamente, o nível de preocupação do paciente claramente será um fator importante na decisão de proceder com a cirurgia.

Conclusão

Enquanto a excisão cirúrgica geralmente é indicada para uma massa que surge na GP, há circunstâncias em que uma PT pode ser adiada. Um processo não neoplásico pode ser diagnosticado por PAAF ou biópsia de fragmento com agulha, evitando, deste modo, uma cirurgia. Em casos nos quais haja suspeita clínica de AP, ou em que o AP tenha sido diagnosticado na PAAF, os riscos e os benefícios da PT devem ser discutidos com o paciente, assegurando que apenas a extirpação completa pode garantir uma análise patológica precisa, e que há um pequeno risco de transformação maligna dos tumores benignos com o passar do tempo. Se depois desta conversa o paciente preferir evitar a cirurgia, será razoável acompanhá-lo (a) clinicamente. Segundo a experiência do autor, alguns APs podem exibir pouco ou nenhum crescimento significante quando observado durante longos períodos de tempo, tornando, portanto, a observação uma opção cabível em pacientes cuidadosamente selecionados e adequadamente informados.

Referências Bibliográficas

1. Seethala RR, LiVolsi VA, Baloch ZW: Relative accuracy of fine-needle aspiration and frozen section in the diagnosis of lesions of the parotid gland. Head Neck 2005;27:217–223.
2. Cohen EG, Patel SG, Lin O, et al: Fine-needle aspiration biopsy of salivary gland lesions in a selected patient population. Arch Otolaryngol Head Neck Surg 2004;30:773–778.
3. Boccato P, Altavilla G, Blandamura S: Fine-needle aspiration biopsy of salivary gland lesions. A reappraisal of pitfalls and problems. Acta Cytol 1998;42:888–898.
4. Al-Khafaji BM, Nestok BR, Katz RL: Fine-needle aspiration of 154 parotid masses with histologic correlation: ten year experience at the University of Texas M.D. Anderson Cancer Center. Cancer 1998;84:153–159.
5. Atula T, Greenman R, Laippala P, Klemi PJ: Fine-needle aspiration biopsy in the diagnosis of parotid gland lesions: evaluation of 438 biopsies. Diagn Cytopathol 1996;15:185–190.

7.12 Sugestões Práticas sobre a Excisão da Glândula Submandibular

Kwang Hyun Kim

Department of Otolaryngology – Head and Neck Surgery, Seoul National University College of Medicine, Seoul, Korea

Ⓓ I C A S

- O fator mais importante na ressecção de glândula submandibular (GSM) é evitar lesão do ramo mandibular marginal do nervo facial (NMM).
- A técnica-padrão para se evitar lesão ao NMM é a realização de uma incisão pelo menos 3 cm inferior à margem inferior da mandíbula.
- A dissecção retrógrada ascendente do ramo cervical conduz ao NMM.
- "Pseudoparalisia" transiente do NMM, em decorrência da lesão do ramo cervical, pode ser diferenciada da lesão no NMM.
- Excisão intraoral da GSM não causa cicatriz externa, nem lesão ao NMM ou ao nervo hipoglosso. Também não causa inflamação residual do ducto de Wharton.

Ⓐ R M A D I L H A S

- Estimuladores do nervo facial podem ser utilizados, porém, a segurança e a confiabilidade destes não são absolutas.
- A excisão intraoral da GSM não deve ser indicada para pacientes com tumores de glândulas salivares grandes ou malignos ou quando há limitação na abertura bucal ou exposição do soalho bucal.

Introdução

A excisão da GSM tem sido frequentemente associada a complicações neurológicas depois da cirurgia, como lesão do NMM (7,7%), dos nervos hipoglosso (2,9%) e lingual (1,4%) [1]. A técnica-padrão para se evitar lesão ao NMM é a realização de uma incisão horizontal, para esvaziamento cervical, pelo menos 3 cm inferior à margem inferior da mandíbula, ligando e seccionando a veia facial comum na superfície profunda da fáscia, elevando o vaso junto com o retalho cutâneo superior [2]. É muito fácil encontrar a espessa artéria facial entrando na GSM pela extremidade posterior. Se a artéria passa através da glândula, deve ser seccionada e ligada de modo seguro; caso contrário, pode ser salva. O nervo lingual é conectado à GSM pelo linfonodo submaxilar, o qual deve ser cuidadosamente cortado a fim de evitar lesão nervosa. O nervo hipoglosso passa profundamente pela parte posterior do músculo digástrico, estando, portanto, relativamente protegido durante a dissecção. Os vasos faciais devem ser ligados e seccionados, cuidadosamente, na margem superior da GSM. A última etapa é ligar e seccionar o ducto de Wharton. O ducto deve ser cuidadosamente palpado antes de ser seccionado para confirmar a presença de pedra na amostra ressecada.

Abordagens cirúrgicas alternativas têm sido desenvolvidas para evitar cicatrização visível na parte superior do pescoço e para reduzir riscos neurológicos. Estas abordagens incluem: a remoção intraoral da GSM [3], os métodos minimamente invasivos por endoscopia e o método endorrobotizado de ressecção da GSM.

Sugestões Práticas

❶ Uma maneira segura de identificar o NMM é o uso intraoperatório de aparelhos de monitoramento do nervo facial, porém, a configuração destes aparelhos no pré-operatório é demorada. Os estimuladores descartáveis intraoperatórios do nervo facial e os estimuladores de bloqueio nervoso estão disponíveis, porém, é incerta a segurança e a confiabilidade destes estimuladores. A intensidade-padrão da corrente de pulso recomendada para estimulação é de 1,00 mA, com uma frequência de 1 Hz [4].

❷ Abaixo da camada superficial da fáscia cervical profunda, o ramo cervical do nervo facial é identificado, descendendo 5-10 mm anterior e paralelo à margem anterior do músculo esternocleidomastóideo [5]. A ressecção retrógrada ascendente deste ramo cervical com pinça mosquito conduz ao NMM.

❸ As principais vantagens da abordagem intraoral são a ausência de cicatriz externa, ausência de lesão ao NMM ou ao nervo hipoglosso e ausência de inflamação residual do ducto de Wharton [3]. A principal desvantagem é a dificuldade técnica com uma curva de aprendizado significante, principalmente quando o endoscópio é utilizado para magnificação. Esta abordagem possui indicações limitadas [6].

(4) O músculo platisma, junto com o músculo abaixador do ângulo da boca, funciona como um depressor dos lábios. Lesões no ramo cervical nestes pacientes resultam na perda da função depressora no canto afetado da boca. Disfunção transiente do músculo depressor do lábio tem sido observação comum nos pacientes submetidos ao esvaziamento cervical com excisão do platisma. "Pseudoparalisia" transiente do NMM, em decorrência da lesão do ramo cervical, pode ser distinguida da lesão do NMM pelo fato de que aqueles pacientes ainda podem everter o lábio inferior em razão de um músculo mentual funcional [7].

Conclusão

Para melhor resultado estético após a excisão da GSM sem déficit neurológico, principalmente do NMM, o leitor deve estar ciente das várias opções cirúrgicas disponíveis, a fim de escolher a mais apropriada.

Referências Bibliográficas

1. Berini-Aytes L, Gay-Escoda C: Morbidity associated with removal of the submandibular gland. J Craniomaxillofac Surg 1992;20:216–219.
2. Martin H, Del Valle B, Ehrlich H, Cahan W: Neck dissection. Cancer 1951;4:441–499.
3. Hong KH, Kim YK: Intraoral removal of the submandibular gland: a new surgical approach. Otolaryngol Head Neck Surg 2000;122:798–802.
4. Sadoughi B, Hans S, de Monès E, Brasnu DF: Preservation of the marginal mandibular branch of the facial nerve using a plexus block nerve stimulator. Laryngoscope 2006;116:1713–1716.
5. Shuaib Zaidi SM: A simple nerve dissecting technique for identification of marginal mandibular nerve in radical neck dissection. J Surg Oncol 2007;96:71–72.
6. Weber SM, Wax MK, Kim JH: Transoral excision of the submandibular gland. Otolaryngol Head Neck Surg 2007;137:343–345.
7. Daane SP, Owsley JQ: Incidence of cervical branch injury with 'marginal mandibular nerve pseudo-paralysis' in patients undergoing face lift. Plast Reconstr Surg 2003;111:2414–2418.

Tumores da Base do Crânio

8.1 Sugestões Práticas para Acesso Subcraniano

Ziv Gil, Dan M. Fliss

Department of Otolaryngology – Head and Neck Surgery, Tel Aviv Sourasky Medical Center, Tel Aviv, Israel

DICAS

- O acesso subcraniano é um trabalho em equipe multidisciplinar.
- Utilizar um tratamento com antibióticos de amplo espectro no perioperatório para reduzir complicações.
- Inserir um dreno lombar depois da administração da anestesia para facilitar a retração do lobo frontal e reduzir o risco de fístula liquórica no pós-operatório.
- Aumentar a satisfação do paciente realizando a cirurgia sem incisões faciais, traqueostomia e raspagem do cabelo.
- Em casos de amplo comprometimento do palato, da fossa pterigomaxilar ou do ápice orbital, utilizar uma combinação de abordagens.
- Sempre que possível, preservar um ou ambos os lados dos filamentos olfativos.

ARMADILHAS

- Evitar danos à respiração nasal, preservando o terço distal do osso nasal.
- Confirmar firme fechamento dural a fim de prevenir fístula liquórica.
- A extubação imediata é necessária para permitir um monitoramento neurológico contínuo.
- Nunca ventilar um paciente com pressão positiva depois da extubação, a fim de evitar um pneumoencéfalo potencialmente fatal.
- Admitir o paciente em uma unidade de terapia intensiva durante 24 horas depois da cirurgia.

Introdução

O conceito de amplo acesso subcraniano na base anterior do crânio foi primeiramente introduzido como alternativa ao tradicional acesso craniofacial. O acesso subcranial possui diversas vantagens. (1) Permite ampla exposição da base anterior do crânio a partir da porção inferior, e não através da rota transfrontal. (2) Fornece excelente acesso às paredes orbitais e ao recesso esfenoetmoidal, e às cavidades nasais e paranasais. (3) Permite remoção simultânea do tumor intradural e extradural, e reconstrução segura dos defeitos durais. (4) Não requer incisões faciais. (5) É realizado com mínima manipulação do lobo frontal.

Sugestões Práticas

1. *Avaliação Pré-Operatória e Anestesia.* Todos os pacientes agendados para cirurgia devem ser avaliados pré-operatoriamente por uma equipe cirúrgica multidisciplinar. A avaliação radiológica deve incluir tomografia computadorizada (TC) e imagem por ressonância magnética. A tomografia por emissão de pósitrons também é recomendada [1]. Antibióticos de amplo espectro, consistindo em uma combinação de cefuroxima, vancomicina e metronidazol, são administrados perioperatoriamente. Não é necessária a realização de traqueostomia, a menos que uma reconstrução com retalho livre seja realizada [2]. Um cateter na espinha lombar é inserido para drenagem de liquor após a administração da anestesia.

2. *Técnica Cirúrgica do Acesso Subcraniano.* A pele é incisada acima da linha do cabelo e um retalho coronal é criado em plano supraperiosteal [2]. O retalho é elevado anteriormente além das cristas supraorbitais. O retalho pericranial é elevado sobre os periorbitais, e os nervos e vasos supraorbitais são cuidadosamente separados da incisura supraorbital. As paredes laterais e mediais das órbitas são expostas e as artérias etmoidais anteriores são clampeadas. Miniplacas de titânio são aplicadas aos ossos frontais e removidas antes da realização das osteotomias, assegurando o exato reposicionamento dos segmentos ósseos. É realizada uma osteotomia das paredes anterior e posterior do seio frontal, junto à estrutura óssea nasal, parte da parede orbital média e um segmento do septo nasal superoposterior [3]. Parte do osso nasal é preser-

vada a fim de auxiliar a válvula nasal. Neste estágio, o tumor é extirpado e o parênquima da dura-máter ou do cérebro é ressecado se envolvido pelo tumor. Quando indicada, realiza-se maxilectomia unilateral ou bilateral medial pela extremidade posterior, permitindo visualização direta do seio maxilar [4]. Por esta abordagem, é possível acessar, com segurança e confiança, os tumores envolvendo as paredes medial e superior da maxila. Retalhos compostos de várias camadas da fáscia lata são rotineiramente utilizados para a reconstrução da dura-máter e do crânio. Um método de compressão centrípeta é utilizado para reduzir o telecanto e, então, a colocação de *stent* no ducto nasolacrimal é realizado.

3. *Tratamento Pós-Cirúrgico.* Depois da cirurgia, o paciente é extubado e transferido para a unidade de terapia intensiva por 24 horas. Laxativos são administrados para reduzir o risco do aumento da pressão intracraniana induzida pela manobra de Valsalva. A punção lombar é removida em 3-5 dias e o tamponamento nasal 7 dias depois da cirurgia. TC de rotina é realizada no final do procedimento e, novamente, uma semana mais tarde.

Conclusão

O acesso subcraniano é rotineiramente utilizado para extirpação de tumores envolvendo a base anterior do crânio, permitindo ampla exposição, mínima retração cerebral e ausência de incisões faciais. Imagens detalhadas pré-operatórias, reconstrução adequada, cuidado pós-operatório intensivo e cooperação de uma equipe multidisciplinar são elementos cruciais para garantir uma ressecção tumoral bem-sucedida e aumentar a qualidade de vida [5].

Referências Bibliográficas

1. Gil Z, Even-Sapir E, Margalit N, Fliss DM: Integrated PET/CT system for staging and surveillance of skull base tumors. Head Neck 2007;29:537–545.
2. Gil Z, Cohen JT, Spektor S, et al: Anterior skull base surgery without prophylactic airway diversion procedures. Otolaryngol Head Neck Surg 2003;128:681–685.
3. Raveh J, Laedrach K, Speiser M, et al: The subcranial approach for fronto-orbital and anteroposterior skull base tumor. Arch Otolaryngol Head Neck Surg 1993;119:385–393.
4. Gil Z, Abergel A, Spektor S, et al: Quality of life following surgery for anterior skull base tumors. Arch Otolaryngol Head Neck Surg 2003;129:1303–1309.
5. Gil Z, Cohen JT, Spektor S, et al: The role of hair shaving in skull-base surgery. Otolaryngol Head Neck Surg 2003;128:43–47.

Tumores da Base do Crânio

8.2 Técnica de Translocação Facial

Fernando Walder

Universidade Federal de São Paulo – UNIFESP, São Paulo, SP, Brasil

DICAS

- A anatomia facial contém linhas de separação das unidades faciais (UF) adequadas para um acesso cirúrgico, permitindo um deslocamento pouco traumático.
- O suprimento sanguíneo das UF garante a viabilidade individual das unidades quando mobilizadas.
- O terço médio da face contém múltiplos espaços anatômicos "vazios", que promovem a facilidade do acesso cirúrgico à porção central da base do crânio (BC).
- Oferece uma tolerância muito maior ao edema cirúrgico pós-operatório, oposto ao similar deslocamento do conteúdo do neurocrânio.
- O restabelecimento da anatomia normal é realizada com o reposicionamento das UF durante a fase de reconstrução.

ARMADILHAS

- Contaminação da ferida cirúrgica com a flora bacteriana da orofaringe.
- A necessidade de incisões faciais com o subsequente desenvolvimento de cicatriz.
- Considerações emocionais relacionadas com desunião das UF na cirurgia facial.

Introdução

Exposição adequada é a chave para uma ressecção em monobloco bem-sucedida em qualquer região. Por causa da proximidade das estruturas anatômicas essenciais, uma ampla exposição cirúrgica da região nasofaríngea da base do crânio (BC) é essencial. Numerosas técnicas têm sido descritas para lesões nessa região [1]. A técnica dessa região da BC utiliza translocações faciais (TF) para exposição da porção média e anterior da BC, como também das estruturas relacionadas [2]. Essa técnica utiliza o princípio de unidades vascularizadas da face que permitem um rápido acesso, um espaço de trabalho generoso na BC e uma reconstrução apropriada. Por seu planejamento modular, essa técnica fornece grande versatilidade e acomoda as necessidades cirúrgicas para procedimentos complexos e limitados na BC. A máxima preservação e a reconstrução funcional/estética da anatomia craniofacial são enfatizadas [3]. O princípio básico das técnicas da BC é o de minimizar a retração cerebral enquanto maximiza a visualização da BC. Esse conceito facilita a ressecção tumoral em 3D, a verificação da margem tumoral e a reconstrução funcional com os devidos cuidados estéticos. As técnicas transfaciais criam riscos potenciais para a função e a estética das seguintes estruturas: pele, dentição, esqueleto maxilofacial, revestimento mucoso das vias aéreas superiores, seio paranasal, tubas auditivas, músculo constritor superior da faringe, palato mole e duro, e língua [4].

Sugestões Práticas

Realizar um retalho de bochecha com base no pedículo vascular facial e labial, que inclui todo o tecido mole da bochecha, pálpebra inferior, nervo facial e glândula parótida.

1. A pele facial ipsolateral é deslocada lateral e inferiormente para incluir a separação do lábio superior.
2. A incisão superior continua a partir do nariz, até a fórnice inferior da pálpebra inferior, pelo canto lateral, horizontalmente à área pré-auricular.
3. Identificar os ramos frontais do nervo facial com o estimulador de nervos, se necessário. Colocá-los em tubos de silicone para que possam ser transeccionados. Durante a reconstrução, eles são reconectados e suas continuidades restabelecidas.
4. O nervo infraorbital é eletivamente seccionado ao longo do soalho orbital, unido e reparado no final do procedimento.
5. Rígida fixação é alcançada com mini e microplacas.
6. TF estendida medialmente pode expor a fossa infratemporal ipsolateral e a BC central e paracentral bilateralmente. Todo o clivo e os nervos ópticos, ambos

os segmentos cavernosos das artérias internas e a nasofaringe tornam-se acessíveis.

7 TF medial e inferiormente estendidas adiciona significante acesso cirúrgico à região cervical inferior e posterior.

8 TF posteriormente estendida incorpora a orelha, o osso temporal e a fossa posterior em seu acesso cirúrgico. Isso fornece acesso a ambas as porções anterior e posterior do osso temporal com controle das estruturas neurovasculares principais.

9 TF bilateral expõe a fossa intratemporal, a porção central da BC e todo o lóbulo paracentral da BC. A fissura palatina permite um alcance até o nível da C2-C3. Se adicional extensão inferior for necessária, uma secção mandibular poderá ser realizada para que um alcance vertical à C3-C4 seja efetuado [4].

Conclusão

A base anatômica para esta abordagem direta à região da BC oferece princípios cirúrgicos incontestáveis. Com a translocação do tecido mole facial e as osteotomias craniofaciais, a técnica de TC e suas muitas extensões criam amplo campo cirúrgico ao acesso da BC. A técnica de TC oferece, previamente indisponível, uma ampla e direta exposição com um potencial para reconstrução imediata desta complexa região. As modificações disponíveis com essa técnica adicionam um elemento de versatilidade necessário para adaptar o acesso cirúrgico a uma lesão específica.

Referências Bibliográficas

1. Maran AG: Surgical approaches to the nasopharynx. Clin Otolaryngol 1983;8:417–429.
2. Biller HF, Shugar JM, Krespi VP: A new technique for wide-field exposure of the base of skull. Arch Otolaryngol 1981;107:698–702.
3. Fish U: Infratemporal fossa approach to tumors of the temporal bone and base of the skull. J Laryngol Otol 1978;92:949–967.
4. Janecka IP, Sen C, Sekhar L, et al: Facial translocation. A new approach to the cranial base. Otolaryngol Head Neck Surg 1990;103:413–419.

8.3 Como Tratar Grandes Defeitos Durais na Cirurgia da Base do Crânio

Eduardo Vellutini, Marcos Q.T. Gomes
DFV Serviços de Neurologia e Neurocirurgia, São Paulo, SP, Brasil

DICAS

- Refletir sobre reconstrução da base do crânio antes de incisionar a pele.
- Primeira etapa (reconstrução da dura-máter): tecido autólogo (fáscia temporal, fáscia lata) e sutura impermeável anterior ao acesso facial.
- Segunda etapa (separação da cavidade nasal e cranial): sempre tecido vascularizado (pericrânio, músculo temporal, retalhos microvasculares livres) e selantes de tecido.

ARMADILHAS

- Evitar drenagem lombar pós-operatória: risco de pneumoencéfalo.
- Não deixar o retalho do pericrânio secar durante o procedimento cirúrgico.

Introdução

A possibilidade de reconstrução de extensos defeitos da dura-máter, depois da ressecção do tumor na base do crânio, diminui as taxas de sérias complicações, como uma fístula liquórica e meningite, com consequente redução da morbimortalidade no tratamento [1-3].

Tal reconstrução deve ser planejada com objetivo maior do que a simples reconstrução do revestimento dural adequado. Também deveria envolver a redução do espaço morto junto a um método eficaz de separação da cavidade dos seios paranasais e da cavidade intracraniana [1-4].

A técnica do retalho de pericrânio, proposta por Van Buren *et al.* [5] em 1968, emprega tecido vascularizado e permanece a técnica mais comumente utilizada até hoje, provavelmente em razão da facilidade de execução e manipulação, provando ser a maneira mais eficaz de reduzir o risco de fístula liquórica [2].

Se o revestimento do pericrânio não for possível, principalmente nos casos de reoperação, os cirurgiões devem procurar alternativas, como enxerto com o músculo temporal bilateral ou enxertos microvasculares do reto abdominal ou do músculo radial, desde que uma equipe de reconstrução microcirúrgica esteja disponível.

Sugestões Práticas

A reconstrução deve considerar a origem e o volume do tumor, a extensão da invasão intracraniana, a primeira cirurgia ou reoperação e a possibilidade de reconstrução microcirúrgica.

A reconstituição do revestimento meníngeo deve ser realizada imediatamente depois da remoção da dura-máter infiltrada e/ou do componente intradural do tumor, anterior ao acesso facial. Minimizando o contato entre a cavidade nasal e o espaço subdural reduz o risco de contaminação intraoperatória. O fechamento é realizado utilizando-se enxertos livres autógenos não vascularizados, como a fáscia do músculo temporal ou a fáscia lata, enquanto uma sutura contínua com análogos sintéticos dura-máter mononáilon 5.0 deve ser utilizada somente quando uma margem adequada de dura-máter não estiver disponível para sutura.

A separação das cavidades cranial e nasal é realizada depois da total remoção do tumor e deve ser baseada em enxertos vascularizados [1]. Em abordagens nas porções anteriores, a melhor escolha é o pericrânio com seu pedículo vascular através das artérias supraorbitais. A dissecção é realizada por uma incisão bicoronal, 2 cm atrás da linha capilar, na região da gálea aponeurótica, seguida por separação anterior e posterior do retalho do couro cabeludo. A separação do pericrânio fornece uma quantidade suficiente de tecido para restabelecer todo o soalho da fossa anterior, desde a parede posterior do seio frontal até o tubérculo selar. Durante o procedimento, o tecido deve ser mantido úmido a fim de prevenir a retração.

A fixação do enxerto depois da remoção do tumor pode ser realizada usando-se fio de sutura mononáilon 5.0 através de pequenos buracos perfurados na margem do osso da ressecção, ao longo do plano esfenoide ou da parede orbital, de acordo com a extensão da remoção óssea.

Essa etapa é complementada com cola de fibrina, aplicada entre o retalho de pericrânio e a previamente reconstruída dura-máter.

Exceto em raras ocasiões, estruturas rígidas como o osso ou as placas de titânio não são necessárias para sustentar o parênquima cerebral [6].

Sob circunstâncias que impeçam o uso de retalhos de pericrânio (reoperação ou infiltração tumoral), as alternativas disponíveis de enxertos autógenos vascularizados incluem os dois músculos temporais, nos quais podem ser translocados e costurados a fim de recuperar toda a fossa anterior, e os enxertos microvasculares, como o reto abdominal ou radial, que necessitam de uma equipe de microcirurgia reconstrutiva.

Nas abordagens laterais, o músculo temporal pode ser utilizado para preencher e separar a fossa infratemporal da cavidade maxilar e/ou nasal. Deve-se tomar cuidado para preservar o amplo retalho muscular, não comprometendo sua vascularização próxima à artéria temporal profunda. O músculo pode ser fixado à borda óssea da ressecção ou ao seio maxilar.

Drenagem lombar externa não é rotineiramente usada como método profilático para a fístula liquórica, a fim de evitar frequentes complicações, como pneumoencéfalo e meningite.

Conclusão

Defeitos extensos da dura-máter devem ser reconstruídos em duas etapas: fechamento da dura-máter antes de iniciar o acesso facial e, depois da remoção do tumor, separação das cavidades paranasal e cranial utilizando tecido vascularizado.

Referências Bibliográficas

1. Thurnher D, Novak CB, Neligan PC, Gullane PJ: Reconstruction of lateral skull base defects after tumor ablation. Skull Base 2007;17:79–88.
2. Gil Z, Abergel A, Leider-Trejo L, Khafif A, Margalit N, Amir A, Gur E, Fliss DM: A comprehensive algorithm for anterior skull base reconstruction after oncological resections. Skull Base 2007;17:25–37.
3. Imola MJ, Sciarretta V, Schramm VL: Skull base reconstruction. Curr Opin Otolaryngol Head Neck Surg 2003;11:282–290.
4. Liu JK, Niazi Z, Couldwell WT: Reconstruction of the skull base after tumor resection: an overview of methods. Neurosurg Focus 2002;12:e9.
5. Van Buren JM, Ommaya AK, Ketcham AS: Ten years' experience with radical combined craniofacial resection of malignant tumors of the paranasal sinuses. J Neurosurg 1968;28:341–350.
6. Laedrach K, Lukes A, Raveh J: Reconstruction of skull base and fronto-orbital defects following tumor resection. Skull Base 2007;17:59–72.

Tumores da Base do Crânio

8.4 Qual É o Melhor Método para Selar o Diafragma Craniofacial?

Ziv Gil, Dan M. Fliss

Department of Otolaryngology Head and Neck Surgery, Tel Aviv Sourasky Medical Center, Tel Aviv, Israel

D I C A S

- A ressecção de tumores na base anterior do crânio (BAC) pode criar defeitos no diafragma craniofacial. Para realizar uma reconstrução com selamento adequado, adaptar sua técnica de reconstrução de acordo com os específicos requerimentos anatômicos.
- A fáscia lata (FL) oferece um método versátil, barato e confiável de reconstrução da dura-máter, usando um enxerto de tecido biológico vivo. Sua neovascularização fornece viabilidade a longo prazo do retalho, sem a necessidade de um retalho vascularizado sobrejacente.
- Utilizar combinações de métodos, incluindo músculo temporal (MT) ou retalho livre (RL) para reconstruir defeitos extensos da base do crânio (BC), nos casos de exenteração orbital (EO) ou maxilectomia total.

A R M A D I L H A S

- Esteja ciente de que a falha na realização de uma reconstrução adequada causa significantes complicações, entre elas fístula liquórica, meningite e pneumoencéfalo de tensão.
- Prévia cirurgia ou radioterapia perioperatória atrasa, significantemente, a cicatrização da ferida. Nestes casos, usar, sempre que possível, material biológico viável para reconstrução.
- Envolva o segmento ósseo com um retalho de pericrânio a fim de prevenir osteorradionecrose do segmento ósseo frontal.
- Tratar a infecção rapidamente utilizando antibióticos de amplo espectro.

Introdução

A ressecção dos tumores na BAC pode criar extensos defeitos que resultam em um conduto livre entre os seios paranasais e os compartimentos intracranianos. A reconstrução desses defeitos requer uma restauração precisa e durável [1]. Os objetivos da reconstrução da BAC são (1) formar um selo impermeável na dura-máter, (2) fornecer barreira entre o espaço sinonasal contaminado e o compartimento subdural estéril, (3) prevenir o fluxo de ar para dentro do espaço intracraniano, (4) manter o sistema sinonasal funcional e (5) fornecer bom resultado estético.

Uma variedade de abordagens tem sido desenvolvida para alcançar estes objetivos, incluindo materiais viáveis, inviáveis e sintéticos [2]. Porém, eles podem induzir inflamação crônica, oferecendo alto risco de infecção, além de serem inferiores às fontes biológicas em termos de resistência e qualidade de selamento. Por outro lado, retalhos locais geralmente são inadequados por seus tamanhos limitados e pela inabilidade de produzir um selamento adequado do defeito da BC. RL é uma opção excelente para a reconstrução da BAC, porém, é relativamente complexo e seu volume pode mascarar uma recidiva local. Esse capítulo descreve método confiável e reprodutível para a reconstrução da base craniana em um aloenxerto de múltiplas camadas da FL [3]. O retalho de FL exibe sinais de tecido fibroso vascularizado em algumas semanas depois da cirurgia, fornecendo, eventualmente, uma viabilidade, a longo prazo, do enxerto sem a necessidade de um retalho sobrejacente vascularizado [4].

Sugestões Práticas

1. A técnica de reconstrução é adaptada ao tipo e ao tamanho do defeito craniano, com base na avaliação radiológica e intraoperatória.

2. O fechamento primário da dura-máter é realizado sempre que possível, usando suturas contínuas de prolene. Um enxerto de fáscia temporal bastará se o defeito for pequeno.

3. Se a ressecção do tumor resultar em um extenso defeito da BC, uma bainha grande da fáscia lata será necessária, ajustada perfeitamente às dimensões do defeito dural. O reparo da dura-máter é, então, restabelecido com uma segunda camada de fáscia, na qual é aplicada contra a face inferior do soalho etmoidal, tubérculo selar e área esfenoide. A cola de fibrina é usada para fornecer proteção adicional

contra a fístula liquórica. Gaze vaselinada é, então, aplicada abaixo da dura-máter e dentro da cavidade paranasal para um auxílio adicional contra a pulsação do cérebro [5].

4. Quando uma terapia adjuvante com radioterapia é planejada, é aconselhável encobrir o segmento ósseo frontal com um retalho de pericrânio a fim de prevenir osteorradionecrose [6]. O seio frontal é cranializado e o segmento ósseo retorna à sua posição anatômica original.

5. Um retalho do MT e um enxerto cutâneo de espessura parcial são utilizados após extensas ressecções da parede orbital, quando a EO é realizada.

6. Depois de uma maxilectomia radical, com ou sem EO, um RL do lateral da coxa ou do reto abdominal é utilizado para obliterar o grande defeito resultante.

7. Uma dacriorrinocistostomia é realizada para prevenir a epífora em todos os pacientes que estejam sendo submetidos à ressecção da parede orbital ou à maxilectomia medial.

Conclusão

O "burro de carga" da reconstrução da dura-máter é a dupla camada da fáscia lata, que fornece uma simples, barata e versátil maneira de reconstrução da BC depois da ressecção de tumores avançados. Outros métodos de reconstrução podem ser usados de acordo com o defeito na BC. Quando reconstruída adequadamente, a incidência e a gravidade das complicações perioperatórias, como a fístula liquórica, a infecção intracraniana e o pneumoencéfalo de tensão, são inferiores a 5%.

Referências Bibliográficas

1. Raveh J, Turk JB, Ladrach K, et al: Extended anterior subcranial approach for skull base tumors: long-term results. J Neurosurg 1995;82:1002–1010.
2. Fliss DM, Zucker G, Cohen A, et at: Early outcome and complications of the extended subcranial approach to the anterior skull base. Laryngoscope 1999;109:153–160.
3. Amir A, Gatot A, Zucker G, et a1: Harvesting of fascia lata sheaths: a rational approach. Skull Base Surg 2000;10:29–34.
4. Gil Z, Abergel A, Leider-Trejo L, et al: A comprehensive algorithm for anterior skull base reconstruction after oncological resections. Skull Base Surg 2007;17:25–38.
5. Fliss DM, Gil Z, Spektor S, et al: The double-layered fascia: a simple skull base reconstruction method for anterior subcranial resection. Neurosurg Focus 2002;12:1–7.
6. Gil Z, Fliss DM: Pericranial wrapping of the frontal bone after anterior skull base tumor resection. Plast Reconstr Surg 2005;116:395–398.

8.5 Contraindicações para a Ressecção de Tumores da Base do Crânio

Fernando L. Dias, Roberto A. Lima

Departamento de Cirurgia de Cabeça e Pescoço do Instituto Nacional de Câncer e Escola Médica de Pós-Graduação da Universidade Católica do Rio de Janeiro, Rio de Janeiro, Brasil

DICAS

- Assegurar-se de que o tumor é curável e que a cirurgia irá estender a sobrevida.
- Assegurar-se de que a histologia e a extensão do tumor sejam passíveis de cirurgia.
- Assegurar-se de que há uma equipe adequada apoiando você.

ARMADILHAS

- A ressecabilidade não significa que o paciente será capaz de tolerar e se beneficiar da cirurgia.
- Não negligenciar a possibilidade de metástases na base do crânio (BC) provenientes de um tumor maligno não descoberto ou anteriormente tratado.

Introdução

Exceto pelas situações nas quais a remoção cirúrgica parcial seja recomendada, o principal objetivo da cirurgia da BC é alcançar uma remoção em monobloco do tumor com margens adequadas do tecido normal [1-3].

Os índices de morte associados à cirurgia da BC variam entre 0 e 7,7% (média de 4,4%). As maiores complicações locais foram a principal causa de morte em 73% dos casos (infecção intracraniana: 55,5% e hemorragia intracraniana/hematoma: 25,9%). As principais complicações sistêmicas também desempenharam importante papel nas taxas de mortalidade, com uma incidência de 27% dos casos (infarto agudo do miocárdio: 33,3% e infarto cerebral: 33,3%) [3].

Sugestões Práticas

As atuais limitações e contraindicações da cirurgia da BC estão relacionadas com três áreas (Tabela 1): (1) fatores anatômicos, (2) fatores biológicos e (3) fatores do paciente.

1
a) Metástases distantes do e para os tumores da BC são contraindicações definitivas. Uma exceção pode ser o carcinoma adenoide cístico, em que a ressecção paliativa do tumor primário da BC, principalmente para dor, pode ser considerada [2].

b) A invasão do seio cavernoso (SC) ou da artéria carótida interna (ACI) não é uma contraindicação unânime para a cirurgia da BC, porém, mesmo em casos "prematuros", a invasão oculta do SC oposto ou da ACI existe. Um estadiamento com endoscopia nasossinusal (preferível) é aconselhável para estabelecer o confinamento da doença a um seio esfenoide [4]. Embora a ACI geralmente esteja revestida e não invadida, uma ressecção em monobloco necessitando de uma ressecção arterial raramente é realizada para o câncer [2-4].

c) Tumores envolvendo o seio sagital superior (SSS) normalmente podem ser ressecados, contanto que a camada mais interna do SSS não seja modificada. Geralmente é seguro ligar o SSS próximo à sutura coronal (quando o SSS rapidamente aumenta de tamanho). A interrupção do fluxo venoso posterior àquele nível geralmente resulta em quadriplegia e morte [4].

d) Há múltiplas veias corticais que drenam para o seio sagital superior (veias-ponte), provenientes da convexidade dos lobos frontais do SSS. Algumas dessas veias podem ser sacrificadas, porém, a ligação de algumas também pode resultar na morte do paciente. Lembre-se de que a veia de Labbé pode ser o único sistema de drenagem venoso intacto proveniente do hemisfério cerebral ipsolateral. Seu sacrifício pode resultar em um quadro fatal [4].

Tabela 1. Limitações anatômicas/contraindicações dos procedimentos prolongados do seio paranasal/tumores da BC [1-3]

Não mais considerado contraindicações	Contraindicações relativas[1]	Contraindicações definitivas
Invasão da placa pterigoide	Invasão da dura-máter	Metástases à distância
Invasão da fossa intratemporal	Mínima invasão cerebral	Metástases na BC
Invasão orbital, unilateral	Invasão do seio esfenoide	Invasão bilateral da ACI
Invasão da nasofaringe	Invasão do seio cavernoso	Invasão bilateral do seio cavernoso
Metástases regionais	Invasão do clivo	Invasão do SSS
Invasão unilateral na ACI	Invasão das principais veias que drenam para o SSS	Ampla invasão cerebral (córtex)

[1]Geralmente contraindicações com tumores de alto grau.

e) Qualquer evidência de déficit nos nervos cranianos inferiores, além de evidência radiológica da proximidade do tumor ao tronco cerebral, geralmente significa que o paciente não pode ser operado. A remoção de porções vitais do córtex, associada ao alto risco de morte ou resultando em grave alteração da função (inaceitável ao paciente), também é contraindicada. Embora a remoção completa do quiasma óptico possa ser realizado com segurança e não seja uma contraindicação absoluta, a maioria dos pacientes irá declinar a cirurgia se a mesma resultar em cegueira [2-4].

② Atenção à histologia do tumor. Tumores agressivos como melanoma maligno, sarcomas de alto grau e carcinomas escamosos são achados ameaçadores. Até mesmo os carcinomas de células basais podem adquirir um comportamento virulento, principalmente depois de diversas tentativas terapêuticas pelos métodos de cirurgia, RT e TC [1-5].

③ Uma saúde (clínica) geral boa é o mais importante. Doenças intercorrentes comuns (entre as idades de 50 e 70 anos), como diabetes, doença renal, gastrointestinal e doenças cardíacas devem ser adequadamente controladas. A idade cronológica não é tão importante quanto a idade fisiológica/clínica. O compromisso dos pacientes é essencial [1-5].

Conclusão

Tumores receptivos à excisão total com mínima (aceitável) morbidade devem ser excisados, independente da histologia. Para tumores maiores, próximos ou invadindo importantes estruturas neurológicas ou vasculares, a histologia do tumor ajudará a determinar a prudência da cirurgia [2].

Referências Bibliográficas

1. Shah JP, Patel SG: The skull base; in Shah JP, Patel SG (eds): Head and Neck Surgery and Oncology, ed 3. Edinburgh, Mosby, 2003, pp 93–148.
2. Lavertu P: An overview of indications and contraindications of extended procedures for cancer of the paranasal sinuses. Proceedings of the 4th International Conference on Head and Neck Cancer, Toronto, 1996, pp 1033–1039.
3. Dias FL, Sá GM, Kligerman J, et al: Complications of anterior craniofacial resection. Head Neck 1999;21:12–20.
4. Donald PJ: Skull base surgery for malignancy: when not to operate. Eur Arch Otolaryngol 2007;264:713–717.
5. Cernea CR, Teixeira GV, Dos Santos LRM, et al: Indications for, contraindications to, and interruption of craniofacial procedures. Ann Otol Rhinol Laryngol 1997;106:927–933.

8.6 Sugestões Práticas sobre a Preservação e Exenteração Orbital

Ehab Hanna
Department of Head and Neck Surgery, University of Texas M.D. Anderson Cancer Center, Houston, Tex., USA

DICAS

- Exame neuro-oftalmológico detalhado é essencial.
- RM e TC de alta resolução fornecem informações importantes relacionadas com a extensão do envolvimento do tecido mole e ósseo da órbita, respectivamente.
- A decisão em preservar ou sacrificar o olho é, ocasionalmente, realizada intraoperatoriamente. Converse claramente sobre isso com o paciente e a família e obtenha um consentimento informado adequado.
- A preservação orbital (PO) é possível, a menos que haja extensa invasão da gordura, dos músculos, dos nervos ou do ápice orbital.
- A invasão da órbita óssea ou da periórbita não é uma indicação de exenteração orbital (EO).
- Reconstrução meticulosa do ligamento cantal medial, do sistema lacrimal e do soalho e rebordo orbital irá maximizar os resultados funcionais.

ARMADILHAS

- A invasão orbital por disseminação perineural, e não por extensão direta, pode não ser percebida a menos que seja realizado um exame cuidadoso dos nervos cranianos, principalmente V1 e V2, e uma avaliação precisa do sutil aumento homogêneo ou espessamento dos nervos orbitais na RM.
- A disseminação perineural pode se estender proximalmente, além do ápice orbital, e nivelado ao seio cavernoso, comprometendo o controle da doença local.
- O comprometimento bilateral do ápice orbital ou do quiasma óptico, principalmente nas lesões na porção central da base do crânio, geralmente é uma contraindicação para a ressecção cirúrgica.
- Tentativas de PO deixando doença residual macroscópica geralmente resulta no controle ineficaz da doença e perda máxima da função orbital.
- Se a EO for considerada, sempre garantir que o paciente possua uma visão útil no olho contralateral.

Introdução

A EO causa um grande estresse emocional sobre os pacientes e suas famílias, desencorajando alguns pacientes de prosseguir com o tratamento, ou fazendo com que eles escolham uma terapia menos eficaz, independente das chances de cura. Ultimamente, as indicações para PO evoluíram e são definidas mais claramente [1]. Muitos estudos têm demonstrado que se a invasão orbital for limitada à órbita óssea ou à periórbita, a PO é possível sem comprometer o resultado oncológico [2-6]. A EO geralmente é indicada quando há invasão macroscópica da gordura periocular, dos músculos extraoculares ou do nervo óptico.

Sugestões Práticas

1. Mesmo com as melhores definições de indicação para a PO, a decisão pré-operatória de preservação ou sacrifício da órbita é, ocasionalmente, difícil. A presença de proptose ou diplopia pode ser causada por deslocamento e não por invasão dos conteúdos intraorbitais. Diminuição da acuidade visual ou dos campos visuais, ou a presença de um defeito pupilar aferente, geralmente indicam invasão orbital macroscópica.

2. Na ausência de quaisquer sinais ou sintomas oculares, a avaliação da extensão do acometimento orbital depende, principalmente, do diagnóstico por imagem. A TC é o melhor método para a avaliação do acometimento ósseo das paredes orbitais, e a RM para avaliar a extensão da invasão do tecido mole além da periórbita. A RM também é útil na detecção de disseminação perineural proximalmente, além do ápice orbital, e no seio cavernoso [7]. A precisão do diagnóstico por imagem na detecção de invasão da periórbita não é completamente confiável [5] e, frequentemente, a avaliação definitiva da extensão da invasão orbital e a decisão com relação à preservação do olho devem ser realizadas intraoperatoriamente.

3. Realizar a rinotomia lateral estendida ao invés da clássica incisão de Weber-Fergusson, para maxilectomia total com PO [8]. Evitando uma incisão

subciliar minimiza complicações na pálpebra inferior, principalmente o ectrópio e edema palpebral prolongado, e evitando a trifurcação da incisão reduz o risco de rupturas de pele na área cantal medial.

4. Uma reconstrução orbital meticulosa após a PO é essencial para seu bom funcionamento [1-9]. Reinserção cuidadosa do ligamento cantal medial irá prevenir a ocorrência de telecanto. Se o sistema lacrimal for transeccionado, uma dacriocistorrinostomia prevenirá a epífora pós-operatória. Se a margem orbital ou uma porção significativa (mais de um terço) do soalho orbital for removida, principalmente se a periórbita estiver ressecada, o suporte ósseo é essencial. A reconstrução óssea é mais bem realizada usando-se retalhos ósseos vascularizados. Se enxertos ósseos não vascularizados ou implantes aloplásticos forem usados, eles devem ser adequadamente revestidos com um tecido mole bem vascularizado a fim de minimizar infecção e extrusão.

5. A função do olho preservado também será muito influenciada pela dosimetria precisa da radiação pós-operatória [10]. O uso de radioterapia conformacional 3D ou de radioterapia de intensidade modulada é particularmente útil na distribuição de doses radioativas eficazes no leito tumoral, ao mesmo tempo que poupa os conteúdos oculares.

Conclusão

Todo esforço deve ser feito para preservar o olho, desde que a preservação não comprometa a adequação da ressecção oncológica. Planejamento cuidadoso das incisões cirúrgicas e reconstrução orbital meticulosa aumentará o resultado funcional da órbita preservada. Uma dosimetria de radiação e proteção adequada do olho minimizará as complicações oculares.

Referências Bibliográficas

1. Hanna EY, Westfall CT: Cancer of the nasal cavity, paranasal sinuses, and orbit; in Myers EN, Suen JY, Myers JN, Hanna EY (eds): Cancer of the Head and Neck. Philadelphia, Saunders, 2003, pp 155–206.
2. Andersen PE, Kraus DH, Arbit E, Shah JP: Management of the orbit during anterior fossa craniofacial resection. Arch Otolaryngol Head Neck Surg 1996;122:1305–1307.
3. McCary WS, Levine PA, Cantrell RW: Preservation of the eye in the treatment of sinonasal malignant neoplasms with orbital involvement. A confirmation of the original treatise. Arch Otolaryngol Head Neck Surg 1996;122:657–659.
4. Carrau RL, Segas J, Nuss DW, et al: Squamous cell carcinoma of the sinonasal tract invading the orbit. Laryngoscope 1999;109:230–235.
5. Tiwari R, van der Wal J, van der Wal I, Snow G: Studies of the anatomy and pathology of the orbit in carcinoma of the maxillary sinus and their impact on preservation of the eye in maxillectomy. Head Neck 1998;20:193–196.
6. Essig GF, Newman SA, Levine PA: Sparing the eye in craniofacial surgery for superior nasal vault malignant neoplasms: analysis of benefit. Arch Facial Plast Surg 2007;9:406–411.
7. Hanna E, Vural E, Prokopakis E, Carrau R, Snyderman C, Weissman J: The sensitivity and specificity of high-resolution imaging in evaluating perineural spread of adenoid cystic carcinoma to the skull base. Arch Otolaryngol Head Neck Surg 2007;133:541–545.
8. Vural E, Hanna E: Extended lateral rhinotomy incision for total maxillectomy. Otolaryngol Head Neck Surg 2000;123:512–513.
9. DeMonte F, Tabrizi P, Culpepper SA, Abi-Said D, Soparkar CN, Patrinely JR: Ophthalmological outcome following orbital resection in anterior and anterolateral skull base surgery. Neurosurg Focus 2001;10:E4.
10. Sheng K, Molloy JA, Larner JM, Read PW: A dosimetric comparison of non-coplanar IMRT versus helical tomotherapy for nasal cavity and paranasal sinus cancer. Radiother Oncol 2007;82:174–178.

Tumores da Base do Crânio

8.7 Sugestões Práticas para o Acesso do Seio Cavernoso

Marcos Q.T. Gomes[a,b], Eduardo Vellutini[b]
[a]Hospital das Clínicas, Universidade de São Paulo
[b]DFV Serviços de Neurologia e Neurocirurgia, São Paulo, SP, Brasil

DICAS

- Acesso extradural – *peeling* do seio cavernoso (SC).
- Tente iniciar o *peeling* na fissura orbital superior (FOS).
- Injeção de cola de fibrina no SC anterior à abertura.

ARMADILHAS

- Sempre realizar uma RM para avaliar o envolvimento da carótida.

Introdução

O SC é uma estrutura venosa com paredes formadas pela dura-máter contendo as estruturas neurovasculares internas. Os nervos oculomotor (III), troclear (IV), abducente (VI) e os dois primeiros ramos do nervo trigêmeo (V1 e V2) atravessam o SC, enquanto o terceiro ramo (V3) encontra-se em sua borda posterior [1]. A artéria carótida interna (ACI) passa através do SC onde, então, continua um caminho sinuoso para emergir pelo teto do seio.

Tumores dos seios paranasais e da fossa infratemporal normalmente invadem o SC, por causa de seu neurotropismo, infiltrando os ramos do nervo trigêmeo (V2 e V3, respectivamente) e, então, se expandindo centripetamente para a cavidade intracraniana, alcançando o SC. Os tumores intraorbitais podem invadir o crânio junto com o V1 via FOS ou via nervo óptico, através do canal óptico.

Nesse tipo de invasão, o SC tende a ser afetado quando ocorre invasão intracraniana, dificultando a remoção oncológica, devendo-se expor o SC para alcançar uma margem oncologicamente livre.

O quadro clínico mais frequente de invasão do SC é dor facial ou dormência em razão do comprometimento do ramo do trigêmeo. Se a invasão for ampla, os sintomas de paralisia ocular podem estar associados.

Sugestões Práticas

A abordagem para tumores invadindo o SC deve ser eleita de acordo com o caso. No evento de comprometimento da ACI, a remoção oncológica com margens não pode ser realizada sem o sacrifício destes vasos [2].

1. Um estudo por RM deve ser sempre realizado para avaliar a extensão da invasão do SC e o acometimento da ACI. Na demonstração de sinais do tumor ao redor da ACI, deve-se considerar a remoção deste vaso.

2. Os nervos no SC, com a exceção do VI, passam através da parede lateral do SC [1]. Se apenas a porção lateral ou anterior da ACI estiver afetada, pode-se tentar a remoção sem sacrifício da ACI.

3. A dura-máter da parede lateral do SC possui duas camadas: a interna acomoda os nervos resumidos acima, enquanto a externa segue a dura-máter da convexidade temporal. Essa última pode ser descolada, deixando uma fina camada interna contínua, permitindo que os nervos sejam observados pela transparência, um procedimento referido como *peeling* do SC. Descrito por Dolenc [1] como um acesso extradural às patologias no SC, esta abordagem minimiza lesão ao tecido nervoso, previne a ocorrência de fístula liquórica e permite melhor identificação e salvamento dos nervos, quando possível.

4. O *peeling* é realizado cortando-se a banda dural na borda lateral da FOS, junto à artéria meningo-orbital. Puxando-se a camada externa irá separá-la da camada interna. A borda é ligada mais fortemente e necessita ser cortada, principalmente perto do V2 e V3 [1, 3].

5. Embora difícil, também é possível realizar o *peeling* seguindo o V2 e cortando as bordas superior e pos-

teriormente. Este procedimento é particularmente útil em tumores que invadem o crânio através do forame redondo ou oval, onde o nervo precisa ser sacrificado para que uma margem oncológica livre seja alcançada.

6. A técnica do *peeling* permite ressecção parcial do SC sem lesionar os nervos oculomotores.

7. A ACI é a principal limitação na remoção de tumores invadindo o SC. Seu caminho sinuoso no SC geralmente obscurece a extensão da patologia. Em neoplasias malignas, a invasão da parede da ACI, mesmo sem comprometimento, impede margem oncológica livre sem o sacrifício do vaso. A exenteração do SC com a ACI deve, então, ser considerada, envolvendo a derivação da ACI e a colocação de um retalho vascularizado para reconstruir a base do crânio [2, 4].

8. Sangramento do SC geralmente é profuso, exceto em casos em que é preenchido por tumor. Geralmente pode ser controlado usando-se Surgicel®. A cola de fibrina é extremamente útil, sendo injetada no SC antes de sua abertura, preenchendo alguns de seus compartimentos e, portanto, minimizando a perda sanguínea.

Conclusão

O acesso extradural ao SC é a melhor maneira de alcançar o SC com mínimas complicações. Se a parede da ACI não foi invadida, uma ressecção parcial do SC pode ser realizada. Se o tumor alcançou a ACI, a exenteração do SC deve ser considerada, junto com uma derivação arterial.

Referências Bibliográficas

1. Yasuda A, Campero A, Martins C, Rhoton AL, Oliveira E, Ribas GC: Microsurgical anatomy and approaches to the cavernous sinus. Neurosurgery 2005;56(1 suppl):4–27.
2. George B, Ferrario CA, Blanquet A, Kolb F: Cavernous sinus exenteration for invasive cranial base tumors. Neurosurgery 2003;52:772–782.
3. Dolenc VV: Transcranial epidural approach to pituitary tumors extending beyond the sella. Neurosurgery 1997;41:542–552.
4. Sekhar LN, Sen CN, Jho HD: Saphenous vein graft bypass of the cavernous internal carotid artery. J Neurosurg 1990;72:35–41.

Tumores da Base do Crânio

8.8 Como Reconstruir Grandes Defeitos da Base do Crânio

Patrick J. Gullane[a], Christine B. Novak[b], Kristen J. Otto[a], Peter C. Neligan[c]

[a]Department of Otolaryngology – Head and Neck Surgery, University of Toronto
[b]Wharton Head and Neck Centre, University Health Network, Toronto, Ont., Canada
[c]Division of Plastic Surgery, University of Washington Medical Center, Seattle, Wash., USA

DICAS

- Considerar as comorbidades do paciente na seleção do tipo de reconstrução.
- Um retalho livre (RL) fornece grande quantidade de tecido bem vascularizado para circundar o espaço morto em um defeito tridimensional [1].
- Criar uma barreira impermeável (selo dural) entre os conteúdos intra e extracranianos.
- Assegurar o reparo dural com suturas de suspensão ao osso circundante.

ARMADILHAS

- Evitar o uso de osso e tecido mole não vascularizado.
- A entrada na órbita pode resultar em complicações pós-operatórias, como diplopia, neuropatia óptica, ectrópio e enoftalmia [2].

Introdução

O controle de grandes defeitos da base do crânio (GDBC) apresenta um desafio reconstrutivo em vista da localidade anatômica e da necessidade de uma complexa reconstrução. Os principais objetivos são fornecer cobertura do tecido mole e apoio estrutural que seja funcional e esteticamente aceitável. É necessário obter um selo dural impermeável para obliterar o espaço morto, a fim de suportar as estruturas neurais e assegurar cobertura com tecido bem vascularizado. Anteriormente, retalhos de pedículos musculares (p. ex., o peitoral) eram utilizados para a reconstrução de grandes defeitos. Porém, mais recentemente, o avanço na microcirurgia rebaixou o retalho de pedículo para uma opção menos desejada nos GDBC, em favor do RL nos pacientes adequadamente selecionados [1, 3-5]. O RL fornece um amplo suprimento de tecido mole vascularizado e pode ser esquematizado com base nos requerimentos individuais da reconstrução. Um RL também fornece a oportunidade para duas equipes cirúrgicas trabalharem, simultaneamente, na ablação tumoral e na transferência do tecido livre.

O tipo de tumor, a localização tumoral e a necessidade de radiação pós-operatória guiará a seleção da melhor abordagem cirúrgica [6]. Depois da ablação tumoral, a reconstrução dependerá do tamanho e da posição da lesão e se a dura-máter foi rompida. As comorbidades do paciente, como idade superior a 75 anos, diabetes, significante doença vascular ou imunossupressão, podem impedir o uso da transferência de tecido livre, porém, deve-se considerar os fatores individuais de cada paciente.

Sugestões Práticas

1 *Reparo de Tecido Mole.* Nossa escolha de RL inclui o músculo reto abdominal, o músculo latíssimo do dorso e o retalho anterolateral da coxa. Na base do crânio, os vasos doadores provenientes do pescoço são comumente usados e enxertos de veias raramente são necessários.

O monitoramento externo pós-operatório da eficácia do pedículo é realizado por um Doppler venoso e, em casos em que não haja retalho cutâneo externo, um Doppler venoso implantável pode ser usado para monitorar o retalho.

2 *Reconstrução Óssea.* Depois da remoção do tumor e da reconstrução, muitos pacientes com tumores na base do crânio necessitam de radioterapia adjuvante, impedindo o uso de osso não vascularizado na reconstrução. Em muitos pacientes, o tecido mole será adequado para o reparo; porém, na necessidade de maior suporte ósseo, os enxertos de osso vascularizado ou de materiais aloplásticos (ou seja, tela de titânio) devem ser utilizados. Nossas preferências de RL são o escapular osteocutâneo (RLE) e a crista ilíaca (RLCI), porém, ambas apresentam desvantagens. Para coletar o RLE, o paciente deve ser reposicionado, impedindo o uso de duas equipes cirúrgicas, aumentando o tempo cirúrgico. O RLCI está associado ao aumento de morbidade e desconforto pós-operatório.

3 *Selo Dural*. Quando a dura-máter for rompida, um selo impermeável deverá ser estabelecido para minimizar o risco de fístula liquórica. Em decorrência da posição anatômica única da base do crânio, há uma tensão gravitacional para baixo em qualquer reparo da dura-máter, representando um problema difícil para manter o selo dural e criando mais espaço morto. Utilizamos suturas de suspensão para fixar o retalho no osso circundante, realizando as suturas na intersecção tendinosa do RL, fornecendo uma ligação mais segura. A cola de fibrina pode ser utilizada para fortalecer o selo.

4 *Reconstrução Orbital*. Existe controvérsia com relação à necessidade de uma reconstrução orbital quando a órbita é violada durante a ressecção. Uma boa regra a seguir é a realização da reconstrução quando mais de 2/3 do soalho orbital for removido. O reparo ósseo (enxerto ósseo ou implantes com tela de titânio), como também a reconstrução do tecido mole (reparo da periórbita), é recomendável [2].

Conclusão

A reconstrução de GDBC é complexa e estes reparos requerem um selo dural impermeável, obliteração do espaço morto e revestimento com tecido mole vascularizado. Avanços na patologia diagnóstica, diagnóstico por imagem e técnicas cirúrgicas para a extirpação tumoral e reconstrução têm aprimorado o tratamento destes pacientes, minimizando complicações pós-operatórias e maximizando a sobrevida e a qualidade de vida.

Referências Bibliográficas

1. Weber SM, Kim JH, Wax MK: Role of free tissue transfer in skull base reconstruction. Otolaryngol Head Neck Surg 2007;136:914–919.
2. DeMonte F, Tabrizi P, Culpepper S, Suki D, Soparker CN, Patrinely JR: Ophthalmological outcome after orbital entry during anterior and anterolateral skull base surgery. J Neurosurg 2002;97:851–856.
3. Jones NF, Schramm VL, Sekhar LN: Reconstruction of the cranial base following tumour resection. Br J Plast Surg 1987;40:155–162.
4. Neligan PC, Boyd JB: Reconstruction of the cranial base defect. Clin Plast Surg 1995;22:71–77.
5. Neligan PC, Mulholland RS, Irish J, Gullane PJ, Boyd JB, Gentili F, Brown D, Freeman J: Flap selection in cranial base reconstruction. Plast Reconstr Surg 1996;98:1159–1166.
6. Irish J, Gullane PJ, Gentili F, Freeman J, Boyd JB, Brown D, Rutka J: Tumors of the skull base: outcome and survival analysis of 77 cases. Head Neck 1994;16:3–10.

8.9 Tratamento Cirúrgico de Tumores Recorrentes da Base do Crânio

Claudio R. Cernea[a], Ehab Hanna[b]

[a]Departamento de Cirurgia de Cabeça e Pescoço da Faculdade de Medicina da Universidade de São Paulo, São Paulo, Brasil
[b]Department of Head and Neck Surgery, University of Texas M.D. Anderson Cancer Center, Houston, Tex., USA

DICAS

- Tente avaliar, pré-operatoriamente, a operabilidade de um tumor recorrente da base do crânio (TRBC) com diagnóstico por imagem preciso. A TC de alta resolução e a RM são técnicas complementares que permitem um planejamento preciso do acesso cirúrgico e extensão da ressecção.
- Discutir amplamente com o paciente e sua família a possível morbidade cirúrgica, assim como a possibilidade de interrupção do procedimento, se necessário.
- Adaptar a incisão de acordo com as características da lesão atual, principalmente quando se tratar de cânceres cutâneos recorrentes.
- Utilizar técnicas reconstrutivas microvasculares quando ampla comunicação entre o crânio e o seio paranasal e/ou pele tenha sido criada.
- Reparo da dura-máter com fechamento impermeável é imperativo para evitar fístulas liquóricas.
- Considerar a colocação de clipes de metal como marcadores (guias) na radioterapia adjuvante.

ARMADILHAS

- Ser muito cuidadoso quando indicar uma nova cirurgia nas seguintes situações: tipos histológicos muito agressivos, amplo comprometimento do seio cavernoso (SC), da artéria carótida interna (ACI) intracraniana e das partes vitais do cérebro ou do quiasma óptico.
- Não hesitar em cancelar, intraoperatoriamente, a nova cirurgia se uma invasão, inesperadamente agressiva, for observada.

Introdução

O tratamento do TRBC representa um grande desafio. A detecção precoce da recidiva tumoral pode ser muito difícil, por causa da distorção das referências anatômicas e da presença de fibrose/gliose, como também de retalhos reconstrutivos usados na cirurgia anterior [1, 2]. A recorrência pode envolver áreas vitais do sistema nervoso central, impedindo a ressecção radical com uma razoável chance de cura, enquanto preserva a qualidade de vida em um nível funcional [3, 4]. Por outro lado, pode-se obter um efeito paliativo significante a longo prazo, principalmente com tumores de crescimento lento.

Sugestões Práticas

1. Tentar obter dados de procedimentos anteriores cirúrgicos, como também de tratamentos adjuvantes anteriores.

2. Diagnóstico por imagem deve incluir TC de alta resolução e RM para avaliação precisa da extensão da doença no osso e no tecido mole, respectivamente. O uso de TC/PET é útil na distinção dos efeitos pós-tratamento de tumores ativos e na exclusão de doença sistêmica.

3. A radiologia intervencional é indicada para realizar embolização pré-operatória de tumores altamente vascularizados, principalmente na porção lateral da base do crânio [5]. A angiografia da carótida também pode ser útil no mapeamento da circulação cerebral e o teste de oclusão com balão pode indicar a necessidade de uma revascularização cerebral, no caso de lesão ou sacrifício da ACI.

4. Lembre-se de que o tratamento dos tumores da base do crânio requerem uma contribuição multidisciplinar; portanto, a estratégia cirúrgica deve ser amplamente planejada por todas as equipes envolvidas. A possibilidade de terapia adjuvante pré ou pós-operatória pode ser um determinante importante sobre a decisão de prosseguir com a ressecção cirúrgica.

5. Frequentemente a abordagem cirúrgica envolve incisões atípicas, determinadas pela extensão da lesão recorrente, principalmente se houver envolvimento cutâneo [6].

6 Geralmente as ressecções craniofaciais combinadas começam com uma craniotomia. Nos procedimentos com tumores recorrentes, não hesitar em interromper o procedimento nesse momento, desde que uma invasão inesperadamente extensa das estruturas vitais seja observada (ACI, SC, quiasma óptico, entre outros), especialmente com tipos histológicos muito agressivos [7]. Prestar atenção especial para preservar a integridade dos nervos cranianos acometidos com o SC, principalmente se o olho ipsolateral ainda for funcional. A invasão da dura-máter não é, por si só, uma contraindicação, a menos que o defeito restante seja muito basal, impedindo adequada exposição para reconstrução. Similarmente, a invasão cerebral pode ser adequadamente controlada, exceto quando áreas vitais, como o giro pré-central dominante, são invadidas.

7 Sempre realizar um fechamento impermeável da dura-máter, utilizando enxertos, se necessário. Em nossa experiência, a fáscia lata é uma alternativa ideal.

8 Não hesitar em usar retalho microvascular na reconstrução [8].

Conclusão

Nesse capítulo, o leitor foi exposto a algumas considerações sobre o controle do TRBC. É importante enfatizar que as indicações cirúrgicas devem ser cuidadosamente debatidas no cenário de uma abordagem com equipe multidisciplinar e francamente discutida com o paciente e sua família, em virtude das possíveis implicações prognósticas, risco cirúrgico e deterioração da qualidade de vida.

Referências Bibliográficas

1. Glenn LW: Innovations in neuroimaging of skull base pathology. Otolaryngol Clin North Am 2005;38:613–629.
2. Wallace RC, Dean BL, Beals SP, Spetzler RF: Posttreatment imaging of the skull base. Semin Ultrasound CT MR 2003;24:164–181.
3. Dos Santos LR, Cernea CR, Brandão LG, Siqueira MG, et al: Results and prognostic factors in skull base surgery. Am J Surg 1994;168:481–484.
4. Cantú G, Solero CL, Mariani L, Mattavelli F, et al: A new classification for malignant tumors involving the anterior skull base. Arch Otolaryngol Head Neck Sur 1999;125:1252–1257.
5. Turowski B, Zanella FE: Interventional neuroradiology of the head and neck. Neuroimaging Clin N Am 2003;13:619–645.
6. Cernea CR, Dias FL, Lima RA, Farias T, et al: Atypical facial access: an unusually high prevalence of use among patients with skull base tumors treated at 2 centers. Arch Otolaryngol Head Neck Surg 2007;133:816–819.
7. Cernea CR, Teixeira GV, Medina dos Santos LR, Vellutini EA, et al: Indications for, contraindications to, and interruption of craniofacial procedures. Ann Otol Rhinol Laryngol 1997;106:927–933.
8. Chang DW, Langstein HN, Gupta A, De Monte F, et al: Reconstructive management of cranial base defects after tumor ablation. Plast Reconstr Surg 2001;107:1346–1355.

8.10 Tratamento de Extensas Lesões Fibro-Ósseas da Base do Crânio

Claudio R. Cernea[a], Bert W. O'Malley, Jr.[b]

[a]Departamento de Cirurgia de Cabeça e Pescoço da Faculdade de Medicina da Universidade de São Paulo, São Paulo, Brasil
[b]Department of Otolaryngology, University of Pennsylvania, Philadelphia, Pa., USA

DICAS

- É importante definir o racional para recomendar uma cirurgia em qualquer lesão fibro-óssea da base do crânio.
- Indicações para o tratamento cirúrgico de extensas lesões fibro-ósseas da base do crânio devem ser objetivamente pautadas em fatores como compressão de estruturas vitais (nervo óptico), diplopia, desfiguração facial e rápido crescimento.
- A maioria das abordagens cirúrgicas pode ser realizada extraduralmente. Lesões agressivas podem necessitar de uma ressecção cirúrgica mais extensa, em que deve ser contrabalanceada com o risco associado aos nervos craniais e aos principais vasos.
- Lesões menos agressivas podem ser controladas apenas com observação, sem a necessidade de intervenção.
- A reabilitação funcional pós-operatória pode ser surpreendentemente boa, principalmente em crianças muito jovens.

ARMADILHAS

- Extensa brocagem no forame ou nos compartimentos que armazenam os nervos craniais, a artéria carótida, e o cérebro e os tecidos moles orbitais.
- Uso agressivo do *rounger* para remover a lesão óssea nos forames dos nervos cranianos, próximo às fissuras orbitais superiores e inferiores, ao longo do canal carotídeo e no canal óptico.
- Ressecção excessiva das estruturas ósseas craniofaciais pode resultar em resultados estéticos insatisfatórios.
- A não obtenção de TC ou RM e do acompanhamento clínico dos pacientes que recebem uma recomendação para observação.

Introdução

As lesões fibro-ósseas da cabeça e pescoço compreendem um amplo espectro clinicopatológico de doenças, variando de displasia fibrosa monostótica à doença de Paget, e até síndrome de Albright, que inclui a displasia fibrosa poliostótica associada à pigmentação cutânea e ao desenvolvimento sexual precoce [1]. Alguns autores consideram outras doenças, como o fibroma ossificante como parte deste grupo, tornando a diferenciação diagnóstica algumas vezes bem difícil [1]. As lesões fibro-ósseas da base do crânio geralmente afetam crianças e adultos jovens, se apresentando como massa de crescimento lento envolvendo a mandíbula, a maxila ou o etmoide [2]. Contudo, a expansão local pode causar graves deformidades, como também consequências funcionais, especialmente quando há compressão dos nervos cranianos [3], podendo resultar em diplopia ou perda visual, disfagia ou disfonia, dor ou parestesia se não tratado [4]. O diagnóstico radiológico é de suprema importância, não apenas para estabelecer adequadamente a extensão da doença, como também para facilitar o acesso cirúrgico e os requisitos para reconstrução [5]. Para as lesões aumentadas ou compressivas, o tratamento cirúrgico é a melhor opção de intervenção. Porém, as indicações para cirurgia devem ser cuidadosamente balanceadas com relação aos riscos intraoperatórios e à morbidade pós-operatória [6,7].

Sugestões Práticas

1. Escute com atenção o histórico clínico, com especial atenção à duração, intensidade e progressão dos sintomas.
2. O diagnóstico por imagem deve incluir TC e RM para avaliar a extensão intracraniana, o deslocamento orbital e, principalmente, a compressão do nervo óptico ou de outros nervos cranianos.
3. Se a lesão for estável durante anos, e nenhum sintoma significante estiver presente, a observação com monitoramento clínico e radiológico pode ser preferível em lugar de uma extensa e potencialmente mórbida cirurgia.
4. TC tridimensional é muito útil para o planejamento de uma reconstrução.
5. Em muitos casos, a ressecção pode ser realizada extraduralmente pela via transfacial ou subcranial.

6 Outra opção viável seria a ressecção endoscópica da lesão fibro-óssea, particularmente se a lesão se encontrar no seio etmoide, maxilar ou esfenoide, no recesso frontal ou na parede orbital média ou ápice orbital [8].

7 O aspecto mais importante no controle das lesões fibro-ósseas da base do crânio é a abordagem cuidadosa para a descompressão de estruturas críticas, como o nervo óptico ou a artéria carótida [9]. É muito importante evitar a brocagem excessiva ou o uso agressivo do *rounger* próximo a essas estruturas, a fim de evitar danos inadvertidos. Além disso, deve-se tomar cuidadosa atenção no reposicionamento ou reconstrução dos tecidos ósseos ou moles da órbita, com o objetivo de prevenir diplopia, exoftalmias ou enoftalmias.

Conclusão

Nesse capítulo, o leitor foi exposto a algumas considerações sobre o controle das lesões fibro-ósseas da base do crânio. É importante enfatizar que o tratamento cirúrgico deve ser cuidadosamente adaptado a cada caso e à natureza agressiva ou de crescimento lento de cada lesão independente. Em algumas situações, os riscos intraoperatórios e a morbidade pós--operatória podem ser significativos, devendo ser considerada de acordo com as recomendações dos cirurgiões e o desejo do paciente para cirurgia.

Referências Bibliográficas

1. Barnes L, Verbin RS, Appel BN, Peel RL: Diseases of the bones and joints; in Barnes L (ed): Surgical Pathology of the Head and Neck. New York, Marcel Dekker, 2001, pp 1049–1232.
2. Lustig LR, Holliday MJ, McCarthy EF, Nager GT: Fibrous dysplasia involving the skull base and temporal bone. Arch Otolaryngol Head Neck Surg 2001;127:1239–1247.
3. Katz BJ, Nerad JA: Ophthalmic manifestations of fibrous dysplasia: a disease of children and adults. Ophthalmology 1998;105:2207–2215.
4. Michael CB, Lee AG, Patrinely JR, Stal S, Blacklock JB: Visual loss associated with fibrous dysplasia of the anterior skull base. Case report and review of the literature. J Neurosurg 2000;92:350–354.
5. Panda NK, Parida PK, Sharma R, Jain A, Bapuraj JR: A clinicoradiologic analysis of symptomatic craniofacial fibro-osseous lesions. Otolaryngol Head Neck Sur 2007;136:928–933.
6. Becelli R, Perugini M, Cerulli G, Carboni A, Renzi G: Surgical treatment of fibrous dysplasia of the cranio-maxillo-facial area. Review of the literature and personal experience from 1984 to 1999. Minerva Stomatol 2002;51:293–300.
7. Chen YR, Noordhoff MS: Treatment of craniomaxillofacial fibrous dysplasia: how early and how extensive? Plast Reconstr Surg 1990;86:835–842.
8. Samaha M, Metson R: Image-guided resection of fibro-osseous lesions of the skull base. Am J Rhinol 2003;17:115–118.
9. Papay FA, Morales L, Flaharty P, et al: Optic nerve decompression in cranial base fibrous dysplasia. J Craniofac Surg 1995;6:5–10.

Tumores Vasculares

9.1 Sugestões Práticas para Controlar Malformações Arteriovenosas Extensas

Gresham T. Richter, James Y. Suen

Departament of Otolaryngology – Head and Neck Surgery, University of Arkansas for Medical Sciences, Arkansas Children's Hospital, Little Rock, Ark., USA

DICAS

- Resecção cirúrgica complementada por embolização pré-operatória leva a melhores chances de cura.
- Embolização suprasseletiva do *nidus* sem incorporação da principal artéria irrigadora deveria ser feita se a embolização for o principal tratamento de malformações arteriovenosas (MAV).
- Transferências livres de tecido deverão ocorrer somente quando anastomoses de vasos muitos distantes da AVM puderem ser feitas. De outra forma, *flaps* locais (sem expansão anterior) ou pedículos de *flaps* deverão ser usados.
- A remoção cirúrgica completa é essencial para a cura.

ARMADILHAS

- MAV são frequentemente diagnosticados como hemangiomas.
- Apenas a embolização ou a ressecção parcial da MAV levará a um rápido progresso da doença residual, com o recrutamento da vascularização adjacente de tecidos moles.
- A ligadura de vasos contribuidores sem abordagem da lesão central causa crescimento progressivo e neoformação de vasos sanguíneos colaterais, tornando mais difícil o tratamento posterior.

Introdução

As malformações endovenosas arteriais são anomalias congênitas raras de desenvolvimento vascular que, julga-se, surgirem de canais arteriovenosos persistentes do início da vida fetal. Essas lesões já estão presentes ao nascimento, mas podem permanecer clinicamente adormecidas durante muitos anos, até uma rápida dilatação, recrutamento e colateralização de artérias e veias contribuidoras. O resultado é uma lesão vascular de alto fluxo em expansão, com consequências funcionais e cosméticas devastadoras. É necessária intervenção para impedir a progressão, sangramento potencialmente letal e insuficiência cardíaca de alto débito [1, 2]. Entretanto, decisões de tratamento encontram o desafio de altas taxas de recorrência de remoções inadequadas e déficits profundos de remoção radical [3, 4]. As lesões superficiais são consideradas, frequentemente, como "a ponta do *iceberg*".

O rápido crescimento das malformações arterio venosas ocorre, frequentemente, no início da puberdade e durante a gravidez. A expansão contínua pode levar à destruição significativa de tecido envolvido e pode crescer de forma a invadir estruturas adjacentes similarmente às lesões malignas. A excisão parcial ou a embolização podem levar à expansão dramática de contribuições previamente não observadas na malformação arteriovenosa. A embolização seguida por ressecção radical e reconstrução tem mostrado resultados promissores e é comumente empregada por aqueles que lidam com MAV complexa [4-7].

Sugestões Práticas

1. Uma equipe multidisciplinar (radiologista intervencionista, otorrinolaringologista e cirurgião reconstrutor) é essencial para o controle da AVM extensiva de cabeça e pescoço.

2. Uma compreensão profunda da anatomia vascular é fundamental para o controle da MAV extensiva de pescoço e cabeça, pois vasos anormais em geral dificultam o mapeamento de toda a área envolvida pela lesão. Essa observação deverá ser feita por imagens radiográficas complexas, incluindo RM, ARM e arteriografias [4, 8].

3. A embolização pré-operatória deverá ser feita na MAV 1 a 4 dias antes da ressecção cirúrgica [1, 4]. Um prazo maior poderá levar ao rápido recrutamento e colateralização de novos vasos.

4. O cirurgião deverá estar presente durante a embolização para ajudar a identificar vasos alimentadores

e impedir a oclusão inadvertida de tecido não envolvido.

5. Ressecção total de MAV pequena e focal tem uma probabilidade maior de cura [7, 9].

6. Ressecção incompleta de MAV extensiva para evitar déficits cosméticos e funcionais pode ser indicada, entendendo-se que a recorrência é comum e pode ser necessário repetir a intervenção [5].

7. O controle urgente de lesões ulcerativas ou com sangramento é vital para prevenir a morbidade e a mortalidade do paciente. Esses pacientes podem ser tratados com embolização paliativa ou embolização pré-operatória antes da extirpação completa.

8. Os cirurgiões deverão estar preparados para a ressecção completa no procedimento inicial com expectativa de um longo tempo de cirurgia, sangramento intracirúrgico significativo e necessidade de reconstrução [10]. A ressecção deverá continuar com a preservação de estruturas vitais e respeito pelas preocupações funcionais e cosméticas.

9. O eletrocautério antiaderente bipolar é essencial para controlar uma perda significativa de sangue encontrada quando se remove a MAV.

10. As margens da MAV são extremamente difíceis de serem definidas na cirurgia, em razão do aumento do fluxo de sangue nos vasos colaterais. Padrões de sangramento, como sangramento difuso, podem ser úteis na definição de margens cirúrgicas.

Conclusão

MAVs extensivas da cabeça e pescoço são lesões complexas e debilitantes. A embolização é eficaz se seguida de imediata ressecção (1 a 5 dias) de toda ou de quase toda a doença. O respeito pelas estruturas vitais e o resultado funcional são levados em conta na necessidade de extirpação completa para se alcançar a cura clínica. O controle precoce da doença residual leva, logicamente, a melhores resultados a longo prazo.

Referências Bibliográficas

1. Erdmann MW, Jackson JE, Davies DM, Allison DJ: Multidisciplinary approach to the management of head and neck arteriovenous malformations. Ann R Coll Surg Engl 1995;77:53–59.
2. Sugrue M, McCollum P, O'Driscoll K, Feeley M, Shanik DG, Moore DJ: Congenital arteriovenous malformation of the scalp with high output cardiac failure: a case report. Ann Vasc Surg 1989;3:387–388.
3. Kane WJ, Morris S, Jackson IT, Woods JE: Significant hemangiomas and vascular malformations of the head and neck: clinical management and treatment outcomes. Ann Plast Surg 1995;35:133–143.
4. Seccia A, Salgarello M, Farallo E, Falappa PG: Combined radiological and surgical treatment of arteriovenous malformations of the head and neck. Ann Plast Surg 1999;43:359–366.
5. Bradley JP, Zide BM, Berenstein A, Longaker MT: Large arteriovenous malformations of the face: aesthetic results with recurrence control. Plast Reconstr Surg 1999;103:351–361.
6. Jeong HS, Baek CH, Son YI, Kim TW, Lee BB, Byun HS: Treatment for extracranial arteriovenous malformations of the head and neck. Acta Otolaryngol 2006;126:295–300.
7. Kohout MP, Hansen M, Pribaz JJ, Mulliken JB: Arteriovenous malformations of the head and neck: natural history and management. Plast Reconstr Surg 1998;102:643–654.
8. Cure JK: Imaging of vascular lesions of the head and neck. Facial Plast Surg Clin North Am 2001;9:525–549.
9. Richter GT, Suen J, North PE, James CA, Waner M, Buckmiller LM: Arteriovenous malformations of the tongue: a spectrum of disease. Laryngoscope 2007;117:328–335.
10. Buckmiller LM, Richter GT, Waner M, Suen JY: Use of recombinant factor VIIa during excision of vascular anomalies. Laryngoscope 2007;117:604–609.

9.2 Como Tratar Malformações Linfáticas Extensas

James Y. Suen, Gresham T. Richter

Department of Otolaryngology – Head and Neck Surgery, University of Arkansas for Medical Sciences, Arkansas Chidren's Hospital, Little Rock, Ark., USA

D I C A S

- Rápido crescimento de malformação linfática (ML) pode ocorrer em qualquer infecção local e deverá ser controlado, inicialmente, com antibióticos e esteroides por um período de 7 a 10 dias.
- Uma RM é muito útil para determinar se uma ML é microcística, macrocística ou mista.
- Na RM, um nível de fluido-fluido em T2 constitui, em geral, diagnóstico da ML.
- A escleroterapia com o uso de OK-432, álcool, doxiciclina ou bleomicina pode ser muito eficaz para o macrocisto da ML.

A R M A D I L H A S

- Se for feita cirurgia para ressecar uma ML, evite a remoção precoce dos drenos porque, eventualmente, resultará em coleções de líquido linfático.
- Evite escleroterapia para formas microcísticas de ML.
- Nunca remova a língua oral inteira para um alargamento substancial da ML.

Introdução

As malformações linfáticas são de fácil diagnóstico. Geralmente apresentam aumento indolor do rosto, pescoço e/ou língua. Geralmente contêm componentes císticos com coleções de fluido linfático. Os vasos superficiais geralmente são aparentes quando a mucosa está envolvida, e alguns deles contêm sangue. Malformações linfáticas de cabeça e pescoço podem crescer rapidamente durante a infância. Isso pode causar obstrução das vias aéreas superiores e, geralmente, exigem que seja realizada traqueotomia para controle da passagem de ar [1]. Componentes císticos obviamente aumentados podem ser tratados com cirurgia ou escleroterapia. O rosto, a língua e outras superfícies de mucosa, mais frequentemente, abrigam doença microcística ou mista, razão pela qual a escleroterapia não é de tanta utilidade [2]. O envolvimento da língua e do soalho da boca podem resultar em protrusão da língua para fora da boca. Se o tratamento com antibióticos não melhorar essa condição, poderá ser necessário para a criança fazer uma redução cirúrgica. Se for escolhida a realização de cirurgia, a ressecção primária deverá ocorrer na ponta medial e substância da linha média da língua, a fim de preservar o abastecimento vascular, inervação e função da língua. Em alguns pacientes, poderá ser necessário um segundo estágio de redução.

Sugestões Práticas

1. No caso de malformações linfáticas extensas, o objetivo é controlar a doença, e não necessariamente curá-la, exceto se estiver presente doença macrocística primária. A família e o paciente devem compreender que isso, geralmente, significa múltiplos tratamentos durante toda a vida.

2. Lesões da mucosa podem ser extensas e podem ser tratadas com o uso de um *laser* de CO_2 [1, 2]. O procedimento a *laser* deverá ser feito por toda a camada da mucosa. Os componentes profundos das malformações linfáticas são mais bem tratados com o *laser* Nd:Yag, que pode remover canais mais profundos das lesões da mucosa [4]. O *laser* Nd:Yag ideal é o de 20-30 W em 0,5 s, no modo de não contato.

3. Muitas malformações linfáticas têm um componente de malformação venosa significativo, de maneira tal que a ressecção cirúrgica poderá encontrar muitos canais vasculares maiores.

4. Há, frequentemente, um componente fibroadiposo nas malformações linfáticas que não responde à lipoaspiração.

5. É comum haver hipertrofia dos ossos adjacentes, como a mandíbula e o zigoma, que também podem exigir redução cirúrgica. A mandíbula irá se

alongar e poderá resultar numa deformidade significativa. O remodelamento da mandíbula comumente é necessário [5].

6. Nas lesões macrocísticas que estão sob escleroterapia, dois ou mais tratamentos poderão ser necessários para se obter o resultado desejado.

7. É importante a proteção dos ramos do nervo facial e dos músculos que estes inervam, quando se faz a ressecção das malformações linfáticas que envolvem a face e a parótida.

8. Depois da ressecção cirúrgica, é importante colocar um dreno de sucção e deixá-lo por uma semana ou mais.

9. É comum a deiscência da ferida.

10. Com a malformação linfática extensa, o objetivo cirúrgico é, principalmente, remover a lesão e não causar outros danos.

11. A malformação linfática que envolve a laringe geralmente infiltra a mucosa e o *laser* de CO_2 é o tratamento a ser escolhido [7].

12. A escleroterapia pode ser empregada com cistos de 2 cm ou maiores [2, 6].

13. O ultrassom é o melhor meio para identificar e tratar cistos com escleroterapia [2].

14. Depois do tratamento de qualquer tipo, o paciente deverá receber esteroides e antibióticos por um período de 1 a 2 semanas.

15. Cáries dentais são comuns com a malformação linfática e dentistas deverão ser envolvidos logo depois do diagnóstico [5].

Conclusão

As malformações linfáticas extensas são raras e constituem um grande desafio. É melhor recomendar esses pacientes a um centro que tenha experiência no tratamento dessas malformações.

Referências Bibliográficas

1. Edwards PD, Rahbar R, Ferraro NF, Burrows PE, Mulliken JB: Lymphatic malformation of the lingual base and oral floor. Plast Reconstr Surg 2005;115:1906–1915.
2. Peters DA, Courtemanche DJ, Heran MK, Ludemann JP, Prendiville JS: Treatment of cystic lymphatic vascular malformations with OK-432 sclerotherapy. Plast Reconstr Surg 2006;118:1441–1446.
3. April MM, Rebeiz EE, Friedman EM, Healy GB, Shapshay SM: Laser therapy for lymphatic malformations of the upper aerodigestive tract. An evolving experience. Arch Otolaryngol Head Neck Surg 1992;118:205–208.
4. Bradley PF: A review of the use of the neodymium YAG laser in oral and maxillofacial surgery. Br J Oral Maxillofac Surg 1997;35:26–35.
5. Padwa BL, Hayward PG, Ferraro NF, Mulliken JB: Cervicofacial lymphatic malformation: clinical course, surgical intervention, and pathogenesis of skeletal hypertrophy. Plast Reconstr Surg 1995;95:951–960.
6. Alomari AI, Karian VE, Lord DJ, Padua HM, Burrows PE: Percutaneous sclerotherapy for lymphatic malformations: a retrospective analysis of patient-evaluated improvement. J Vasc Interv Radiol 2006;17:1639–1648.
7. Chan J, Younes A, Koltai PJ: Occult supraglottic lymphatic malformation presenting as obstructive sleep apnea. Int J Pediatr Otorhinolaryngol 2003;67:293–296.

Tumores Vasculares

9.3 Como Lidar com Episódios de Sangramento de Emergência em Malformações Arteriovenosas

Eduardo Noda Kihara, Mario Sergio Duarte Andrioli, Eduardo Noda Kihara Filho

Departamento de Neurorradiologia Intervencionista do Hospital Albert Einstein, São Paulo, SP, Brasil

D I C A S

- Embolização endovascular de malformações arteriovenosas (MAVs) profundamente localizadas no pescoço e crânio é uma maneira prática de suspender o sangramento.
- Embolização percutânea por compressão da drenagem venosa é a melhor opção para MAV superficial.

A R M A D I L H A S

- Ligadura prévia de artéria proximal à MAV torna o *nidus* e a fístula inacessíveis à embolização.
- Clampeamento cirúrgico da veia de drenagem aumenta a pressão intranidal e o risco de sangramento.

Introdução

MAVs vasculares craniofaciais e no pescoço são entidades infrequentes. Há diferentes tipos: MAV em *nidus*, fístulas arteriovenosas, malformações venosas e hemangiomas cavernosos. Sangramento causado por MAV pode ocorrer após trauma, biópsia ou durante ressecção para cirurgia curativa ou estética.

A tecnologia moderna com base em fluoroscopia de alta resolução, pequenos microcateteres e os novos materiais de embolização podem aumentar a possibilitar o alcance do *nidus* da MAV ou o local da fístula arteriovenosa, para tratar a MAV ou como terapia adjuvante pré-cirúrgica.

Avaliação angiográfica prévia da MAV está indicada antes do acesso cirúrgico a fim de procurar as múltiplas artérias aferentes, presença de *nidus*, tamanho do mesmo e veias drenantes.

Sugestões Práticas

1 MAVs ou fístulas profundamente sediadas podem ser embolizadas com Onyx (etileno-vinil-álcool) ou NBCA (N-butilcianoacrilato) – colocados no *nidus* ou no local da fístula, ocluindo completamente a malformação.

2 Fístulas de alto fluxo também podem ser tratadas por embolização com microcateter com compressão externa ou por insuflação de cateter balão colocado na artéria proximal para reduzir o fluxo. Fragmentos de Ivalon (espuma de polivinil álcool) ou Gelfoam são materiais oclusivos particulados e não devem ser usados. Espirais e hélices fibrilares são usadas em situações específicas, quando nos vemos face a condições de alto fluxo e onde necessitamos reduzir velocidades de fluxo.

3 MAV superficial e malformações venosas podem ser tratadas por punção percutânea e oclusão com NBCA 50% ou álcool (etanol) absoluto durante compressão externa usando faixas de borracha ou aparelhos para aumentar o efeito local e os resultados. Todos esses procedimentos acarretam risco e têm que ser usados sob fluoroscopia de alta resolução e injeção extremamente cuidadosa, evitando embolização pulmonar ou migração intracraniana por anastomoses perigosas entre a artéria vertebral e os ramos da artéria carótida externa e a circulação intracraniana.

4 Estudo angiográfico digital completo de MAV, seguido por embolização de uma lesão de alto fluxo, exclui uma situação perigosa, como uma condição de sangramento durante uma biópsia ou uma ressecção. Ela reduz a perda sanguínea e abrevia ambos, o tempo de cirurgia e o de recuperação. Conforme dissemos anteriormente, precisa ser tomado cuidado com "anastomoses perigosas" entre os ramos da artéria carótida externa, ramos da artéria vertebral e a circulação intracraniana.

5 Passagem do material de embolização para a veia jugular ou outras grandes veias drenantes pode causar embolia pulmonar. Ulcerações, necrose de pele e alterações da cor da pele podem ocorrer, geralmente relacionadas com o material e volume usados.

Conclusão

MAVs são doenças complexas e devem ser estudadas por uma equipe multidisciplinar antes de qualquer tentativa cirúrgica. É exequível e seguro uma equipe intervencionista bem treinada realizar tratamento endovascular e percutâneo de lesões das MAVs. Novos materiais, instrumentos e aparelhos para oclusões vasculares e de *nindus* podem melhorar os resultados finais, excluindo a MAV e reduzindo tempo, sangramento e risco cirúrgico.

Referências Bibliográficas

1. Numan F, Omeroglu A, Kara B, et al: Embolization of peripheral vascular malformations with ethylene vinyl alcohol copolymer (Onyx). J Vasc Interv Radiol 2004;15:939–946.
2. Kohout MP, Hansen M, Pribaz JJ, et al: Arteriovenous malformations of the head and neck: natural history and management. Plast Reconstr Surg 1998;102:643–654.
3. Berenguer B, Burrows PE, Zurakowski D, et al: Sclerotherapy of craniofacial venous malformations: complications and results. Plast Reconstr Surg 1999;104:1–11.
4. Persky MS, Yoo HJ, Berenstein A: Management of vascular malformations of the mandible and maxilla. Laryngoscope 2003;113:1885–1892.
5. Whiteside OJ, Monksfield P, Steventon NB, et al: Endovascular embolization of a traumatic arteriovenous fistula of the superficial temporal artery. J Laryngol Otol 2005;119:322–324.
6. Ahn HS, Kerber CW, Deeb ZL: Extra- to intracranial arterial anastomoses in therapeutic embolization: recognition and role. AJNR Am J Neuroradiol 1980;1:71–75.
7. Duncan IC, Fourie PA: Circumferential flow reduction during percutaneous embolotherapy of extracranial vascular malformations: the 'cookie-cutter' technique. AJNR Am J Neuroradiol 2003;24:1453–1455.

Tumores Congênitos

10.1 Sugestões Práticas para Tratar Cistos e Fístulas de Fendas Branquiais

Marcelo D. Durazzo, Gilberto de Britto e Silva Filho

Departamento de Cabeça e Pescoço do Hospital das Clínicas da Faculdade de Medicina da Universidade de São Paulo, São Paulo, Brasil

DICAS

- Cistos de fendas branquiais (CFBs) podem aparecer, inicialmente, na idade adulta, apesar da sua presença desde o nascimento. Os cistos podem se tornar evidentes depois de infecção.
- Evitar acesso cirúrgico (drenagem ou ressecção) se um cisto estiver infectado. Procurar tratar a infecção com antibióticos.

ARMADILHAS

- Considerar a execução de uma dissecção do nervo facial (NF) ao tratar uma anomalia de primeira fenda branquial (AFB).
- Dissecção do ducto (ou trato) tem que ser executada cranialmente quando se estiver ressecando uma segunda ou terceira AFB.
- Recorrência se associa à ressecção incompleta de cistos e ductos fistulosos.

Introdução

As fístulas de FB são diagnosticadas ao nascimento na maioria dos casos. Os cistos de FB geralmente só são vistos depois de processos infecciosos. Eles também podem ser observados em adultos, apesar da sua presença desde o nascimento [1, 2]. Ambas as condições são congênitas e resultam da ausência de obliteração do seio cervical (formado pelas segunda, terceira e quarta FBs durante o desenvolvimento embrionário). Quando há um trato desobstruído a partir do remanescente do seio cervical até a pele e/ou a mucosa do trato aerodigestório superior, surge uma fístula.

AFBs são tratadas cirurgicamente. Idealmente, a cirurgia está indicada na ausência de infecção. Uma massa (cisto) ou uma abertura cutânea (fístula) pode ser evidente na região da margem anterior do músculo esternocleidomastóideo. Cistos e fístulas na região pré-auricular originam-se da primeira FB.

Infecção é a principal complicação. Ela pode estar presente em um terço dos casos na população pediátrica [3].

Sugestões Práticas

No que concerne à anomalia de primeira fenda branquial, o trato deve ser dissecado até que se encontre o meato acústico externo. O NF pode ser superficial ao trato e pode ser dissecado, se necessário [4, 5].

As seguintes dicas se referem ao tratamento de anomalia de segunda fenda branquial. Elas também são úteis para tratar as muito raras anomalias das terceira e quarta fendas branquiais.

1. Evitar drenagem tanto quanto possível. Evitar um acesso cirúrgico quando o cisto estiver infectado. Tratar a infecção com antibióticos e aguardar até que os sinais inflamatórios desapareçam [1].

2. Sob anestesia geral, proceder a partir de uma incisão lateral no pescoço próximo à margem anterior do músculo esternocleidomastóideo. Ela pode ser feita acima ou abaixo, dependendo do nível do cisto ou fístula. Quando um orifício cutâneo está presente no pescoço, ele precisa ser completamente circunscrito pela incisão [1, 2].

3. Proceder à dissecção romba do cisto, seguida por um isolamento cranial do trato (ou ducto). As fístulas devem ter seu orifício externo incluído na pele ressecada seguido pela dissecção do trato em direção cefálica.

4. Seguir o trato superiormente. Em sua parte superior, o trato passa entre as artérias carótidas interna e externa. Depois disso, ele cruza os nervos laríngeo superior, os nervos cranianos XII e IX, e, finalmente, atinge sua abertura para dentro da faringe na re-

gião da tonsila. Uma vez que o trato é ligeiramente lateral a essas estruturas, não é necessário dissecá-las ativamente a fim de possuir seu controle. No plano mais profundo da dissecção elas podem ser vistas e preservadas [1, 2].

5. Depois de isolar a AFB e seu trato, proceder à ligadura do ducto próximo à tonsila. Uso de um dreno é recomendado [1].

6. Anomalias da terceira fenda branquial podem ter seus tratos se abrindo para a laringe, traqueia ou faringe. Os tratos atingem essas regiões do trato aerodigestório superior depois de perfurarem a membrana tireo-hióidea. Eles são raros e os cistos podem ser confundidos com laringocele [1, 2].

7. Cistos e fístulas de quarta FB são extremamente raros. A abertura interna é localizada no seio piriforme. Eles são clinicamente evidentes, usualmente, no lado esquerdo do pescoço [6].

Conclusão

O tratamento dos cistos e fístulas de FB envolve dissecção delicada de estruturas cervicais. Preferivelmente deve ser realizado por cirurgiões experientes. A maioria das complicações é associada à lesão das seguintes estruturas: nervo hipoglosso, nervo glossofaríngeo, nervo laríngeo superior, NF e artérias carótidas. Recorrência só pode ser evitada com excisão completa da fístula ou cisto e seu trato. Tratamento cirúrgico definitivo é muito mais difícil quando há uma infecção associada. Nesses casos, a cirurgia deve ser adiada até que a infecção tenha sido tratada.

Referências Bibliográficas

1. Loré JM: An Atlas of Head and Neck Surgery. Philadelphia, Saunders, 1988, pp 686–693.
2. Peynègre R, Rugina MD, Ducroz V: Chirurgie des kystes et fistules du cou. Techniques chirurgicales – Tête et cou, 46-480. Encycl Méd Chir. Paris, Elsevier, 1995, p 12.
3. Schroeder JW Jr, Mohyuddin N, Maddalozzo J: Branchial anomalies in the pediatric population. Otolaryngol Head Neck Surg 2007;137:289–295.
4. Triglia JM, Nicollas R, Ducroz V, Koltai PJ, Garabedian EN: First branchial cleft anomalies: a study of 39 cases and a review of the literature. Arch Otolaryngol Head Neck Surg 1998;124:291–295.
5. Martinez Del Pero M, Majumdar S, Bateman N, Bull PD: Presentation of first branchial cleft anomalies: the Sheffield experience. J Laryngol Otol 2007;121:455–459.
6. Shrime M, Kacker A, Bent J, Ward RF: Fourth branchial complex anomalies: a case series. Int J Pediatr Otorhinolaryngol 2003; 67:1227–1233.

Tumores Congênitos

10.2 Como Evitar Surpresas no Tratamento do Cisto de Ducto Tireoglosso

Nilton T. Herter

FAHNS, HNSS do Brasil, HNS da Argentina, HNS do Chile, HNS do Peru, LATS, Departamento de Cabeça e Pescoço do Hospital Santa Rita, Porto Alegre, RS, Brasil

DICAS

- Manter em mente que cisto de ducto tireoglosso (CDTG) pode ser associado a outras anormalidades anatômicas e funcionais da glândula tireoide.
- Não operar um paciente com CDTG sem avaliação prévia anatômica e funcional da glândula tireoide.
- Carcinoma originado no CDTG pode ser encontrado em adultos, de modo que avaliação citológica pré-operatória é recomendada nos casos suspeitos.

ARMADILHAS

- Risco de ressecção do único tecido tireóideo do paciente.
- Risco de hipotireoidismo, seja clínico, seja subclínico.
- Risco de encontrar um carcinoma no laudo de histopatologia depois da cirurgia.

Introdução

CDTG é a principal anormalidade de desenvolvimento no pescoço. A maioria dos pacientes é de crianças ou adultos jovens que se queixam de um nódulo único na linha mediana, na região do osso hioide. Diagnóstico clínico é seguro e fácil [2-4]. O padrão-ouro de tratamento é o procedimento de Sistrunk [1], que envolve a ressecção do cisto, da parte central do osso hioide e do resto embrionário até a base da língua. Lesão da artéria lingual ou dos nervos hipoglossos deve ser evitada com dissecção cuidadosa. Drenagem cirúrgica do campo cirúrgico é recomendada, uma vez que hematoma pós-cirúrgico pode ser perigoso.

Associados ao CDTG, podemos encontrar hipotireoidismo subclínico e outras anormalidades do desenvolvimento da glândula tireoide, como tireoide lingual, glândula ectópica, agenesia ou hemiagenesia, bem como raros casos de carcinoma.

Sugestões Práticas

Embora geralmente seja fácil diagnosticar um CDTG e realizar o procedimento de Sistrunk, alterações associadas disorganogenéticas, disormonogenéticas ou carcinogenéticas podem ser encontradas e levar a algumas surpresas para o cirurgião, colocando em risco a saúde do paciente. É importante manter em mente algumas situações arriscadas.

1. Considerar a associação entre CDTG e hipotireoidismo subclínico e solicitar exames laboratoriais, incluindo TSH e tireoxina.

2. Considerar a associação entre CDTG e outras anormalidades do desenvolvimento embriológico da glândula tireoide e solicitar ultrassonografia do pescoço e cintigrafia da glândula tireoide.

3. Considerar que em 2-3% dos CDTGs podemos encontrar um carcinoma; então solicitar biópsia aspirativa por agulha fina (BAAF) e exame citológico quando o cisto tiver mais de 3 cm, quando ocorrer em adultos [5], quando houver um componente sólido no cisto, quando houver crescimento rápido, ou na presença de sinais invasivos locais ou de um linfonodo cervical clinicamente evidente.

4. Operação de Sistrunk clássica é o procedimento-padrão para tratamento da maioria dos CDTGs.

5. Procedimento de Sistrunk é recomendado para carcinoma de DTG simultâneo à dissecção cervical supraomo-hióidea.

6. Hipotireoidismo subclínico deve ser avaliado e tratado.

Conclusão

Nesse capítulo, o leitor foi exposto a uma complicação frequentemente despercebida do tratamento cirúrgico do CDTG. CDTG pode, muitas vezes, ser associado a hipotireoidismo subclínico e outras anormalidades anatômicas da glândula tireoide, bem como a carcinoma, geralmente em adultos. Avaliação funcional, anatômica e patológica do cisto é recomendada para evitar complicações adicionais.

Referências Bibliográficas

1. Chandra RK, Madalozzo J, Kovarik P: Histological characterization of the thyroglossal tract: Implications for surgical management. Laryngoscope 2001;111:1002.
2. Herter NT, Silva GS: Carcinoma de cisto tireoglosso; relato de um caso e revisão da literatura. Rev Bras Cir Cab Pesc 1989;13:21–24.
3. Herter NT: Cistos, fístulas e neoplasias do ducto tireoglosso; in Kowalski LP (ed): Afecções Cirúrgicas do Pescoço. Col Bras Cir. São Paulo, Atheneu, 2005, vol VII, pp 105–114.
4. Livosi VA: Surgical Pathology of Thyroid. Philadelphia, Saunders, 1990, p 156.
5. Yadranko D: Thyroglossal duct cysts in the elderly population. Am J Otolaryngol 2002;23:17.

Tumores do Espaço Parafaríngeo

11.1 Como Tratar Tumores Extensos de Corpo Carotídeo

Nadir Ahmad, James L. Netterville

Department of Otolaryngology – Head and Neck, Vanderbilt University Medical Center, Nashville, Tenn., USA

DICAS

- As opções incluem cirurgia, observação ou radioterapia (RT). Fatores decisivos são tamanho tumoral, idade e comorbidades do paciente, entre outros.
- Ressecção de tumor de corpo carotídeo (TCC) unilateral é segura, com morbidade limitada em tumores < 5 cm.
- Embora não necessária para TCC de menor tamanho, embolização pré-cirúrgica diminui a perda sanguínea, especialmente com TCC de maior tamanho.
- Ressecção cirúrgica envolve abordagem por equipe, e um cirurgião vascular deve estar ciente da necessidade de ressecção e *bypass* intraoperatórios de artéria carótida (AC), se necessário.
- Chaves da baixa morbidade cirúrgica: exposição cervical alta, meticulosa dissecção e identificação dos nervos cranianos (NC), com controles proximal e distal do sistema carotídeo (SC).

ARMADILHAS

- Evitar dissecção para o interior da camada média da AC.
- Dissecção supra-adventícia muitas vezes é suficiente para remoção de TCC, mas, ocasionalmente, dissecção subadventícia é necessária e muitas vezes agravada por sangramento; dissecção meticulosa e uso liberal de cautério bipolar são recomendados.
- Lesão de NC é a sequela mais comum e precisa ser discutida com o paciente antes da cirurgia, como previsão à reabilitação de possíveis déficits.
- Síndrome de primeira mordida (SPM) e falha de barorreceptores (FB) são complicações despercebidas da ressecção de TCC.

Introdução

TCC são paragangliomas originados do corpo carotídeo (CC), um quimiorreceptor localizado na bifurcação da carótida. O CC está fixado à bifurcação pelo ligamento de Mayer e é inervado pelo nervo glossofaríngeo (IX) por meio do seu ramo de Hering. Ele responde a alterações na PaO_2, $PaCO_2$, pH e fluxo sanguíneo, regulando a ventilação.

Esses tumores são predominantemente benignos e de crescimento lento. O paciente típico apresenta-se na quinta década de vida com uma massa cervical indolor; 10% desses casos têm tumores bilaterais e mesmo múltiplos outros paragangliomas da cabeça e pescoço. Casos familiares são raros (25-50% são multifocais) [1, 2]. À parte história e exame físico cuidadosos focalizando avaliação de NC, o estudo inicial deve incluir uma TC ou RM com contraste. O achado característico é o "sinal da lira" ou afastamento das AC externa e interna. Isso é visto, classicamente, em angiografia, que pode ser usada para embolização pré-operatória. TCC maligno é raro e geralmente diagnosticado pelo achado de uma metástase linfonodal.

A cirurgia é o tratamento ideal [2, 3]. A RT é outra opção e deve ser considerada em pacientes que não possam tolerar a cirurgia ou os potenciais déficits de NC. Em nossa experiência, a RT leva à regressão do tamanho do tumor, à parada de crescimento e ao crescimento continuado, respectivamente em 1/3 dos casos, cada. Observação é uma opção razoável em casos selecionados, uma vez que esses são tumores de crescimento lento (1-1,5 mm/ano). As complicações incluem lesão de vários NC regionais, bem como SPM, que é o aparecimento de dor na região parotídea depois da primeira mordida de cada refeição [3, 4]. A causa desta complicação é desconhecida, mas admite-se que seja pela interrupção de fibras nervosas simpáticas regionais. Falha de barorreceptores (FB) pode ocorrer após ressecções uni ou bilaterais, e o resultado é a labilidade da pressão arterial e frequência cardíaca.

Sugestões Práticas

1. Incisão cervical alta que passa medialmente sobre a região do osso hioide.
2. Efetuar esvaziamento cervical seletivo limitado para exposição de linfonodos regionais quanto à metás-

tase e para expor os NC regionais e estruturas da bainha carotídea.

③ Obter controle proximal e distal das ACs.

④ Dissecção começa ao longo da AC externa para liberar seus ramos do tumor. Ela pode ser sacrificada, se necessário.

⑤ Plano de dissecção pode ser supra ou subadventício, dependendo da invasão tumoral. Cautério bipolar é usado liberalmente.

⑥ Grande cuidado é tomado para evitar dissecção para o interior da camada média, resultando em uma artéria insegura. Eventualmente, ressecção e *bypass* vasculares são efetuados por um cirurgião vascular.

⑦ Dissecar ao longo da superfície lateral da AC interna, rolando o tumor na direção da bifurcação.

⑧ Remoção final exige, muitas vezes, a ligadura da artéria faríngea ascendente e dissecção do nervo laríngeo superior.

Conclusão

As TCCs são tumores raros de cabeça e pescoço que devem ser considerados no diagnóstico diferencial de massas no pescoço e espaço parafaríngeo. A cirurgia é o tratamento principal; RT e observação são reservadas a casos selecionados. A embolização pré-operatória é útil, principalmente em tumores grandes. Um cirurgião vascular deve estar à disposição. Lesão de NC é incomum. SPM e FB são complicações menos conhecidas da cirurgia de TCC.

Referências Bibliográficas

1. Cohen SM, Burkey BB, Netterville JL: Surgical management of parapharyngeal space masses. Head Neck 2005;27:669–675.
2. Pellitteri PK, Rinaldo A, Myssiorek D, et al: Paragangliomas of the head and neck. Oral Oncol 2004;40:563–575.
3. Sniezek JC, Sabri AN, Netterville JL: Paraganglioma surgery: complications and treatment. Otolaryngol Clin North Am 2001;34:993–1006.
4. Netterville JL, Reilly KM, Robertson D, et al: Carotid body tumors: a review of 30 patients with 46 tumors. Laryngoscope 1995;105:115–126.

Tumores do Espaço Parafaríngeo

11.2 Como Tratar Tumores Neurogênicos Extensos

Ziv Gil, Dan M. Fliss

Department of Otolaryngology – Head and Neck Surgery, Tel Aviv Sourasky Medical Center, Tel Aviv, Israel

DICAS

- Efetuar um estudo por imageamento detalhado, incluindo tomografia computadorizada e imagem de ressonância magnética contrastados. Angiografia por ressonância magnética ocasionalmente é adicionada para diferenciar schwannomas de paragangliomas.
- A maioria dos tumores neurogênicos (TNs) benignos é removida por uma via de acesso cervical.
- Para tumores extensos com comprometimento de múltiplos compartimentos, usar vias de acesso combinadas a fim de possibilitar exposição adequada e ressecção segura.

ARMADILHAS

- Sempre discutir com os pacientes as potenciais complicações da cirurgia, que podem incluir múltiplas paralisias de nervos cranianos, sangramento, acidente vascular cerebral e morte.
- Traqueostomia deve ser feita nos pacientes submetidos à via de acesso transmandibular e quando a ressecção exigir reconstrução volumosa, e em todos os pacientes com comprometimento previsto da via aérea.
- A ressecção cirúrgica de TNs extensos deve sempre começar com controle proximal e distal dos grandes vasos do pescoço e com identificação, exposição e proteção de todos os nervos cranianos vizinhos.
- Reconstrução apropriada deve ser realizada após ressecção extensa dural, faríngea ou da pele para evitar complicações importantes, para a cosmética e para proporcionar bom resultado funcional.
- Considerar medialização imediata de prega vocal em pacientes com schwannoma vagal.

Introdução

TNs da cabeça e pescoço representam um grupo de lesões incomuns de origem benigna ou maligna. Uma variedade de vias de acesso foi descrita para o tratamento de TNs extensos [1]. Embora a via de acesso cervical permita ressecção completa do tumor na maioria dos casos, ainda há situações nas quais as porções superior ou inferior do tumor não são adequadamente acessados por incisão cervical convencional. Por exemplo, estes tumores podem se infiltrar superiormente ao longo do espaço parafaríngeo e invadir os seios paranasais, órbita, fossa pterigopalatina ou fossa infratemporal. Eles também podem crescer caudalmente e invadir o mediastino superior. Esses últimos casos exigem vias de acesso alternativas ou uma combinação de vários acessos para permitir adequada exposição e ressecção segura do tumor [2].

Sugestões Práticas

1. A via de acesso cirúrgica selecionada deve ser segura e permitir ressecção completa do tumor, sempre que possível, minimizando simultaneamente as morbidades funcional e cosmética.

2. Na maioria dos pacientes, os TNs são excisados pela via de acesso cervical sem nenhuma necessidade de quaisquer grandes procedimentos reconstrutivos [1].

3. A via de acesso transmandibular é adequada para pacientes com tumores extremamente grandes que comprometem o espaço parafaríngeo. Uma vez seccionada a mandíbula, os dois segmentos da mandíbula são separados para expor o tumor, que, então, é removido sob visualização direta das estruturas circundantes.

4. Vias de acesso através do ptério ou orbitozigomática com ou sem o acesso cervical são usadas para TNs comprometendo linfonodo trigêmeo, seio cavernoso e clivo, com considerável comprometimento da base do crânio [2].

5. A via de acesso à fossa média tipo A pode ser usada em casos selecionados para tratamento cirúrgico de schwannomas e neurofibromas que estejam comprometendo o forame jugular [3].

6. TNs malignos (p. ex., estesioneuroblastoma, tumor maligno de bainha de nervo periférico) frequentemente têm invasão multicompartimental,

Tabela 1. Vias de acesso cirúrgicas (isoladas ou combinadas) usadas para excisão de tumores neurogênicos extensos da base do crânio

Extensão do tumor	Via de acesso cirúrgica
Base anterior do crânio, seios frontal/etmoidal/esfenoidal, clivo, plano esfenoidal	Subcranial (não exigindo incisões faciais)
Tumores malignos comprometendo as paredes maxilares inferior/anterior/lateral	Craniofacial ou transfacial
Extensão à base lateral do crânio, seio cavernoso, fossa média	Orbitozigomática, do ptério ou fossas infratemporal
Extensão à órbita	Transorbital
Tumores do espaço parafaríngeo estendendo-se à fossa média	Cérvico-orbitozigomática, balanceio maxilar (*maxillary swing*)

exigindo via de acesso multifacetada à base anterior do crânio. Ambas as vias de acesso cranio ou subcranial podem ser usadas para acessar a base anterior do crânio, enquanto os tumores mais extensos podem ser alcançados por uma via de acesso combinada, com base na localização anatômica exata do tumor (Tabela 1) [2].

7 Esternotomia mediana é necessária para TN com as seguintes indicações: (1) tumores intratorácicos recorrentes, (2) cirurgia prévia mediastinal ou cardiotorácica, (3) radioterapia prévia do pescoço ou mediastino, (4) TNs malignos fazendo contato com os grandes vasos, (5) tumores intratorácicos isolados, e (6) tumores invadindo abaixo do nível da carina [4].

8 Grandes defeitos exigem reconstrução com retalhos regionais (retalho miocutâneo de peitoral maior, retalho de músculo temporal) ou retalhos livres (um retalho fasciocutâneo de antebraço radial ou um retalho escapular).

Conclusão

Conhecimento do diagnóstico diferencial e uma análise pré-cirúrgica detalhada possibilitam planejamento cuidadoso muito bem pensado da via cirúrgica de acesso e uma ressecção segura do tumor. A cirurgia de TN pode ser efetuada na maioria dos pacientes pela via de acesso cervical. Em um pequeno número de pacientes com TN extremamente grandes estendendo-se à base do crânio ou mediastino e condições malignas invasivas são usadas vias de acesso combinadas para assegurar extirpação definitiva e eficaz.

Referências Bibliográficas

1. Khafif A, Segev Y, Kaplan DM, Gil Z, Fliss DM: Surgical management of parapharyngeal space tumors: a 10-year review. Otolaryngol Head Neck Surg 2005;132:401–406.
2. Fliss DM, Abergel A, Cavel O, Margalit O, Gil Z: Combined sub-cranial approaches for excision of complex anterior skull base tumors. Arch Otol Head Neck Surg 2007;133:888–896.
3. Shahinian H, Dornier C, Fisch U: Parapharyngeal space tumors: the infratemporal fossa approach. Skull Base Surg 1995;5:73–81.
4. Ladas G, Rhys-Evans PH, Goldstraw P: Anterior cervical-transsternal approach for resection of benign tumors at the thoracic inlet. Ann Thorac Surg 1999;67:785–789.

11.3 Como Escolher uma Via de Acesso Cirúrgica a uma Massa no Espaço Parafaríngeo

Kerry D. Olsen

Mayo Clinic Rochester, Rochester, Minn., USA

DICAS

- A via de acesso parotídea cervical pode ser usada para remover, com segurança, a maioria das lesões encontradas no espaço parafaríngeo.
- Secção do ligamento estilomandibular é essencial para abrir o espaço parafaríngeo.
- A maioria dos tumores do lobo profundo da parótida que comprometem o espaço parafaríngeo inicia-se na parte retromandibular do lobo profundo. Rodear largamente essa parte da glândula pode ser feito sem ter que remover a parte superficial da glândula.

ARMADILHAS

- Deixar de identificar o nervo facial pode levar à lesão inadvertida quando o tumor se estende superior à posição do tronco principal do nervo facial.
- Deixar de obter exposição máxima por uma mandibulotomia em casos de comprometimento da base do crânio ou artéria carótida por tumores malignos ou neoplasias vasculares pode levar à remoção incompleta do tumor ou importante morbidade.

Introdução

O espaço parafaríngeo é comprometido por ampla variedade de neoplasias benignas e malignas. A maioria dos casos (80%) é benigna e se origina do lobo profundo da glândula parótida ou de nervos ou paragânglios na parte retroestilóide da parafaringe. O objetivo da cirurgia deve ser fornecer visualização adequada do tumor que assegure remoção completa do tumor sem ruptura da cápsula tumoral e com preservação dos nervos e vasos circundantes.

Sugestões Práticas

A via de acesso parotídea cervical pode ser usada para remover a maior parte do lobo profundo da parótida e tumores extraparotídeos de glândulas salivares [1, 2, 3]. Essa via de acesso também é usada para remover a maioria dos tumores neurogênicos e pequenos paragangliomas.

1. O ramo inferior do nervo facial é isolado primeiro, e seguida para fora, até o nível da glândula submandibular.
2. Os linfonodos jugulares superiores são removidos para permitir exposição dos grandes vasos e nervos cranianos X, XI e XII.
3. A fáscia estilomandibular entre a parótida e a glândula submandibular é seccionada e a glândula é afastada medialmente.
4. O ventre posterior do músculo digástrico e o músculo estilo-hióideo são seccionados próximo à ponta da mastoide e refletidos medialmente.
5. O denso ligamento estilomandibular é seccionado, a seguir, do mesmo modo que a artéria carótida externa quando ela penetra no tecido parotídeo profundo, próximo ao músculo estiloglosso.
6. Se o tumor estiver se estendendo em torno do processo estiloide, é melhor remover esse osso para evitar ruptura inadvertida da cápsula do tumor.
7. A extensão medial do tumor pode ser liberada do músculo constritor superior e do músculo pterigóideo medial por dissecção romba digital.
8. O tumor pode, então, ser removido sob visão direta, com cuidado para incluir uma parte do lobo profundo se o tumor se originar ou comprometer parte da glândula parótida.
9. Procurar, cuidadosamente, qualquer sangramento venoso e deixar um dreno Hemovac durante um mínimo de 2 dias para reduzir o risco de sangramento ou infecção em espaço morto.
10. Se não houver plano areolar frouxo rodeando um tumor pré-estilóideo, ou a lesão é maligna ou foi previamente biopsiada transoralmente, com subse-

quente formação cicatricial ao longo do músculo constritor.

11 A via de acesso parotídea cervical pode ser alargada posteriormente para efetuar uma craniotomia suboccipital para tumores que se estendam intracranialmente pelo espaço retroestilóideo.

12 O uso de uma mandibulotomia parassinfisária em combinação com uma via de acesso parotídea cervical é usada em aproximadamente 10% dos casos.

13 A via de acesso de mandibulotomia é útil para tumores vasculares que comprometem a artéria carótida ou espaço parafaríngeo superior, ou para tumores malignos que invadem o osso vizinho ou os grandes vasos.

14 Uma via de acesso transoral raramente é indicada, sendo reservada para pequenos tumores salivares extraparotídeos benignos isolados.

Conclusão

Cirurgia no espaço parafaríngeo pode ser feita com segurança e com boa exposição do tumor. A via de acesso parotídea cervical (90%) e a via de acesso parotídea cervical com uma mandibulotomia parassinfisária (10%) são eficazes para remoção completa do tumor, controle do sangramento, preservação dos nervos circundantes e baixa morbidade.

Referências Bibliográficas

1. Olsen KD: Tumors and surgery of the parapharyngeal space. Laryngoscope 1994;104(5 suppl 63):1–28.
2. Stell PM, Mansfield AO, Stoney PJ: Surgical approaches to tumors of the parapharyngeal space. Am J Otolaryngology 1985;6:92–97.
3. Olsen KD: Parapharyngeal space tumors; in Gates GA (eds): Current Therapy in Otolaryngology - Head and Neck Surgery, ed 5. St Louis, Mosby, 1994, pp 243–247.

Infecções de Cabeça e Pescoço

12.1 Sugestões Práticas para Acessar um Abscesso Profundo do Pescoço

Flávio C. Hojaij, Caio Plopper

Escola Federal de Medicina de São Paulo, Departamento de Otorrinolaringologia e Cirurgia de Cabeça e Pescoço, São Paulo, SP, Brasil

D I C A S

- Detectar e tratar a causa primária da infecção.
- Quando necessário, o tratamento cirúrgico não deve ser retardado.
- Tomografia computadorizada com contraste (TCCC) é o melhor exame para avaliar um abscesso cervical profundo e para planejar a intervenção cirúrgica.

A R M A D I L H A S

- Lembrar que os pacientes mais idosos com doença subjacentes tendem mais a ter complicações.
- Manter em mente que fascite necrosante não se apresenta com sinais radiológicos de coleção purulenta, mas pode ser associada à formação de gás dentro dos planos fasciais profundos.
- As infecções profundas do pescoço podem progredir para necrose tecidual extensa e mediastinite com altas taxas de mortalidade.

Introdução

É muito importante distinguir entre infecções superficial e profunda do pescoço. A primeira é muito comum e é facilmente tratada. Em contraste, a última é mais perigosa e pode ser ameaçadora à vida.

Os abscessos profundos do pescoço (APP) são coleções purulentas que se desenvolvem no interior dos espaços cervicais profundos, separados pelas camadas da fáscia cervical profunda, geralmente causados por infecção dentária ou da via aérea superior [1-5]. Estes abscessos também podem ser relacionados com infecções das glândulas salivares, malformação congênita ou trauma. Em mais de 25% dos pacientes com APP, uma etiologia clara não pode ser identificada [1-5].

O espaço parafaríngeo é o local mais comum; infelizmente, os abscessos nessa região são mais perigosos [1-4, 6, 7]. APP secundários a infecções dentárias frequentemente levam à sepse ou fascite necrosante [8, 9].

Sugestões Práticas

Na prática clínica, é muito importante escutar as queixas dos pacientes. Dor cervical ou orofaríngea associada à febre deve levantar a suspeita de uma possível infecção profunda do pescoço. Um bom exame físico pode, facilmente, distinguir entre infecções profundas e superficiais. Algumas sugestões práticas são importantes para possibilitar o tratamento imediato e bem-sucedido:

1. Manter sempre em mente que é necessário procurar e tratar a causa primária do abscesso (p. ex., infecção dentária, infecção da via aérea superior).

2. TCCC é uma ferramenta útil para detectar e estabelecer o tratamento dos abscessos cervicais e deve ser feita ainda na fase inicial da doença [1-7].

3. Antibioticoterapia de amplo espectro e drenagem cirúrgica são o tratamento de escolha para a maioria dos casos [1-7].

4. Em casos selecionados (pacientes clinicamente estáveis com apenas um abscesso de espaço cervical menor que 3 cm), uma experiência de antibióticos intravenosos pode ser feita antes de drenagem cirúrgica imediata. Nestes casos, uma orientação de 48 horas de espera e vigilância, com uma TCCC de controle, determinará se intervenção cirúrgica é necessária [10].

5. Idade avançada, diabetes melito, doença sistêmica subjacente e comprometimento de múltiplos espaços exigem consideração cuidadosa sobre potenciais complicações [1-3, 7].

6. Imagens de focos com gás e edema são achados comuns em pacientes com fascite necrosante. Esses pacientes devem ser tratados com antibióticos intravenosos e desbridamento cirúrgico precoce [8, 9].

7. Dispneia, disfagia e rouquidão são sinais de mau prognóstico, indicando necessidade de intervenção cirúrgica agressiva.

8. Na cirurgia, sempre sob anestesia geral, geralmente são necessárias grandes incisões.

9. Não retardar uma nova intervenção cirúrgica se não houver melhora clínica ou se uma nova TCCC ainda mostrar necrose ou coleção purulenta.

10. Drenagem intraoral, quando possível, pode ser segura, especialmente na população pediátrica.

11. Estar consciente de que intubação oral pode ser difícil se o paciente se apresentar com trismo. Deve ser considerada intubação assistida endoscopicamente ou traqueostomia sob anestesia local a fim de se evitar intervenção cirúrgica urgente na via aérea.

12. Atenção especial deve ser dedicada ao mediastino e pleura; não hesitar em fazer uma toracotomia e/ou drenagem torácica, se necessário.

13. É muito importante colher material para cultura e antibiograma.

14. Considerar, seriamente, suporte de terapia intensiva e oxigenoterapia hiperbárica.

Referências Bibliográficas

1. Huang TT, Liu TC, Chen PR, Tseng FY, Yeh TH, Chen YS: Deep neck infection: analysis of 185 cases. Head Neck 2004;26:854–860.
2. Lee JK, Kim HD, Lim SC: Predisposing factors of complicated deep neck infection: an analysis of 158 cases. Yonsei Med J 2007;48:55–62.
3. Boscolo-Rizzo P, Marchiori C, Montolli F, Vaglia A, Da Mosto MC: Deep neck infections: a constant challenge. ORL J Otorhinolaryngol Relat Spec 2006;68:259–265.
4. Parhiscar A, Har-El G: Deep neck abscess: a retrospective review of 210 cases. Ann Otol Rhinol Laryngol 2001;110:1051–1054.
5. Sethi DS, Stanley RE: Deep neck abscesses - changing trends. J Laryngol Otol 1994;108:138–143.
6. Oh JH, Kim Y, Kim CH: Parapharyngeal abscess: comprehensive management protocol. ORL J Otorhinolaryngol Relat Spec 2007;69:37–42.
7. Mazita A, Hazim MY, Megat Shiraz MA, Primuharsa Putra SH: Neck abscess: five year retrospective review of Hospital University Kebangsaan Malaysia experience. Med J Malaysia 2006;61:151–156.
8. Edwards JD, Sadeghi N, Najam F, Margolis M: Craniocervical necrotizing fasciitis of odontogenic origin with mediastinal extension. Ear Nose Throat J 2004;83:579–582.
9. Balbierz JM, Ellis K: Streptococcal infection and necrotizing fasciitis - implications for rehabilitation: a report of 5 cases and review of the literature. Arch Phys Med Rehabil 2004;85:1205–1209.
10. Boscolo-Rizzo P, Marchiori C, Zanetti F, Vaglia A, Da Mosto MC: Conservative management of deep neck abscesses in adults: the importance of CECT findings. Otolaryngol Head Neck Surg 2006;135:894–899.

Infecções de Cabeça e Pescoço

12.2 Tratamento da Fascite Necrosante

Dorival De Carlucci, Jr.

Cerqueira César, São Paulo, SP, Brasil

🅓 I C A S

- Manter em mente que a fascite necrosante (FN) é uma infecção rara, mas agressiva dos tecidos moles.
- Ela comumente é associada a outras condições debilitantes.
- As manifestações clínicas e os achados físicos não são específicos, mas frequentemente são típicos.

🅐 R M A D I L H A S

O tratamento da FN cervical exige uma abordagem múltipla:

- Desbridamento radical agressivo local.
- Antibióticos de amplo espectro por via sistêmica.
- Terapia suportiva intensiva, tal como oxigênio hiperbárico.

Introdução

Uma das complicações mais perigosas dos abscessos profundos da cabeça e pescoço é a FN, que é uma infecção relativamente incomum, porém agressiva dos tecidos moles, caracterizada por destruição progressiva da fáscia e tecido adiposo que pode não comprometer a pele [1].

A FN foi observada, pela primeira vez, durante a Guerra Civil Americana em 1871, por Joseph Jones [2], um cirurgião do Exército Confederado, que descreveu casos hospitalares de gangrena caracterizada por alteração de cor da pele com perda de tecido superficial e profundo. O termo FN foi usado pela primeira vez por Wilson [3] em 1952 para descrever casos com infecção estafilocócica.

A FN pode se desenvolver em pacientes de todas as idades sem nenhuma predileção por sexo ou raça [4]. Uma história de cirurgia, pequeno traumatismo ou procedimentos dentários representa causas comuns de infecção. Outros eventos antecedentes associados incluíram biópsia de pele, ferida de traqueostomia, e mesmo ingestão de espinha de peixe. Entretanto, em muitos casos, nem mesmo um diminuto traumatismo de entrada pode ser identificado.

Os fatores predisponentes incluem diabetes melito, arteriosclerose, alcoolismo, insuficiência renal crônica, malignidade e abuso de droga intravenosa. A maioria dos pacientes apresentou pelo menos uma condição debilitante [5].

O mecanismo exato desta infecção gangrenosa rapidamente alastrante não foi estabelecido. A liberação de enzimas, como hialuronidase, e de porções proteolíticas de membranas celulares foram demonstradas como fatores contributivos para a necrose. A relativa ausência de vascularidade dos planos fasciais relevantes também foi proposta como hipótese de um fator contributivo [6].

Infecções polimicrobianas estão descritas nas séries mais recentes. Os organismos causadores incluem aeróbios e anaeróbios mistos, mais comumente *Streptococcus* sp., *Staphylococcus* sp., *Bacteroides* sp., *Fusobacterium* sp. e *Peptostreptococcus* sp. [5].

Sugestões Práticas

❶ Reconhecimento e tratamento precoces são essenciais para um melhor prognóstico [6].

❷ Vários sinais e sintomas devem alertar os clínicos, como dispneia, disfagia e odinofagia. No momento da apresentação, a maioria dos pacientes estão em estado tóxico com febre alta. Caso esteja presente choque, disfunção de órgãos, ou gás nos tecidos (radiografia ou palpação), está indicada cirurgia imediata [7].

❸ As complicações incluem pneumonia, abscesso pulmonar, trombose da veia jugular interna, meningite, mediastinite, erosão arterial e necrose de mandíbula. Relatórios recentes sugeriram que a taxa de mortalidade variou de 16,5 a 20% [8, 9].

④ Tomografia computadorizada (TC) é a modalidade de imageamento de escolha, fornecendo informação sobre a localização e a extensão da doença. Ela confirma a presença ou ausência de gás e fornece informação anatômica detalhada. Imagem de ressonância magnética também pode ser útil ao delinear a extensão de abscessos intramusculares ou subcutâneos [5].

⑤ A chave do tratamento bem-sucedido é o diagnóstico precoce, que, quando combinado com tratamento agressivo, é capaz de melhorar, substancialmente, o resultado. Uma excisão extensa, desbridamento e drenagem da pele, fáscia e músculo necróticos comprometidos constituem os aspectos mais importantes da terapia.

⑥ Antibióticos parenterais devem ser instituídos sem demora. Dado que a infecção sempre exibe uma evolução fulminante, não é aconselhável aguardar resultados de cultura. A cobertura inicial empírica deve incluir antibióticos de amplo espectro. O tratamento geralmente inclui penicilinas resistentes à penicilinase mais cobertura adicional para organismos anaeróbicos.

⑦ Oxigênio hiperbárico é considerado terapia adjuntiva. Ele inibe os anaeróbios e ajuda a romper o ciclo sinergístico vicioso entre anaeróbios e aeróbios e limita o desbridamento ao demarcar a margem entre tecido desvitalizado e sadio [10].

Conclusão

① A FN de cabeça e pescoço é uma infecção rara, mas agressiva dos tecidos moles, comumente associada a outras condições debilitantes.

② As manifestações clínicas e achados físicos não são específicos, porém, muitas vezes são típicos. Um alto índice de suspeição de FN deve ser mantido.

③ A TC é útil para diagnóstico precoce e para planejar a terapia.

④ A chave do tratamento bem-sucedido é o diagnóstico precoce combinado a tratamento cirúrgico agressivo e administração de antibióticos parenterais.

⑤ Oxigênio hiperbárico é uma terapia adjuntiva à cirurgia e antibióticos.

⑥ Ainda há uma alta taxa de mortalidade (25%) apesar de tratamento agressivo.

Referências Bibliográficas

1. Sellers BJ, Woods ML, Morris SE, Saffle JR: Necrotizing group A streptococcal infections associated with streptococcal toxic shock syndrome. Am J Surg 1996;172:523–528.
2. Jones J: Investigation upon the nature, causes and treatment of hospital gangrene as it prevailed in the Confederate Armies 1861–1865; in Hamilton FH (ed): Surgical Memoirs of the War of Rebellion. New York, Riverside, 1871, pp 146–170.
3. Wilson B: Necrotizing fasciitis. Am Surg 1952;18:416–431.
4. Reed JM, Vinod KA: Odontogenic cervical necrotizing fasciitis with intrathoracic extension. Otolaryngol Head Neck Surg 1992;107:596–600.
5. Skitarelic N, Mladina R, Morovic M, Skitarelic N: Cervical necrotizing fasciitis: sources and outcomes. Infection 2003;31:39–44.
6. Greinwald JH, Wilson JF, Haggerty PG: Peritonsillar abscess: an unlikely cause of necrotizing fasciitis. Ann Otol Rhinol Laryngol 1995;104:133–137.
7. Lin C, Yeh FL, Lin JT, Ma H, Hwang CH, Shen BH, Fang RH: Necrotizing fasciitis of the head and neck: an analysis of 47 cases. Plast Reconstr Surg 2001;107:1684–1693.
8. Haywood CT, McGeer A, Low DE: Clinical experience with 20 cases of group A Streptococcus necrotizing fasciitis and myonecrosis: 1995 to 1997. Plast Reconstr Surg 1999;103:1567–1573.
9. Marty-Ané CH, Berthet JP, Alric P, Pegis JD, Rouvière P, Mary H: Management of descending necrotizing mediastinitis: an aggressive treatment for an aggressive disease. Ann Thorac Surg 1999;68:212–217.
10. Kirby SD, Deschler DG: Hyperbaric oxygen therapy: application in diseases of the head and neck. Gen Otolaryngol 1999;7:137.

Traqueotomia

13.1 Minimização das Complicações na Traqueotomia

Eugene N. Myers

Department of Otolaryngology, University of Pittsburgh, School of Medicine, Pittsburgh, Pa., USA

DICAS

- A maioria das complicações da traqueotomia é evitável.
- Garantir a via aérea é fundamental para o sucesso do procedimento e prevenção de complicações.
- Técnica cirúrgica meticulosa é o aspecto-chave da prevenção de complicações.

ARMADILHAS

- Não inserir a cânula de traqueotomia sob visão direta pode levar a uma falsa passagem entre a parede anterior da traqueia e o esterno, o que resultará na morte se não for reconhecido.
- Sangramento ou lesão de estruturas vitais pode ocorrer se a dissecção não for limitada à linha mediana.
- Uma laceração não reparada da parede posterior da traqueia pode resultar em uma fístula traqueoesofágica.

Introdução

A traqueotomia pode ser um dos mais fáceis ou um dos mais difíceis, perigosos e frustrantes procedimentos cirúrgicos. A mais alta prioridade antes de efetuar uma traqueotomia é assegurar a via aérea [1], uma vez que os fatores de risco para complicações aumentam quando o procedimento é realizado sob circunstâncias abaixo das ideais. A prevenção de complicações é muito mais fácil do que seu tratamento.

Sugestões Práticas

1. Uma vez feita a incisão, dissecar na linha mediana evitará sangramento de estruturas, como as veias jugulares anteriores, artérias carótidas, artérias inominadas aberrantes ou istmo tireóideo.

2. Manter a dissecção na linha mediana também reduzirá ao mínimo a possibilidade de pneumomediastino ou pneumotórax, ou lesão dos nervos laríngeos recorrentes [2].

3. Uma falsa passagem entre a traqueia e o esterno pode ser evitada inserindo-se o tubo de traqueotomia para dentro da traqueia sob visão direta, usando afastadores e boa iluminação [3].

4. Enfisema subcutâneo pode ser evitado capturando-se a via aérea antes da traqueotomia com um tubo endotraqueal, evitando dissecção excessiva dos tecidos paratraqueais e não fechando a incisão da pele apertadamente ou tamponando a ferida.

5. Um tubo de traqueotomia deslocado constitui um problema potencialmente letal [4]. A prevenção inclui o uso de suturas de tração na traqueia e sutura da placa do pescoço do tubo de traqueotomia à pele periestomal. O tamanho e a configuração do tubo também são importantes, desde que um tubo mal adaptado possa ser associado à morbidade aumentada e morte [5].

6. Estenose traqueal geralmente é relacionada com o manguito de um tubo endotraqueal. O uso de manguitos de alto volume e baixa pressão diminuiu muito o problema. Evitar lesão da cartilagem cricóidea mantendo-se a traqueotomia próxima aos 2º ao 3º anel traqueal ajuda a prevenir estenose.

Conclusão

A maioria das complicações da traqueotomia pode ser evitada. Assegurar a via aérea antes da traqueotomia constitui a mais alta prioridade. Atenção meticulosa aos detalhes da cirurgia é de importância capital. Complicações como um tubo de traqueotomia desalojado são potencialmente fatais e exigem atenção imediata.

Referências Bibliográficas

1. Walkevekar R, Myers EN: Techniques and Complications in Tracheostomy in Adults. San Diego, Plural Publishing, 2007.
2. Rabuzzi DD, Reed GF: Intrathoracic complications following tracheotomy in children. Laryngoscope 1971;81:939–946.
3. Durbin CG Jr: Early complications of tracheostomy. Respir Care 2005;50:511–515.
4. Parnes SM, Myers EN: Traction sutures in a tracheostomy using a ligature passer. Trans Am Acad Ophthalmol Otolaryngol 1976;82:479–485.
5. Grillo HC: Management of non-neoplastic diseases of the trachea; in Shields TW, LoCicero J 3rd, Ponn RB (eds): General Thoracic Surgery, ed 5. Philadelphia, Lippincott Williams & Wilkins, 2000, vol 1, pp 885–897.

13.2 Emergência de Obstrução da Via Aérea Superior – Cricotireoidotomia ou Traqueotomia?

Carlos N. Lehn
Departamento de Cirurgia de Cabeça e Pescoço do Hospital Heliópolis, São Paulo, SP, Brasil

DICAS

- Intubação orotraqueal deve ser tentada primeiro em pacientes com obstrução da via aérea superior; apenas alguns pacientes necessitarão de traqueotomia ou cricotireoidotomia.
- Tentar estabelecer a causa da obstrução: edema, trauma, corpo estranho, infecção ou tumor.
- Em pacientes com câncer e em trauma com suspeita de disjunção laringotraqueal, uma traqueotomia é preferida.

ARMADILHAS

- Executar uma cricotireoidotomia em um paciente com câncer de laringe pode ser desastroso: você poderá romper o tumor e dará início a uma hemorragia.
- Cricotireoidotomia em doença laríngea aguda não fornece ventilação adequada.

Introdução

O tratamento da emergência de obstrução da via aérea superior depende de sua causa. Edema, trauma, corpo estranho, infecção e tumor podem levar a esta condição [1]. Em cirurgia de cabeça e pescoço, especificamente, a presença de um tumor em crescimento pode levar a esta condição, mas ela pode ser prevista e evitada com traqueotomia eletiva.

Na maioria dos pacientes de trauma, problemas da via aérea podem ser tratados com intubação orotraqueal e apenas alguns necessitam de técnicas abertas. Hoje em dia, traqueotomia não é e não deve ser um procedimento de emergência, em virtude da imensa taxa de complicação e mortalidade que a traqueotomia de emergência e a existência de maneiras alternativas para obter o controle imediato da via aérea na via aérea superior agudamente obstruída [2, 3].

As taxas de complicação da cricotireoidotomia e da traqueotomia de emergência são semelhantes (20 e 21%). Pacientes internados necessitando de uma via aérea cirúrgica de emergência têm uma taxa mais alta de complicação (32 vs. 0%), porém, melhor sobrevida global (91 vs. 46%) que os pacientes tratados no departamento de emergência. Alguns autores descrevem uma taxa de complicação de 32% na cricotireoidotomia de emergência [4, 5].

Sugestões Práticas

1. A maioria dos pacientes com emergência de obstrução da via aérea superior pode ser tratada com técnicas de intubação orotraqueal ou intubação em sequência rápida, e apenas alguns necessitarão de traqueotomia ou cricotireoidotomia [3, 6].
2. Procurar estabelecer a causa da obstrução da via aérea: a via de acesso pode ser diferente, dependendo de o paciente ter um tumor da laringe ou um corpo estranho [1].
3. Lembrar que o osso hioide é mais alto em crianças que em adultos.
4. Em pacientes com câncer da laringe, traqueotomia é o método de escolha.
5. Em pacientes de trauma, se for suspeitada disjunção laringotraqueal, evitar cricotireoidotomia [7].
6. A conversão de uma cricotireoidotomia em uma traqueotomia pode ser efetuada se o paciente não estiver em uma condição de ameaça à vida. Alguns autores não concordam que todas as cricotireoidotomias devam ser convertidas [4].
7. Estenose subglótica não ocorre em todos os casos de cricotireoidotomia.

Conclusão

Nesse capítulo discutimos as indicações da traqueotomia e da cricotireoidotomia na emergência de obstrução da via aérea. É importante declarar que, nesses casos, esperamos alta taxa de complicações, mas uma taxa ainda mais alta de sobrevida de uma condição ameaçadora à vida. A capacidade de diferenciar os casos individuais (tumor, trauma, infecção, corpo estranho e edema) e a perícia para executar uma ou outra técnica de avaliação da via aérea são cruciais. O principal objetivo destas dicas é guiar o leitor sobre como avaliar a melhor opção para cada paciente, dependendo da causa primária do comprometimento da via aérea.

Referências Bibliográficas

1. Linscott MS, Horton WC: Management of upper airway obstruction. Otolaryngol Clin North Am 1979;12:351–373.
2. Goldenberg D, Golz A, Netzer A, Joachims HZ: Tracheotomy: changing indications and a review of 1,130 cases. J Otolaryngol 2002;31:211–215.
3. Bair AE, Panacek EA, Wisner DH, Bales R, Sakles JC: Cricothyrotomy: a 5-year experience at one institution. J Emerg Med 2003;24:151–156.
4. Gillespie MB, Eisele DW: Outcomes of emergency surgical airway procedures in a hospital-wide setting. Laryngoscope 1999;109:1766–1769.
5. McGill J, Clinton JE, Ruiz E: Cricothyrotomy in the emergency department. Ann Emerg Med 1982;11:361–364.
6. Bair AE, Filbin MR, Kulkarni RG, Walls RM: The failed intubation attempt in the emergency department: analysis of prevalence, rescue techniques, and personnel. J Emerg Med 2002;23:131–140.
7. Weissler MC, Couch ME: Tracheotomy and intubation; in Bailey BJ, Johnson JT, Newlands SD (eds): Head and Neck Surgery and Otolaryngology. Philadelphia, Lippincott Williams & Wilkins, 2006.

13.3 Prevenção de Complicações em Traqueotomia Convencional e Traqueotomia de Dilatação Percutânea

David W. Eisele

Department of Otolaryngology – Head and Neck Surgery, University of California, San Francisco, Calif., USA

DICAS

- Evitar uma traqueotomia alta através ou próxima à cartilagem cricóidea.
- Selecionar cuidadosamente os pacientes e usar direcionamento endoscópico para traqueotomia de dilatação percutânea (TDP).
- Fixar, cuidadosamente, o tubo de traqueotomia (TT) e aplicar precauções para evitar descanulização acidental.

ARMADILHAS

- Precauções inadequadas de segurança podem resultar em um "incêndio" cirúrgico.
- Uma incisão de traqueotomia pequena, suturada ou tamponada pode resultar em enfisema subcutâneo ou pneumotórax (PT).
- Hemorragia de uma fístula traqueoinominada pode ser fatal.

Introdução

A traqueotomia convencional (TC) é indicada para controle de emergência da via aérea e constitui o método de escolha para traqueotomia eletiva.

Recentemente, a TDP se tornou um método amplamente aceito e eficiente de traqueotomia em pacientes selecionados que necessitam de intubação e ventilação mecânica prolongadas. As contraindicações incluem a emergência do acesso à via aérea, crianças, obscurecimento de marcos anatômicos, deformidade traqueal, pressões altas de ventilação, e coagulopatia incorrigível [1].

A TC tornou-se padronizada por Chevalier Jackson [2] e outros. Complicações ocorrem em 5-40% dos pacientes e se relacionam com a população específica de pacientes, indicação, técnica cirúrgica e contexto de emergência [3-5]. As complicações mais comuns incluem hemorragia, obstrução do tubo e descanulização acidental. Pneumotórax (PT), estenose da via aérea e fístula traqueoesofágica são complicações incomuns.

Algumas complicações ameaçam a vida, exigindo então pronto reconhecimento e tratamento adequado.

Sugestões Práticas para Traqueotomia Aberta

1. O cirurgião deve se comunicar com o anestesiologista e outros membros da equipe cirúrgica antes do procedimento.
2. O paciente deve ser adequadamente identificado e posicionado.
3. Evitar um "incêndio" cirúrgico. Aguardar para colocar os campos até que todas as soluções de preparo inflamáveis tenham secado [6]. Parar oxigênio suplementar durante 1 minuto antes do uso de eletrocautério, se possível. Estar consciente do possível enriquecimento de oxigênio embaixo dos campos.
4. Uma incisão vertical ou horizontal no pescoço, de tamanho adequado, funciona bem.
5. Seccionar, cuidadosamente, o istmo tireóideo com eletrocautério [7]. Ligaduras são usadas conforme necessário.
6. Evitar uma traqueotomia alta próxima ou através da cartilagem cricóidea.
7. Nunca usar eletrocautério para entrar na traqueia [8].
8. Criação de uma janela traqueal circular ou quadrada ou um retalho de Bjork facilitam a reinserção do TT caso ocorra descanulização acidental.
9. Pedir para retirar o tubo endotraqueal (TE) até imediatamente acima da abertura traqueal para colocação do TT. Se houver dificuldade para colocar o TT, o TE pode ser avançado para dentro da traqueia distal para ventilação.
10. Selecionar o TT adequado tendo como base as características do paciente. Em pacientes obesos, efetuar excisão de gordura subcutânea.

11. Não suturar ou tamponar a ferida da traqueotomia a fim de evitar enfisema subcutâneo ou PT.
12. Fixar, cuidadosamente, o TT suturando o flange do tubo à pele, com nós ajustadamente firmados, e com insuflação do manguito para evitar descanulização acidental.
13. Uma radiografia de tórax pós-operatória (PO) de rotina não é indicada [9].
14. Pós-operatoriamente, administrar ar umidificado.
15. Monitorar as pressões do manguito do TT e manter a pressão deste abaixo de 25 mmHg a fim de evitar lesão da mucosa traqueal.
16. Manter um TT sobressalente e instrumentos necessários para substituição do tubo à cabeceira no pós-cirúrgico.
17. Todos os casos de hemorragia PO devem ser cuidadosamente avaliados e tratados. Uma fístula da traqueia à artéria inominada deve ser excluída a fim de evitar hemorragia fatal.

Sugestões Práticas para TDP

Se TDP for realizada, um endoscopista usa o broncoscópio flexível (BF) para direcionamento endoscópico e anestesia geral é administrada.

1. Dispor de todos os instrumentos e componentes do *kit*.
2. Manter disponível uma bandeja de traqueotomia-padrão.
3. Fazer a incisão no pescoço do mesmo comprimento que a usada para traqueotomia aberta.
4. Dissecar, rombamente, até a traqueia.
5. Visualizar a traqueia com o BF depois que a extremidade do TE for retirada até a traqueia proximal.
6. Ter cuidado com dessaturação de oxigênio durante o uso do broncoscópio.
7. Usar transiluminação e palpação de marcos anatômicos para colocar a agulha através da parede traqueal anterior. Evitar o istmo da tireoide. Evitar punção da traqueia membranosa. Confirmar, endoscopicamente, a colocação adequada da agulha.
8. Passar o fio-guia, dilatadores e TT sob inspeção endoscópica.
9. Nunca forçar os dilatadores ou o TT.
10. Confirmar colocação correta do tubo com o BF.
11. Confirmar que o manguito do tubo de traqueotomia não tenha sido danificado.
12. O TT não deve ser removido até que tenha ocorrido a maturação do trato [1]. Para descanulização acidental dentro de 1 semana do procedimento, intubação orotraqueal pode ser preferida em virtude da potencial dificuldade na reinserção do TT [3].

Conclusão

Complicações da TC e TDP devem ser cuidadosamente evitadas. Seleção correta dos pacientes, direcionamento broncoscópico e técnica adequada, e obediência aos princípios pós-procedimento aumentam a segurança da TDP.

Referências Bibliográficas

1. Bhatti N, Tatlipinar A, Mirski M, et al: Percutaneous dilational tracheotomy in intensive care unit patients. Otolaryngol Head Neck Surg 2007;136:938–941.
2. Jackson C: High tracheotomy and other errors: the chief causes of chronic laryngeal stenosis. Surg Gynecol Obstet 1923;32:392–398.
3. Kost KM: Endoscopic percutaneous dilatational tracheotomy: a prospective evaluation of 500 consecutive cases. Laryngoscope 2005;115:1–30.
4. Goldenberg D, Gov-Ari E, Golz A, et al: Tracheotomy complications: a retrospective study of 1130 cases. Otolaryngol Head Neck Surg 2000;123:495–500.
5. Gillespie MB, Eisele DW: Outcomes of emergency surgical procedures in a hospital-wide setting. Laryngoscope 1999;109:1766–1769.
6. Weber SM, Hargunani CA, Wax MK: Duraprep and the risk of fire during tracheostomy. Head Neck 2006;28:649–652.
7. Calhoun KH, Weiss RL, Scott B, et al: Management of the thyroid isthmus in tracheostomy: a prospective and retrospective study. Otolaryngol Head Neck Surg 1994;111:450–452.
8. Tykocinski M, Thomson P, Hooper R: Airway fire during tracheotomy. ANZ J Surg 2006;76:195–197.
9. Hamburger MD, Wolf JS, Berry JA, Molter D: Appropriateness of routine chest radiography after tracheotomy. Arch Otolaryngol Head Neck Surg 2000;126:649–651.
10. Swanson GJ, Meleca RJ, Bander J, Stackler RJ: The utility of chest radiography following percutaneous dilational tracheotomy. Arch Otolaryngol Head Neck Surg 2002;128:1253–1254.

Reconstrução

14.1 Sugestões Práticas para Executar Retalho Anterolateral Microvascular da Coxa

Luiz Carlos Ishida, Luis Henrique Ishida
Divisão de Cirurgia Plástica, Faculdade de Medicina da Universidade de São Paulo, São Paulo, Brasil

D I C A S

- Retalho fino muito versátil com grande quantidade de pele disponível.
- Baixa morbidade do local doador, tanto estética quanto funcionalmente.
- Pedículo vascular longo que permite anastomose microvascular distante do local defeituoso

A R M A D I L H A S

- Há uma pequena chance (1%) de ausência de vasos perfurantes originários do ramo descendente da artéria circunflexa lateral.
- Pacientes com sobrepeso e do sexo feminino podem ter tecido subcutâneo mais espesso na área anterolateral da coxa.

Introdução

Desde sua primeira descrição [1], o retalho anterolateral da coxa tornou-se um recurso muito importante nas reconstruções de cabeça e pescoço e um "burro de carga" para reconstruções de tecido mole [2]. Esse retalho tem características muito interessantes para a cirurgia reconstrutora, como: uma das maiores extensões de pele, um dos pedículos mais longos, e uma das mais baixas morbidades do local doador quando comparado a retalhos microcirúrgicos tradicionalmente utilizados [3].

O retalho anterolateral da coxa tem como base os vasos perfurantes do ramo descendente da artéria circunflexa lateral femoral. Há de 1 a 4 perfurantes por coxa, todos em um raio de 6 cm do ponto médio entre a espinha ilíaca anterossuperior (EIAS) e a margem lateral da patela. A extensão do pedículo médio é de cerca de 12 cm. O diâmetro da artéria e da veia na origem do ramo descendente da artéria circunflexa lateral femoral é de cerca de 2,5 mm, o que é muito adequado para a microanastomose. Os pedículos perfurantes são musculocutâneos em 75% das coxas, e septocutâneos em 25%. Entre os pedículos musculocutâneos, 87% têm trajetória intramuscular direta e 13% trajetória intramuscular indireta [3-5]. As características únicas do retalho anterolateral da coxa aumentam a confiabilidade desse retalho e reduzem o tempo de cirurgia.

Sugestões Práticas

Geralmente a dissecção dos retalhos perfurantes é mais difícil do que a de retalhos tradicionais. O retalho anterolateral da coxa não é diferente, e os minúsculos perfurantes e a dissecção intramuscular podem aumentar o tempo de cirurgia. Cerca de 35% das coxas têm perfurantes septo ou musculocutâneos diretos, e 65% têm perfurantes musculocutâneos indiretos [3]. Somente esses últimos impõem algumas dificuldades tradicionais durante a dissecção do retalho, enquanto a dissecção dos primeiros dois tipos não é diferente da de qualquer outro retalho fasciocutâneo. Por outro lado, as vantagens desse retalho, como a do local doador [6], ultrapassam, com facilidade, as possíveis dificuldades intracirúrgicas.

1. Os vasos perfurantes no retalho anterolateral da coxa são encontrados em uma área de 6 cm de diâmetro ao redor do ponto médio, entre a EIAS e a margem lateral da patela [3, 5].

2. O local exato dos perfurantes pode ser previsto com uma ultrassonografia Doppler de 5,3 MHz; mesmo que não seja necessário para todo levantamento de retalho anterolateral da coxa, pode reduzir o tempo de dissecção.

3. A dissecção deve começar encontrando o ramo descendente da artéria circunflexa lateral femoral, entre o reto femoral e o músculo vasto lateral. Dessa forma, a localização dos vasos perfurantes é facilmente encontrada de forma distal.

④ A fáscia lata pode ser levantada junto com o retalho cutâneo, fornecendo um tecido fascial vascularizado e facilitando a dissecção do perfurante.

⑤ Quando necessário, retalhos musculares podem ser levantados no mesmo pedículo do retalho anterolateral da coxa, especialmente no vasto lateral (retalhos quiméricos) [7].

⑥ Mais de um retalho cutâneo pode ser levantado separadamente, dependendo do número e da localização dos vasos perfurantes [7].

⑦ Pacientes com sobrepeso e do sexo feminino tendem a ter tecido subcutâneo mais espesso na área do retalho anterolateral da coxa. O retalho anterolateral da coxa pode ser afinado em suas porções subcutâneas mais profundas, visto que a vascularização principal é pelo plexo subdermal [8].

⑧ No caso da ausência de vasos perfurantes a partir do ramo descendente da artéria circunflexa lateral femoral, o que pode ocorrer em 1% dos pacientes, o cirurgião pode usar os mesmos retalhos perfurantes do local doador que têm como base o ramo transversal da artéria circunflexa lateral ou os ramos diretos da artéria femoral [9, 10].

⑨ Os ramos perfurantes são extremamente delicados e sensíveis a torções; o cirurgião deve evitar cauterizar os vasos próximos, sempre preferindo hemostase mecânica.

Conclusão

Os retalhos perfurantes oferecem uma perspectiva completamente nova à cirurgia reconstrutora. Eles permitem ao cirurgião reconstrutor transferir quase qualquer tecido do corpo humano. Qualquer segmento de pele pode ser transferido, atualmente, como um retalho perfurante, e entre todos os retalhos de pele, o retalho anterolateral da coxa é um dos mais confiáveis, com anatomia bem conhecida e previsível. Pode fornecer um retalho cutâneo fino em um pedículo muito longo com morbidade relativamente baixa no local doador.

Referências Bibliográficas

1. Song YG, Chen GZ, Song YL: The free thigh flap: a new flap concept based on the septocutaneous artery. Br J Plast Surg 1984;37:149–159.
2. Wei FC, Vivek J, Celik N, Chen HC, Chuang DCC, Lin CH: Have we found an ideal soft-tissue flap? An experience with 672 anterolateral thigh flaps. Plast Reconstr Surg 2002;109:2219–2226.
3. Ishida LC, Ishida LH, Munhoz AM, Martins DS, Besteiro JM, Cernea CR, Ferreira MC: Utilização do retalho perfurante anterolateral da coxa na reconstrução de cabeça e pescoço: estudo anatômico e aplicações clínicas. Rev Bras Cir Cab Pesc 2002;27:7–16.
4. Ishida LH, Ishida LC, Munhoz AM, Morais J: Retalhos perfurantes em cirurgia de cabeça e pescoço; in Mélega JM (ed): Cirurgia plástica fundamentos e arte: cirurgia reparadora de cabeça e pescoço. Medsi, Rio de Janeiro, 2002, pp 1046–1050.
5. Xu DC, Zhong SZ, Kong JM, Wang GY, Liu MZ, Luo LS, Gao JH: Applied anatomy of the anterolateral femoral flap. Plast Reconstr Surg 1988;82:305–310.
6. Kimata Y, Uchiyama K, Ebihara S, Sakuraba M, Iida H, Nakatsuka T, Harii K: Anterolateral thigh flap donor-site complications and morbidity. Plast Reconstr Surg 2000;106:584–589.
7. Koshima I, Yamamoto H, Hosoda M, et al: Free combined composite flaps using the lateral circumflex femoral system for repair of massive defects of the head and neck regions: an introduction to the chimeric flap principle. Plast Reconstr Surg 1993;92:411.
8. Nojima K, Brown SA, Acikel G, Arbique G, Ozturk S, Chao J, Kurihara K, Rohrich RJ: Defining vascular supply and territory of thinned perforator flaps. I. Anterolateral thigh perforator flap. Plast Reconstr Surg 2005;116:182–193.
9. Kimata Y, Uchiyama K, Ebihara S, Nakatsuka T, Harii K: Anatomic variations and technical problems of the anterolateral thigh flap: a report of 74 cases. Plast Reconstr Surg 1998;102:1517–1523.
10. Kawai K, Imanishi N, Nakajima H, Aiso S, Kakibuchi N, Hosokawa K: Vascular anatomy of the anterolateral thigh flap. Plast Reconstr Surg 2004;114:1108–1117.

Reconstrução

14.2 Sugestões Práticas para Executar um Retalho Deltopeitoral

Roberto A. Lima[a,b], Fernando L. Dias[a,b], Jorge Pinho Filho[c]

[a] Departamento de Cirurgia de Cabeça e Pescoço, Instituto Nacional do Câncer/INCA
[b] Universidade Católica do Rio de Janeiro, Rio de Janeiro, Brasil
[c] Hospital Memorial São José do Recife, Pernambuco, Brasil

DICAS

- Separar os músculos fasciais dos músculos peitorais no plano subfascial, preservando a musculatura fina que reveste a fascia para preservar a fina rede vascular que supre a porção aleatória do retalho.
- Extensão limitada da incisão inferior não compromete a extensão do retalho e garante o suprimento sanguíneo.

ARMADILHAS

- A boa fixação evita que o retalho sofra obliteração e comprometa a sutura da área receptora.
- A fita de fixação da traqueotomia está muito justa, comprometendo o suprimento de sangue.

Introdução

Bakamjian [1] introduziu o retalho de pele deltopeitoral em 1965, e daí por diante foi utilizado, extensivamente, para cirurgia reconstrutora de cabeça e pescoço. As taxas de fracasso do retalho chegam a 10 a 25% [2-5] e podem ultrapassar 50% nos casos de reconstrução faringoesofágica ou na cavidade oral [5]. Apesar disso, o retalho deltopeitoral permanece uma fonte de tecido confiável e versátil, que pode ser utilizada simultaneamente com o retalho miocutâneo do grande peitoral, para uma reconstrução complexa de cabeça e pescoço.

A maior parte das reconstruções complexas de cabeça e pescoço requer mais de um retalho. O retalho do grande peitoral é, com mais frequência, combinado com o retalho deltopeitoral nesse ambiente. Quando utilizados simultaneamente, esses dois retalhos são complementares.

Sugestões Práticas

1. Duas linhas quase paralelas que seguem, lateralmente, de uma base paraesternal que se estende pelos primeiros quatro espaços intercostais marcam as margens da porção peitoral. A primeira está no nível da margem inferior da clavícula, e a segunda no nível do ápice da margem axilar anterior. Continuando dessas duas linhas, o contorno da porção deltoide termina em uma margem linear arredondada que se estende da linha anterolateral, lateral ou posterolateral do ombro.

2. A elevação do retalho deve ser feita com cuidado, separando os músculos fasciais dos músculos peitorais, separando a musculatura que envolve os músculos fasciais dos músculos peitorais, preservando a musculatura fina que envolve as fáscias.

3. Eleve o retalho no plano subfascial, de lateral para medial. Conforme a dissecção continua em direção à região paraesternal, tome cuidado para não lesar os vasos perfurantes da artéria mamária interna que supre o retalho. A incisão inferior geralmente é descrita como se estendendo medialmente à região paraesternal para fornecer um arco de rotação e extensão máximas. Kingdom e Singer [6] relataram que isso não é necessário e não pode comprometer a integridade do terceiro e quarto perfurantes. Hamaker [7] sugeriu que a extensão da incisão inferior não além da região do mamilo não compromete o arco de rotação e extensão, e o suprimento de sangue é consistentemente preservado.

4. Fornecer cuidados pós-cirúrgicos para evitar dobras "kinking" e compressão do retalho por bandagens, tubos de drenagem ou fita de traqueotomia.

5. Se o retalho tiver que ser passado abaixo dos retalhos cervicais, a incisão cervical inferior deverá ser horizontal e ser a mesma incisão que a incisão do retalho superior.

6. Em caso de retalhos mais longos, considere autonomizar o retalho antes da reconstrução final e também na presença de arteriosclerose, diabetes ou desnutrição grave. Alguns autores [5] sugeriram autonomizar o retalho em casos de radioterapia anterior na área receptora, relatando 49% de fracassos. Concordamos com o relatório de Bakamjian [2], que afirma que a radioterapia anterior no local receptor não afeta a viabilidade do retalho. Kingdom e Singer [6] relataram 88% de reconstruções bem-sucedidas com retalhos deltopeitorais em áreas anteriormente irradiadas.

7. Utilize uma base de retalho maior, geralmente com quatro artérias perfurantes, ramos das artérias mamárias se o retalho precisar atingir a face e/ou área superior do pescoço. Isso garante melhor suprimento de sangue.

8. Suture o ponto central da incisão inferior medial e a pele cervical superior. Essa manobra estende o arco de rotação, neutraliza a tração gravitacional e diminui o defeito no local doador [6].

9. Em casos de reconstrução peritraqueal, evitar fenestrar o retalho [8]. É preferível rotacionar a extremidade distal do retalho para o coto traqueal. Nesse ambiente, vários centímetros de extensão podem ser fornecidos e até 360° da traqueostomia reconstruídos. Além disso, essa técnica evita a limitada extensibilidade que ocorre na fenestração do retalho [6].

Referências Bibliográficas

1. Bakamjian VY: A two-stage method for pharyngoesophageal reconstruction with a primary pectoral skin flap. Plast Reconstr Surg 1965;36:173–184.
2. Bakamjian VY, Long M, Rigg B: Experience with the medially based deltopectoral flap in reconstructive surgery of the head and neck. Br J Plast Surg 1971;24:174–183.
3. Mendelson BC, Woods JE, Masson JK: Experience with the deltopectoral flap. Plast Reconstr Surg 1977;59:360–365.
4. Tiwari RM, Gorter H, Snow GB: Experiences with the deltopectoral flap in reconstructive surgery of the head and neck. Head Neck Surg 1981;3:379–383.
5. Kirkby B, Krag C, Siemssen OJ: Experience with the deltopectoral flap. Scand J Plast Reconstr Surg 1980;14:151–157.
6. Kingdom TT, Singer MI: Enhanced reliability and renewed applications of the deltopectoral flap in head and neck reconstruction. Laryngoscope 1996;106:1230–1233.
7. Hamaker RC: Four chest flaps. Arch Otolaryngol 1978;104:437–438.
8. East CA, Flemming AF, Brough MD: Tracheostomal reconstruction using a fenestrated deltopectoral skin flap. J Laryngol Otol 1988;102:282–283.

Reconstrução

14.3 Sugestões Práticas para Executar Retalho de Peitoral Maior

José Magrim, João Gonçalves Filho
Departamento de Cirurgia de Cabeça e Pescoço e Otorrinolaringologia, Hospital AC Camargo, São Paulo, Brasil

D I C A S

- Preparar seu retalho na área doadora do peitoral no início da cirurgia; no entanto, deve ser executado somente depois da ressecção.
- Utilizar a maior quantidade possível de músculos para garantir melhor suprimento à pele.

A R M A D I L H A S

- Sempre começar executando o retalho com uma incisão na pele da parte inferior e lateral.
- Evitar manipular, excessivamente, o retalho com as mãos.
- Dissecar o túnel subclavicular entre a clavícula e o periósteo posterior.

Introdução

Desde que foi descrito por Ariyan [1], em 1979, o retalho miocutâneo do peitoral maior (RMPM) tem sido um dos principais métodos de reconstrução em cirurgia oncológica de cabeça e pescoço. A proximidade anatômica entre a área doadora e o local receptor para executar a cirurgia do retalho, a simplicidade da técnica, sua versatilidade e a presença de um rico pedículo vascular fazem do RMPM uma das técnicas utilizadas com mais frequência na reconstrução de cabeça e pescoço.

O RMPM é amplamente utilizado para reparar defeitos cirúrgicos que se seguem a tratamento para tumores na região da cabeça e pescoço, indo de defeitos de pele a grandes reconstruções da cavidade oral e tecidos faringoesofágicos [1-3]. As complicações principais surgidas de seu uso, fístulas, deiscência do retalho, isquemia total ou parcial da pele e necrose, foram descritas ocorrendo em 33 a 57% dos casos [2, 4-6]. Por outro lado, grandes complicações, como a necessidade de um novo retalho causado por necrose total, ocorrem em 1 a 3% dos casos [2, 4, 7].

Sugestões Práticas

1. Projete seu retalho na área doadora do peitoral no início da cirurgia; no entanto, somente deve ser executado depois da ressecção e avaliação da extensão da área receptora, a menos que você tenha certeza do tamanho da área operada. Durante o planejamento, é importante observar o arco de rotação do retalho, as dimensões e a localização do principal feixe vascular.

2. Utilize a maior quantidade de músculo possível, porque quanto maior o volume muscular, mais seguro o retalho, garantindo melhor suprimento para a pele e evitando isquemia.

3. Sempre comece executando o retalho fazendo a incisão na pele da parte inferior e lateral (ou extremidade distal), evitando a parte superior do pedículo. Sua face anterior é, então, liberada no nível suprafascial da pele e tecido subcutâneo; a face posterior é levantada da parede torácica, sendo visualizado todo o curso do pedículo vascular, e o retalho é levantado na direção inferior-superior. O pedículo vascular é separado entre a fáscia clavipeitoral e a parte clavicular do músculo peitoral maior [4.8].

4. Utilizamos uma modificação técnica em que o feixe clavicular do segundo para o terceiro feixe intercostal e a margem lateral do peitoral maior são preservados.

5. Evitar manipular, excessivamente, o retalho com as mãos; coloque duas suturas na extremidade inferior para levantá-lo, preservando a integridade da microcirculação.

6. Depois de remover e preservar o retalho e ligá-lo aos vasos colaterais do pedículo, transfira-o para a região cervical pela rota infra ou supraclavicular [8, 9].

7 O túnel subclavicular é executado dissecando o músculo para a inserção e margem inferior do músculo subclávio da fáscia. A estrutura neurovascular que leva à porção proximal do músculo peitoral maior é identificada e preservada. O túnel subclavicular é dissecado entre a clavícula e seu periósteo posterior. Durante essa manobra, o músculo subclávio é desviado da fáscia e seccionado junto com o periósteo posterior da clavícula. Por dissecção com os próprios dedos, o túnel é alargado para acomodar a passagem do retalho. Em casos difíceis, como em pacientes com retalhos volumosos, vaselina líquida estéril é utilizada para lubrificar o retalho e o ombro ipsolateral é levantado para facilitar a passagem. Durante o procedimento, uma substância vasodilatadora (papaverina ou lidocaína) é instilada no pedículo do retalho.

Conclusão

As atuais modificações técnicas que preservam parte do músculo grande peitoral são importantes, porque preveem déficits funcionais no braço e são úteis para trabalhadores manuais. O túnel infraclavicular também fornece aumento de 2 a 3 cm no arco de rotação do retalho e é importante para aliviar a tração no pedículo vascular.

Referências Bibliográficas

1. Ariyan S: The pectoralis major myocutaneous flap. Plast Reconstr Surg 1979;63:73–81.
2. Milenovic A, Virag M, Uglesic V, Aljinovic-Ratkovic N: The pectoralis major flap in head and neck reconstruction: first 500 patients. J Craniomaxillofac Surg 2006;34:340–343.
3. Magrin J, Kowalski LP, Saboia M, Saboia RP: Major glossectomy: end results of 106 cases. Eur J Cancer B Oral Oncol 1996;32B:879–884.
4. Vartanian JG, Carvalho AL, Carvalho SM, Mizobe L, Magrin J, Kowalski LP: Pectoralis major and other myofacial/myocutaneous flaps in head and neck cancer reconstruction: experience with 437 cases at a single institution. Head Neck 2004;26:1018–1023.
5. Chepeha DB, Annich G, Pynnonen MA, Beck J, Wolf GT, Teknos TN, Bradford CR, Carroll WR, Esclamado RM: Pectoralis major myocutaneous flap vs revascularized free tissue transfer: complications, gastrostomy tube dependence, and hospitalization. Arch Otolaryngol Head Neck Surg 2004;130:181–186.
6. Mariani PB, Kowalski LP, Magrin J: Reconstruction of large defects postmandibulectomy for oral cancer using plates and myocutaneous flaps: a long-term follow-up. Int J Oral Maxillofac Surg 2006;35:427–432.
7. Shah JP, Haribhakti V, Loree TR, Sutaria P: Complications of the pectoralis major myocutaneous flap in head and neck reconstruction. Am J Surg 1990;160:352–356.
8. Azevedo JF: Modified pectoralis major myocutaneous flap with partial preservation of the muscle: a study of 55 cases. Head Neck Surg 1986;8:327–331.
9. Kerawala CJ, Sun J, Zhang ZY, Guoyu Z: The pectoralis major myocutaneous flap: is the subclavicular route safe? Head Neck 2001;23:879–884.

Reconstrução

14.4 Sugestões Práticas para Executar Retalho de Trapézio

Richard E. Hayden
Mayo Clinic Arizona, Scottsdale, Ariz., USA

D I C A S

- O retalho do trapézio superior é o mais confiável, mas o menos versátil. Não é afetado por cirurgia anterior do pescoço e dano aos vasos cervicais transversais.
- O retalho do trapézio inferior é o único retalho musculocutâneo pediculado com arco de rotação suficiente para atingir o vértice ou a região frontal.
- Há uma confiabilidade quase perfeita com a remoção de tecidos do músculo do trapézio inferior se, em vez de uma ilha de pele distal, a pele for mantida axialmente por toda a extensão vertical do retalho. Isso permite que os retalhos tenham até 8 x 38 cm. Esses retalhos de pele podem se estender até 13 cm caudais ao trapézio, embora, algumas vezes, seja necessário um segundo procedimento para seccionar o pedículo.

A R M A D I L H A S

- É necessário posicionamento intraoperatório em decúbito lateral.
- Cirurgia de pescoço anterior ou contígua, especialmente dissecção radical do pescoço, pode comprometer os pedículos vasculares dos retalhos lateral e inferior.
- Doppler pré-operatório é recomendado, mas mesmo se for observado suprimento arterial, é difícil avaliar a drenagem venosa.
- É comum formação de seroma.
- Enxertos de pele do local doador não são confiáveis.

Introdução

Os retalhos musculocutâneos do trapézio não são utilizados com frequência nesta era de reconstrução de retalho livre avançada. No entanto, podem ser uma opção simples e, às vezes, a melhor opção para alguns defeitos.

O músculo trapézio achatado e a pele sobrejacente têm três zonas e três possíveis retalhos com anatomia vascular bastante confusa. A zona superior é suprida pelas artérias perfurantes occipital e paraespinal. A do meio é suprida pela artéria cervical superficial (ramo superficial da artéria cervical transversal). Essa artéria deixa o triângulo posterior inferior do pescoço para passar sob o trapézio, geralmente próximo ao nervo acessório. Passa sobre o elevador da escápula e vasos romboides. A inferior é suprida pela artéria escapular dorsal (ramo profundo da artéria cervical transversal). A artéria escapular dorsal sai do triângulo posterior inferior, passando profundamente pelo elevador e músculos romboides. Envia um ramo nutriente pelo espaço entre o romboide maior e menor a fim de suprir a porção caudal ou inferior do músculo.

A confusão surge, principalmente, da extrema variabilidade das origens dos vasos no pescoço. A artéria dorsal escapular pode ser um ramo separado do tronco subclávio ou costocervical (45%) ou formar um tronco comum com a artéria cervical superficial (33%), com a subescapular (3%) ou com ambas (19%). O tronco formado pela artéria dorsal escapular e pela artéria cervical superficial e em 33% dos casos em que é encontrado se origina do tronco subclávio em 19%, e do tronco tireocervical em 14%.

O retalho da ilha lateral da zona média que pode carregar a espinha dorsal da escápula é o retalho menos confiável. É fundamentado na artéria cervical superficial e na veia cervical superficial que drena para dentro da veia jugular externa em 80% dos casos.

Sugestões Práticas

1. Considere o retalho superior para pacientes com grande defeito na pele do pescoço, quando o músculo já estiver paralisado depois da dissecção radical do pescoço.

2. Estenda a incisão do retalho caudado medialmente através da linha média com uma incisão de retorno cefálica para aumentar o arco de rotação.

3. Considerar estender o retalho inferior para grandes defeitos no couro cabeludo cefálico para frontal.

4. A linha do acrômio para T12 delineia a margem do músculo inferior.

5. Retalho de pele com 8 cm de largura verticalmente orientado entre a espinha dorsal e a margem medial da escápula se estende do nível da espinha escapular até 10 a 15 cm caudal ao trapézio.

6. Dissecar distal para proximal superficialmente para romboides.

7. Uma vez visualizada, bloquear temporariamente a artéria dorsal escapular com um clipe vascular.

8. Se continuar o sangramento na pele distal, seccionar a artéria dorsal escapular e o retalho do pedículo na artéria cervical superficial em direção aos romboides.

9. Se a pele distal estiver comprometida, mantenha a artéria dorsal escapular como pedículo adicional, seccione-a profundamente na continuação caudal em direção ao romboide maior e seccione o romboide menor para aumentar o arco de rotação.

10. Divida o trapézio superior somente se necessário para arco de rotação adequado.

11. Feche, primeiro, o local doador.

Conclusão

O retalho do trapézio exige um entendimento completo de uma anatomia variável. Evite o retalho do trapézio lateral em pacientes com pescoço operado anteriormente. Considere o retalho superior para defeitos posterolaterais do pescoço depois da cirurgia radical. Considere os retalhos verticais (inferiores) estendidos para grandes defeitos no couro cabeludo e maximize a extensão vertical do retalho de pele para aumentar a confiabilidade.

Referências Bibliográficas

1. Conley J: Use of composite flaps containing bone for major repairs in the head and neck. Plast Reconstr Surg 1972;49:522.
2. Demergasso F: The Lateral Trapezius Flap. Third International Symposium of Plastic and Reconstructive Surgery, New Orleans, 1979.
3. Panje WR: The Island (Lateral) Trapezius Flap. Third International Symposium of Plastic and Reconstructive Surgery, New Orleans, 1979.
4. Gregor RT, Davidge-Pitts KJ: Trapezius osteomyocutaneous flap for mandibular reconstruction. Arch Otolaryngol 1985;111:198–203.
5. Baek SM, Biller HF, Krespi YP, Lawson W: The lower trapezius island myocutaneous flap. Ann Plast Surg 1980;5:108–114.
6. Netterville JL, Wood D: The lower trapezius flap: vascular anatomy and surgical technique. Arch Otolaryngol Head Neck Surg 1991;117:73.
7. Urgurlu K, Ozcelik D, Huthut I, Yildiz K, Kiminc L, Bas L: Extended vertical trapezius myocutaneous flap in head and neck reconstruction as a salvage procedure. Plast Reconstr Surg 2004;114:339–350.
8. Haas F, Weiglein A, Schwarzl F, Scharnagl E: The lower trapezius musculocutaneous flap from pedicled to free flap: anatomical basis and clinical applications based on the dorsal scapular artery. Plast Reconstr Surg 2004;113:1580–1590.

Reconstrução

14.5 Retalho Miocutâneo de Músculo Grande Dorsal para Reconstrução de Cabeça e Pescoço

Gady Har-El[a,b], Michael Singer[b]

[a]Department of Otolaryngology – Head and Neck Surgery, Lenox Hill Hospital, New York, N.Y.
[b]Department of Otolaryngology, State University of New York – Downstate Medical Center, Brooklyn, N.Y. USA

DICAS

- O retalho miocutâneo do músculo grande dorsal é um retalho versátil que pode ser utilizado para reconstruir grandes defeitos na cabeça, pescoço e couro cabeludo.
- O reposicionamento do paciente para inserir o retalho após a remoção dos tecidos e células do doador pode ser evitado na maioria dos casos.
- Manter a orientação do retalho é vital para evitar torção do pedículo vascular.

ARMADILHAS

- O pedículo exposto, que não é protegido por uma bainha do músculo, pode ser facilmente traumatizado ou comprimido.
- Transferir o músculo através de um túnel subcutâneo estreito pode expor o retalho e o pedículo a alto risco de obstrução e congestão.

Introdução

O retalho miocutâneo do músculo grande dorsal é uma opção confiável para reconstrução cirúrgica de quase qualquer região da cabeça, pescoço e couro cabeludo [2-4, 6, 9]. É particularmente útil para reconstrução secundária dos defeitos da cabeça. Isso se deve à sua grande área de superfície, seu longo pedículo vascular, que permite um arco de rotação extensivo, sua facilidade de dissecção e a morbidade mínima do local doador [8]. O pedículo vascular pode se estender de 8 a 10 cm em média.

Um fator que limitou a popularidade do retalho miocutâneo do músculo grande dorsal foi o reposicionamento do paciente. No entanto, o reposicionamento geralmente não é necessário. O paciente pode ser colocado na posição supina para o segmento de remoção da cirurgia e então rotacionado para a posição lateral para remoção do retalho. A inserção do retalho pode com frequência- cia ser obtida com a permanência do paciente na posição lateral [10].

Sugestões Práticas

1. Em razão da natureza ramificada da artéria toracodorsal dentro do músculo, a porção cutânea do retalho pode ser removida como um ou dois retalhos de pele [1]. O retalho de pele mais distal diminui a viabilidade em razão de menos perfurantes cutâneos.

2. A secção do tendão do músculo grande dorsal aumenta o arco de rotação.

3. O retalho de pele é estabilizado ancorando-se sua camada cutânea para envolver a fáscia com finas suturas absorvíveis.

4. Unir as porções medial e lateral do retalho miocutâneo do músculo grande dorsal com suturas diferentes ajuda na orientação do músculo durante a transferência.

5. A elevação do retalho se inicia na margem do músculo anterolateral. Somente depois de identificar os vasos toracodorsais, a elevação medial e inferior do músculo é executada.

6. A ligação e a transecção dos ramos vasculares do músculo serrátil anterior permite um arco de rotação maior.

7. A preservação da artéria escapular circunflexa ajuda a manter a orientação do retalho, mas pode ser dividida para atingir maior extensão do pedículo [7].

8. Depois da transecção do tendão do músculo grande dorsal, o pedículo permanece exposto sem qualquer proteção muscular; então, deve ser manuseado com extremo cuidado. Esqueletizar excessiva-

mente os vasos coloca-os sob risco aumentado de vasoespasmo [5].

9. O cuidado com o músculo elevado e o retalho de pele deve incluir envolvê-los em tampões de laparotomia quentes e úmidos.

10. A infiltração dos tecidos moles ao redor do pedículo com lidocaína 2% evitará os vasoespasmos.

11. Dano ao plexo traqueal deve ser evitado afastando completamente a linha mediana do corpo e sobrerrotacionando o braço.

12. A fim de não colocar a viabilidade do retalho em risco, o túnel criado para passar o retalho miocutâneo do músculo grande dorsal é alargado para, pelo menos, 5 a 7 cm.

13. A maior parte dos retalhos é facilmente passada entre a pele e a clavícula. Em alguns pacientes, a protrusão clavicular pode resultar em túnel excessivamente apertado. Nesses casos, um túnel subclavicular pode ser separado e utilizado.

14. O retalho não deve ser rotacionado mais do que 180°.

15. Depois da cirurgia, o braço é mantido flexionado cruzado sobre o peito por 5 dias.

16. Pós-operatoriamente, evitar flexão ipsolateral do pescoço, porque pode causar dobra no pedículo.

17. Pós-operatoriamente, verifique a viabilidade do retalho e do reabastecimento capilar, e com ultrassonografia por Doppler.

18. Raramente o túnel subcutâneo através do qual o retalho passa pode inchar, arriscando a viabilidade do retalho. Nesse caso, a camada de pele subjacente à clavícula pode ser aberta para permitir fluxo sanguíneo adequado do pedículo.

19. O suprimento vascular do retalho miocutâneo do músculo grande dorsal permite que ele seja removido em um paciente que sofreu dissecção no pescoço. Esses pacientes estão, no entanto, sob risco aumentado de disfunção no ombro.

Conclusão

O retalho miocutâneo do músculo grande dorsal é um retalho confiável que deveria ser considerado quando reconstruindo defeitos na cabeça e pescoço. Esse retalho pode ser facilmente elevado, tem uma superfície grande e um pedículo longo e causa morbidade limitada no local doador.

Referências Bibliográficas

1. Bartlett SP, May JW Jr, Yaremchuk MJ: The latissimus dorsi muscle: a fresh cadaver study of the primary neurovascular pedicle. Plast Reconstr Surg 1981;67:631–635.
2. Barton FE, Spicer TE, Byrd HS: Head and neck reconstruction with the latissimus dorsi myocutaneous flap. Anatomic observations and report of 60 cases. Plast Reconstr Surg 1983;71:199–204.
3. Maves MD, Panje WR, Sjagets FW: Extended latissimus dorsi myocutaneous flap reconstruction of major head and neck defects. Otolaryngol Head Neck Surg 1986;92:551–558.
4. Maxwell G, McGibbon B, Hoopes J: Experience with thirteen latissimus dorsi myocutaneous free flaps. Plast Reconstr Surg 1979;64:1–7.
5. Har-El G, Bhaya M, Sundaram K: Latissimus dorsi myocutaneous flap for secondary head and neck reconstruction. Am J Otolaryngol 1999;20:287–293.
6. Haughey BV, Fredrickson JM: The latissimus dorsi donor site – current use in head and neck reconstruction. Arch Otolaryngol Head Neck Surg 1991;117:1129–1134.
7. Hayden RE, Kirby SD, Deschler DG: Technical modifications of the latissimus dorsi pedicled flap to increase versatility and viability. Laryngoscope 2000;110:352–357.
8. Olivari N: Use of thirty latissimus dorsi flaps. Plast Reconstr Surg 1979;64:654–661.
9. Quillen CG, Shearin JC, Georgiade NG: Use of the latissimus dorsi myocutaneous island flap for reconstruction in the head and neck area. Plast Reconstr Surg 1978;62:113–117.
10. Urken ML, Sullivan MJ: Latissimus dorsi; in Urken ML, Cheney ML, Sullivan MJ, et al (eds): Atlas of Regional and Free Flaps for Head and Neck Reconstruction. New York, Raven Press, 1995, pp 237–259.

Reconstrução

14.6 Retalho do Reto Abdominal Transversal

Julio Morais Besteiro

Faculdade de Medicina da Universidade de São Paulo, São Paulo, Brasil

D I C A S

- Um dos melhores e mais seguros retalhos para tratamento dos defeitos extensivos do tecido mole.
- Área doadora muito versátil.
- Pedículo confiável e constante.
- Cicatrizes na área doadora escondidas, especialmente no retalho do reto abdominal transversal e no retalho do músculo.

A R M A D I L H A S

- Risco de hérnia ou abaulamento do abdome inferior.
- Risco de desvio umbilical.
- Redução da força muscular.
- Retalho volumoso em pacientes obesos.
- Ter conhecimento de cicatrizes anteriores no abdome.

Introdução

O retalho do reto abdominal transversal está entre os retalhos livres mais utilizados para defeitos extensivos nos tecidos moles. O pedículo é constante, longo e tem um grande diâmetro. A pele é suprida por meio de uma série de perfurantes musculocutâneos dispostos em duas fileiras paralelas ao longo do músculo. A distribuição dos perfurantes permite traçados diferentes do retalho e variedade de padrões do retalho de pele.

Dicas e Detalhes Técnicos

Os principais perfurantes da pele estão ao redor da área umbilical; assim, o traçado do retalho deve incluir esses vasos, se estiver planejado um retalho longo.

Cicatrizes abdominais anteriores grandes transversais ou oblíquas são uma contraindicação relativa para o retalho do reto abdominal transversal. Abdominoplastia anterior ou lipoaspiração extensiva são contraindicação absoluta tanto para retalho do reto abdominal transversal quanto para retalho miopreservador [1].

A elevação do retalho deve começar na borda lateral da ilha de pele, onde a fileira lateral de perfurantes é encontrada acima da fáscia do reto abdominal. Conforme os perfurantes mediais são encontrados, é feita uma incisão na fáscia do reto abdominal, ao longo de sua extensão e a dissecção procede do medial ao lateral até que a fileira medial de perfurantes seja alcançada novamente. Outra incisão vertical na fáscia, medial aos perfurantes, cria uma tira fina de fáscia que é incluída no retalho para preservar os vasos perfurantes. Essa tira deve ser fina o suficiente para conseguir fechamento direto da lâmina anterior da aponeurose sem tensão.

A parte inferior do músculo é geralmente seccionada no nível da linha arcuada onde o pedículo entra no músculo. Isso preserva uma haste distal do músculo a ser inserida na linha arcuada e para reconstruir a lâmina posterior da fáscia do reto abdominal no fechamento da área doadora.

Funcionalmente, o fechamento da camada aponeurótica é o passo principal na área doadora. É obrigatório um fechamento justo, sem tensão.

A posição do umbigo é importante. Visto que a remoção do músculo e a aponeurose são unilaterais, o umbigo será deslocado em direção ao local doador. Pode ser centralizado novamente por meio de uma série de pontos sobre a fáscia contralateral do reto abdominal simetricamente ao local doador, ou pode ser redirecionado por meio de um corte adjacente à incisão vertical.

Complicações Potenciais no Local Doador

Incisões transversais abdominais anteriores ou incisões oblíquas podem cortar o músculo do reto abdominal ou os vasos perfurantes principais. Mesmo uma incisão de apendicectomia estendida pode, algumas vezes, cortar o pedículo epigástrico inferior. Lipoaspiração extensiva também pode danificar os vasos perfurantes.

A principal desvantagem é a fraqueza do abdominal inferior e o desenvolvimento de hérnias ou abaulamento abdominal. Para fáscia fraca ou solta, malha de Marlex™ ou outro material sintético deve ser utilizada para reforçar o abdome inferior. Também deve ser executada a menor tira de fáscia, para preservar os perfurantes durante a remoção do retalho.

Mesmo a ressecção parcial do músculo reduz a força do músculo abdominal, representando um problema em pacientes jovens e fisicamente ativos [2, 3].

Reduzindo o Volume

Pacientes têm uma distribuição diferente de gordura abdominal. Geralmente o retalho oblíquo (eixo principal do retalho de pele é do umbigo à ponta da escápula) é mais fino do que outros traçados [4].

A retirada de gordura desse retalho é segura se executada sob a fáscia superficial na porção cutânea. Alguma gordura também pode ser removida com extremo cuidado ao redor dos perfurantes. Remoção de gordura secundária com lipoaspiraçãoção ou dissecção precisa geralmente é feita e segura [5, 6].

O componente muscular do retalho pode ser reduzido a uma pequena bainha ao redor do pedículo e da fileira medial de perfurantes.

Conclusão

Esse local doador fornece grande quantidade de tecido em tipos diferentes de traçados com um resultado estético aceitável na área doadora, permitindo dissecção simultânea nas áreas doadoras e receptoras. O longo pedículo vascular com vasos de grande diâmetro permite uma transferência fácil e segura. A variabilidade da espessura do retalho deve ser considerada.

Referências Bibliográficas

1. Granzow JW, Levine JL, Chiu ES, Allen RJ: Breast reconstruction with the deep inferior epigastric perforator flap. J Plast Reconstr Aesthet Surg 2006;59:571-579.
2. Feller AM: Free TRAM. Results and abdominal wall function. Clin Plast Surg 1994;21:223–232.
3. Futter CM, Webster MH, Hagen S, Mitchell SL: A retrospective comparison of abdominus muscle strength following breast reconstruction with a free TRAM or DIEP flap. Br J Plast Surg 2000;53:578–582.
4. Taylor GI, Corlett R, Boyd JB: The extended inferior epigastric flap: a clinical technique. Plast Reconstr Surg 1983;72:751–764.
5. Hallock GG: Defatting of flaps by means of suction-assisted lipectomy. Plast Reconstr Surg 1985;76:948–952.
6. Taylor GI, Corlett RJ, Boyd JB: The versatile deep inferior epigastric (inferior rectus abdominis) flap. Br J Plast Surg 1984;37:330–350.

Reconstrução

14.7 Sugestões Práticas para Executar Retalho Microvascular do Antebraço

Adam S. Jacobson, Mark L. Urken

Beth Israel Medical Center, New York, N.Y., USA

D I C A S

- Fino, macio, flexível e de fácil remoção.
- Abordagem com duas equipes pode ser utilizada.
- Remoção com ou sem componente subcutâneo estendido para volume adicionado.
- Pode ser removido com 7 a 9 cm do osso rádio.
- Pode ser removido com nervo para reconstrução cuidadosa com retalho.

A R M A D I L H A S

- Geralmente requer um enxerto de pele parcial para fechamento do local doador.
- Se o suprimento de sangue ulnar para a mão não for adequado, pode resultar em isquemia.
- A extremidade requer tala por 7 dias.
- Tendão exposto.
- Perda sensorial sobre o polegar e o primeiro dedo decorrente do dano no ramo superficial do nervo radial.
- Ulceração de pressão da tala.

Introdução

O retalho livre radial fasciocutâneo do antebraço foi relatado na literatura chinesa por Yang et al. [1] em 1981. É um retalho de tecido fino, flexível e altamente confiável.

Esse retalho livre é baseado na artéria radial e ou no sistema venoso profundo ou no superficial. O sistema superficial tem vasos de calibre maior que possuem paredes mais espessas, permitindo uma anastomose fácil. O suprimento de sangue para os dedos polegar e indicador está mais arriscado em seguida à interrupção da artéria radial se o arco palmar superficial estiver incompleto e houver falta de comunicação entre os arcos superficial e profundo. A coexistência dessas duas anomalias ocorreu em menos de 12% dos espécimes relatados por Coleman e Anson [2].

O retalho pode ser traçado em uma variedade de configurações geométricas, e pode ser removido com osso vascularizado (rádio), tendão vascularizado (palmar longo), com o músculo braquiorradial, e nervos sensórios vascularizados (nervos cutâneos antebraquiais mediais e laterais) [3].

Sugestões Práticas

O teste de Allen é o teste pré-operatório mais importante para avaliar a adequação da circulação à mão através da artéria ulnar. Um teste mais objetivo é fundamentado nas leituras oximétricas do pulso.

A remoção é executada com um torniquete para oclusão temporária da artéria radial.

Rotineiramente, executamos uma avaliação intraoperatória do reabastecimento capilar dos dedos polegar e indicador depois da interrupção da artéria radial, seguindo-se à liberação do torniquete. Ocasionalmente, quando um paciente tem um teste de Allen pré-operatório questionável, decidimos proceder à remoção e executamos avaliação intraoperatória da circulação ulnar. Nesse cenário, é feita incisão distal a fim de permitir acesso à artéria radial. A artéria radial é isolada e um grampo microvascular temporário é colocado na artéria e o reabastecimento capilar da mão é reavaliado. Se o tempo de reabastecimento é aceitável, procedemos com segurança à remoção.

Com mais frequência projetamos o retalho de pele para terminar distalmente na dobra flexora do pulso, incluindo a pele do antebraço mais fina e com menos fios de cabelo.

Um monitor de pele para fornecer acesso pós-operatório a retalhos enclausurados pode ser desenvolvido criando-se um retalho de pele separado sobre o antebraço proximal [4].

Um traçado bilobulado pode ser utilizado para reconstruir a língua e o soalho da boca, separadamente [5].

Se for necessário volume adicional, um componente estendido do tecido subcutâneo é removido em continuidade com o septo intermuscular e dobrado sob o retalho de pele.

Geralmente, fechamos a extremidade proximal à incisão do local doador primariamente, mas o local de onde o retalho de pele foi removido com frequência requer um enxerto de pele parcial. Retalhos com base ulnar podem, com frequência, ser rodados para dentro do defeito para evitar um enxerto de pele.

Uma tala volar é moldada prestando-se atenção meticulosa ao acolchoamento da mão e do antebraço para evitar ulcerações de pressão.

Avalie a viabilidade do retalho livre com uma punção com agulha de 25 g. Se sangue vermelho vivo sair de forma oportuna, será possível confiar no fato de que circulação está adequada. Se há egressão demorada ou o sangue estiver muito escuro, deve-se rapidamente considerar a possibilidade de comprometimento vascular.

O local doador deve ser regularmente avaliado para verificar se há reabastecimento capilar. Se o paciente reclama de dor no local doador desproporcional ao que tinha sido previsto, deve-se remover a tala e avaliar o braço para excluir a possibilidade de necrose de pressão.

Conclusão

O retalho livre radial fasciocutâneo do antebraço é um excelente retalho de tecido mole que pode ser utilizado para uma ampla variedade de defeitos, e é um dos retalhos livres mais utilizados em reconstrução de cabeça e pescoço atualmente.

Referências Bibliográficas

1. Yang G, Chen B, Gao Y: Forearm free skin flap transplantation. Natl Med J China 1981;61:139.
2. Coleman SS, Anson BJ: Arterial patterns in the hand based upon a study of 650 specimens. Surg Gynecol Obstet 1961;113:409–424.
3. Urken ML, Weinberg H, Vickery C, Biller HF: The neurofasciocutaneous radial forearm flap in head and neck reconstruction: a preliminary report. Laryngoscope 1990;100:161–173.
4. Urken ML, Futran N, Moscoso JF, Biller HF: A modified design of the buried radial forearm free flap for use in oral cavity and pharyngeal reconstruction. Arch Otolaryngol Head Neck Surg 1994;120:1233–1239.
5. Urken ML, Biller HF: A new bilobed design for the sensate radial forearm flap to preserve tongue mobility following significant glossectomy. Arch Otolaryngol Head Neck Surg 1994;120:26–31.

Reconstrução

14.8 Reconstrução da Mandíbula com Transferência Microvascular de Fíbula

Julio Morais Besteiro
Faculdade de Medicina da Universidade de São Paulo, São Paulo, Brasil

D I C A S

- Cuidadosamente retire da área doadora os elementos anatômicos importantes e a ilha de pele, se necessário.
- Na parte superior da incisão, identificar e proteger o nervo fibular comum conforme ele flui ao redor do pescoço da fíbula.
- Durante a dissecção, flexionar a perna a fim de relaxar o músculo do compartimento posterior da perna.
- Excisar um pequeno pedaço de osso na osteostomia proximal, a fim de realizar uma dissecção mais segura e mais fácil do pedículo vascular.
- Preservar 8 cm da fíbula distal para fornecer estabilidade adequada ao tornozelo. Em crianças, fixar a fíbula distal à tíbia com uma rosca grande, a fim de evitar deformidade em varo.
- Planejar cuidadosamente as osteotomias, a fixação da placa e a posição dos vasos receptores.

A R M A D I L H A S

- O retalho de pele do retalho osteocutâneo recebe seu suprimento vascular do septo intermuscular, mas algumas vezes a porção do sóleo ou flexor longo do hálux deve ser incluída no retalho.
- Estar ciente da ausência de pulso arterial no dorsal do pé e posterior da tíbia. Em cerca de 1% dos pacientes, há um único vaso na perna e a transferência não pode ser feita.
- Evitar dissecção perióstea extensiva quando forem necessárias múltiplas osteotomias.
- Estar ciente a existência de veias varicosas profundas na área doadora. Embora isso não evite o transplante, dificultará a dissecção do retalho.

Introdução

Desde a primeira descrição de transplante fibular para mandíbula, esse se tornou o padrão de excelência para todas as reconstruções mandibulares [1, 2]. Embora seja uma técnica bem estabelecida, ainda é uma cirurgia complexa com muitas etapas difíceis.

Sugestões Práticas

1. No exame pré-operatório, checar tanto o pulso do dorsal do pé quanto do posterior da tíbia. Quando tiver dúvidas, é mais seguro realizar uma avaliação radiográfica dos vasos, porque entre 1 e 2% da população têm um único vaso na perna (artéria magna fibular congênita) [3,4]. Outras aberrações podem ocorrer em até 10% da população.

2. Duas equipes trabalham simultaneamente, uma na área doadora e outra no campo receptor.

3. A abordagem lateral é preferível, e um torniquete é utilizado na coxa. Se for indicado um retalho osteocutâneo, a dissecção deve começar pela borda anterior da ilha cutânea e os vasos septais intermusculares identificados geralmente entre o terço medial e distal da fíbula [5]. O retalho de pele tem um suprimento de sangue imprevisível e pode ser perdido em 5 a 10% dos pacientes.

4. Identifique os vasos septais e o nervo fibular comum. O osso é isolado com uma bainha fina de músculo ao redor. Um pedaço pequeno de osso deve ser removido na parte proximal e os vasos fibulares isolados. A osteotomia é, então, executada e os vasos fibulares distais são ligados. Corte a membrana interóssea e exponha o pedículo vascular por toda a fíbula. Pode ser obtida considerável extensão adicional do pedículo removendo um segmento mais distal do osso.

5. Para adequar a fíbula ao defeito mandibular, geralmente são executadas múltiplas osteotomias. As osteotomias devem ser feitas no lado oposto aos vasos, para evitar o risco de dano pelas roscas da placa de fixação. Uma única placa de reconstrução de titânio ou várias mini-placas podem ser utilizadas.

6. Coloque a fíbula em continuidade com a margem inferior da mandíbula remanescente para obter melhor resultado de contorno. Se for muito fino e estiverem previstos implantes osseointegrados, um en-

xerto ósseo ou um enxerto duplo de fíbula podem ser feitos em parte do ramo horizontal da neomandíbula. Colocação de implante osseointegrado como procedimento secundário é um procedimento válido [6, 7].

7. A mandíbula é mantida em oclusão e o defeito é mensurado com precisão. A fíbula é então fixada no defeito, deixando espaço suficiente para inserir uma prótese entre a fíbula e a maxila. Evite inserir roscas na porção horizontal da neomandíbula onde os implantes osseointegrados devem ser supostamente inseridos.

8. Moldes mandibulares e mensurações da espécie cirúrgica são úteis.

9. Quando uma placa de reconstrução é utilizada ou as miniplacas têm firme fixação, líquidos ou carne macia podem ser permitidos desde os primeiros dias até o fim do terceiro mês pós-operatório. Geralmente nenhuma fixação intermaxilar é utilizada.

Conclusão

O retalho fibular livre pode restaurar com sucesso a mastigação, oclusão dental e manter excursão oral adequada. Qualidade boa do discurso pós-operatório pode ser esperada se não for requerida nenhuma ressecção significativa da língua. Não há morbidade significativa relacionada com o local doador.

Referências Bibliográficas

1. Hidalgo DA: Fibula free flap: a new method of mandible reconstruction. Plast Reconstr Surg 1989;84:71.
2. Hidalgo DA, Pusic AL: Free-flap mandibular reconstruction: a 10-year follow-up study. Plast Reconstr Surg 2002;110:438.
3. Kim D, Orron DE, Skillman JJ: Surgical significance of popliteal arterial variants: a unified angiographic classification. Ann Surg 1989;210:776.
4. Astarci P, Siciliano S, Verhelst R, et al: Intra-operative acute leg ischaemia after fibula flap harvest for mandible reconstruction. Acta Chir Belg 2006;106:423–426.
5. Wei FC, Seah CS, Tsai YC, et al: Fibula osteoseptocutaneous flap for reconstruction of composite madibular defects. Plast Reconstr Surg 1994;93:294–306.
6. Gurlek A, Miller MJ, Jacob RF, Lively JA, Schusterman MA: Functional results of dental restoration with osseointegrated implants after mandible reconstruction. Plast Reconstr Surg 1998;101:650.
7. Weischer T, Mohr C: Ten-year experience in oral implant rehabilitation of cancer patients: treatment concept and proposed criteria for success. Int J Oral Maxillofac Implants 1999;14:521.

Reconstrução

14.9 Sugestões Práticas para Executar Retalho de Crista Ilíaca Microvascular

Mario S.L. Galvão

Serviço de Microcirurgia Reconstrutora, Instituto Nacional de Câncer/INCA, Rio de Janeiro, Brasil

DICAS

- A crista ilíaca oferece osso de excelente qualidade para reconstrução mandibular, permitindo implantes osteointegrados.
- Retalho de pele de tecido mole confiável para reconstrução oral, se necessário.

ARMADILHAS

- Dano ao nervo ilioinguinal pode levar à importante dor pós-operatória.
- O retalho é contraindicado em pacientes obesos ou com muitos pelos.
- Formação de hérnia pode ser evitada usando bainha de malha.
- O retalho composto (osso e pele) é contraindicado em pacientes obesos; no entanto, o retalho é adequado para pacientes com muitos pelos, já que a pele sobrejacente ao osso ilíaco é sempre sem pelos.

Introdução

Várias técnicas foram descritas para reconstruir a mandíbula [1, 2], mas o enxerto ilíaco livre é, sem dúvida, a melhor [3-5].

As principais vantagens para escolher esse osso são as seguintes:

- A espessura do osso permite reconstrução tridimensional.
- Sua curvatura normal é ideal para defeitos hemimandibulares, permitindo reconstrução sem fraturar o osso a fim de obter um contorno normal.
- A estrutura óssea é a melhor escolha para implantes osteointegrados.
- Enxerto composto tem suprimento sanguíneo confiável na pele para reconstrução intraoral.
- Defeitos secundários e cicatrizes são facilmente escondidos pelas roupas, e a cicatriz linear resultante é geralmente de boa qualidade.
- Os vasos ilíacos circunflexos profundos são de bom calibre e têm pedículo razoavelmente grande para atingir os vasos recipientes no pescoço.

Para atingir os melhores resultados, a mandíbula deve ser reconstruída imediatamente após a ressecção, visto que procedimentos posteriores em reconstrução são mais difíceis devido à retração, fibrose e deslocamento da mandíbula remanescente.

Além disso, a reconstrução imediata permite religar os músculos mastigadores preservados ao enxerto transplantado, melhorando a função pós-operatória.

Os enxertos compostos (pele e ossos) são indicados para defeitos na mandíbula e contorno intraoral. Em alguns pacientes o defeito envolve o osso e também o tecido mole ao redor dele. Nesses pacientes, a pele do enxerto composto pode ser desepitelizada e usada para preencher contornos defeituosos, melhorando, assim, a aparência estética.

Sugestões Práticas

Delineando o Retalho

1. O paciente é operado na posição supina com uma almofada sob suas nádegas.
2. O local doador deve ser ipsolateral.
3. A pele deve ser delineada cerca de 1 cm acima e paralela ao ligamento inguinal, e sobre a crista ilíaca.

Dissecando e Entalhando o Retalho

1. A incisão na pele é feita expondo-se o osso e a fáscia acima do ligamento inguinal.
2. A mais ou menos na metade do percurso entre a espinha vertebral ilíaca superior e o púbis, as fibras externas e internas dos músculos oblíquos são dis-

secadas e os vasos ilíacos circunflexos profundos são encontrados.

3 Uma banda de borracha é passada ao redor dos vasos e a dissecção é executada medialmente, até os vasos femorais e, então, lateralmente, próxima à espinha vertebral ilíaca anterior superior. O ramo ascendente dos vasos ilíacos circunflexos profundos e seus ramos pequenos estão ligados. Esses vãos devem ser preservados quando estiver dissecando o retalho composto.

4 Todos os músculos são desprendidos da margem externa da crista ilíaca, expondo a parte externa do osso.

5 O nervo cutâneo lateral da coxa é identificado e preservado exatamente abaixo da espinha ilíaca superior anterior. Essa é uma orientação muito importante, visto que esse nervo cruza os vasos ilíacos circunflexos profundos internamente, atrás da espinha ilíaca superior anterior.

6 A quantidade de osso necessária é agora entalhada usando-se cinzel e serra. É obrigatório deixar a espinha ilíaca superior anterior intacta no lugar com o ligamento inguinal conectado a ela.

7 O osso é fraturado e a dissecção dos vasos é feita lateralmente, ultrapassando o nervo lateral da coxa.

8 Os músculos são cortados internamente próximos aos vasos e o osso é levantado em seu pedículo.

9 O mesmo procedimento é executado para enxertos compostos. Nesses procedimentos, cerca de 12 × 4 cm de pele são deixados sobrejacentes ao osso.

10 Defeitos hemimandibulares não requerem osteotomia. Para defeitos no arco central, são utilizadas miniplacas logo depois da osteotomia.

Reparando o Defeito Secundário

1 Os músculos são aproximados com pontos não absorvíveis e um enxerto de malha é sempre utilizado para evitar herniação.

2 Uma cinta é usada por 3 meses.

Contraindicações

1 O enxerto composto (osso e pele) não é adequado para pacientes obesos e com muitos pelos, mas pode ser utilizado em pacientes com muitos pelos, já que a pele sobrejacente à crista ilíaca é sempre sem pelos.

Referências Bibliográficas

1. Galvão MSL, Wance JR, Braga ACCR: A contribuição da micro-cirurgia no tratamento do paciente oncológico. Rev Brasil Cancerol 1984;30:29–34.
2. Galvão MSL, Sbalchiero J: Reconstrução mandibular. Cirurgia Plástica: Fundamentos e Arte. Rio de Janeiro, Editora Medsi, 2002, pp 949–962.
3. Sanders R, Mayou B: A new vascularized bone graft transferred by microvascular anastomosis as a free flap. Br J Surg 1979;66:787–788.
4. Taylor GI, Townsend P, Corlett R: Superiority of the deep circumflex iliac vessels as the supply for free groin flaps. Experimental work. Plast Reconstr Surg 1979;64:595–604.
5. Taylor GI, Townsend P, Corlett R: Superiority of the deep circumflex iliac vessels and supply for free groin flaps. Clinical work. Plast Reconstr Surg 1979;64:745–759.

Reconstrução

14.10 Retalho Escapular

Julio Morais Besteiro

Faculdade de Medicina da Universidade de São Paulo, São Paulo, Brasil

🅓 I C A S

- Indicado para defeitos tridimensionais complexos da mandíbula ou da maxila.

🅐 R M A D I L H A S

- Abordagem por duas equipes é difícil.
- Longo posicionamento em decúbito lateral está associado à morbidade do plexo braquial.
- Possível amplitude de movimentos diminuída e fraqueza nos ombros.

Introdução

A área doadora escapular é única no sentido de que pode fornecer uma ampla gama de tipos de tecido com base no mesmo pedículo vascular [1]. Vantagens de todos esses retalhos incluem um pedículo longo e constante (10 a 14 cm). Com vasos de diâmetro largo e áreas de superfície independentes, o que permite liberdade em um ambiente tridimensional. Até 10 cm de osso podem ser removidos da porção lateral da escápula. Esse osso nem sempre é espesso o suficiente para permitir implantes osteointegrados [2, 3].

A principal desvantagem desse local doador é seu posicionamento, que pode impedir uma abordagem de duas equipes e aumentar o tempo cirúrgico, o que pode provocar a compressão do plexo braquial e potencial comprometimento na amplitude e poder de movimentos do ombro.

Atualmente, essas características limitam as indicações para defeitos moderados da mandíbula associados a defeitos tegumentares nos dois lados do rosto ou certas situações da reconstrução da maxila associados a defeitos extensos nos tecidos moles.

Sugestões Práticas

Como em todas as reconstruções complexas, é obrigatório planejamento cuidadoso pré-operatório. Nesta situação em particular, o posicionamento do paciente deve ser considerado. Em algumas situações como em defeitos posterolaterais, a maioria das cirurgias pode ser feita em decúbito lateral, embora possa ser necessária uma abordagem simultânea de duas equipes. O paciente é posicionado em posição lateral ou três quartos, com o braço livre protegido por um tecido de malha, de forma que possa ser mobilizado durante a dissecção do retalho.

Os ramos transversal e descendente da artéria escapular circunflexa podem ser identificados pré-operatoriamente com ultrassonografia por Doppler. Se o Doppler não estiver disponível, os retalhos serão centralizados sobre o espaço triangular na margem lateral da escápula e a dissecção é feita distalmente no retalho cutâneo em direção ao espaço triangular, exatamente sobre a fáscia profunda [4]. Os vasos podem ser vistos sob a superfície do retalho, especialmente com iluminação de fundo.

A dissecção prossegue para a identificação e isolamento do pedículo subescapular circunflexo entre os redondos maior e menor. O ramo da artéria escapular circunflexa à margem lateral da escápula é identificado e a dissecção deve preservar a conexão entre essa artéria e os vasos periósteos. Se um segmento longo de osso, incluindo a ponta da escápula, ou uma osteotomia forem necessárias, o ramo para o músculo serrátil também deve ser incluído para garantir a circulação da ponta da escápula. A artéria circunflexa escapular pode ser rastreada até sua origem no espaço triangular na artéria subescapular retraindo o redondo maior e a cabeça longa do tríceps [5]. O osso é cortado com uma serra osciladora paralelamente à margem lateral da escápula e é completado com uma osteotomia transversal aproximadamente 1 cm distal da fossa glenoide. Algumas conexões do músculo serrátil e outros músculos devem ser seccionadas de forma exata para isolar o retalho no pedículo escapular circunflexo [6].

Para evitar complicações, cada um dos músculos que tiver que ser seccionado é religado à musculatura ao redor usando suturas fortes não reabsorvíveis. Se não puderem ser obtidas suturas seguras com suturas músculo a músculo, os músculos devem ser fortemente religados à escapula por meio de buracos perfurados.

No período pós-operatório, exercícios para os ombros são iniciados sob a supervisão de um fisioterapeuta para restaurar a elevação dos ombros.

Complicações e Desvantagens Potenciais

A recuperação funcional do local doador é excepcionalmente boa, considerando que os músculos sejam adequadamente reinseridos. Rigidez do ombro e mobilidade diminuída foram observadas em uma minoria de pacientes. A complicação principal é a perda da parte distal do osso, quando são feitas osteotomias distais.

A extensão do osso removido é muito limitada e o posicionamento do paciente geralmente evita o uso de abordagem de duas equipes e aumenta substancialmente o tempo cirúrgico.

Referências Bibliográficas

1. Rowsell AR, Davis DM, Eisenberg N, et al: The anatomy of the subscapular-thoracodorsal arterial system: a study of 100 cadaver dissections. Br J Plast Surg 1984;37:574–576.
2. Frodel JL Jr, Funk GF, Capper DT, et al: Osseointegrated implants: a comparative study of bone thickness in four vascularized bone flaps. Plast Reconstr Surg 1993;92:449–455.
3. Roumanas ED, Markowitz BL, Lorant JA, et al: Reconstructed mandibular defects: fibula free flaps and osseointegrated implants. Plast Reconstr Surg 1997;99:356–365.
4. Teot L, Bosse JP, Moufarrege R, et al: The scapular crest pedicled bone grafts. Int J Microsurg 1981;3:257–262.
5. Swartz WM, Banis JC, Newton ED, et al: The osteocutaneous scapular flap for mandibular and maxillary reconstruction. Plast Reconstr Surg 1986;77:530–545.
6. Coleman JJ, Sultan MR: The bipedicle osteocutaneous scapula flap: a new subscapular system free flap. Plast Reconstr Surg 1991;87:682–692.

Reconstrução

14.11 Reconstrução de Defeitos Faringoesofágicos com Autoenxerto Livre Jejunal

John J. Coleman, III
Indiana University School of Medicine and Roudebush VAMC, Indianapolis, Ind., USA

DICAS

- Selecionar uma extensão do jejuno distante o suficiente do ligamento de Treitz para permitir tubo de jejunostomia no segmento distal depois de anastomose.
- Deixar o enxerto no local perfundindo depois da jejunostomia até que o pescoço esteja completamente preparado para a transferência do segmento.
- Executar a anastomose faringoentérica mais difícil primeiro, então, a anastomose microvascular, então a segunda anastomose faringoentérica para minimizar o tempo de isquemia.

ARMADILHAS

- Os vasos mesentéricos, particularmente as veias, têm paredes finas e delicadas. É fundamental que seja feita dissecção cuidadosa da junção do ramo alimentador com os vasos mesentéricos superiores e secção meticulosa dos ramos venosos das veias comitantes para evitar danos aos vasos ou hematomas mesentéricos. Isso pode ser particularmente difícil em pacientes obesos.
- O posicionamento do segmento e os vasos doadores e receptores no pescoço devem levar em conta a possibilidade de formação de dobras no mesentério quando o pescoço virar e causando trombose nos vasos. Carótida, jugular e faringoesôfago são todas estruturas mediais próximas e há uma extensão finita para o mesentério.

Introdução

O autoenxerto livre jejunal é um método útil de reconstrução faringoesofágica [1] que mostrou ser confiável e versátil em muitas estatísticas extensas [2,4]. O intestino pode ser removido por uma segunda equipe de cirurgiões reconstrutores trabalhando no abdome enquanto a equipe de remoção trabalha no pescoço.

Sugestões Práticas

❶ Através de uma incisão na linha média superior o ligamento de Treitz é identificado. Movendo-se distalmente ao longo do jejuno, é escolhido um segmento do intestino que, quando operado, permitirá que o jejuno remanescente reanastomosado atinja sem tensão a parede abdominal, criando, assim, uma alimentação por jejunostomia distal à enteroenterostomia. Quando o segmento adequado é identificado, o ramo dos vasos mesentéricos superiores que supre esse segmento é isolado cortando, cuidadosamente, a serosa e separando a gordura mesentérica dos vasos. Por dissecção cuidadosa de proximal (próximo da origem do vaso a partir dos vasos mesentéricos superiores) a distal (próximo da borda antimesentérica do jejuno), o mesentério é seccionado proximal e distalmente e, finalmente, o intestino é seccionado em duas linhas de grampos. É importante neste ponto observar as extremidades do segmento reconstrutor e as extremidades do intestino remanescente para certificar-se de que elas estão adequadamente perfundidas antes de proceder à remoção ou enteroenterostomia. Se as extremidades do intestino remanescente forem viáveis, a enteroenterostomia é executada e um tubo de jejunostomia colocado distalmente à anastomose. O segmento a ser removido é deixado no local perfundido até que o pescoço tenha sido preparado para transferência, visto que o jejuno tolera um tempo de isquemia relativamente curto.

❷ A preparação do pescoço é crítica. Um ramo da carótida externa e da veia jugular ou a artéria e veia cervical transversal devem ser preparados sob o microscópio antes de seccionar os vasos mesentéricos. Quando o jejuno é movido para o pescoço os vasos devem ser arranjados de forma que nem os vasos nem o mesentério formem dobras quando o pescoço for virado. Geralmente é melhor executar a anastomose faringoentérica mais difícil (geralmente do jejuno para a base da língua) primeiro, então a anastomose microvascular, então a segunda anastomose faringoentérica. É desejável um tempo de isquemia de menos de 2 horas. Injeção de solução salina pelo nariz sob pressão irá demonstrar possíveis locais de vazamento ou potencial fístula. O segmento do intestino deve ser costurado no defeito em orientação peristáltica sob ligeira tensão porque, sob perfusão, o jejuno irá de alguma forma se estender. Extensão excessiva do enxerto no pescoço pode resultar em dificuldade para deglutir.

3) O retalho pode ser monitorado de várias formas por observação direta, deixando uma pequena parte da incisão do retalho do pescoço aberto para observar a serosa intestinal ou tirando um pequeno segmento extra do jejuno, separando-o do conduto intestinal, mas deixando-o perfundido e exteriorizando-o, por Doppler implantável ou sonda térmica, ou por aplicação de ultrassonografia por Doppler externa. A continuação da faringe deve ser verificada por imaginologia de contraste 10 dias depois da a cirurgia [5].

Conclusão

O autoenxerto jejunal livre é um método confiável para reconstrução faringoesofágica, desde que alguns princípios técnicos fundamentais sejam seguidos à risca durante a remoção e posicionamento no pescoço; anastomoses cuidadosamente executadas livres de tensão microvascular e visceral são igualmente importantes.

Referências Bibliográficas

1. Coleman JJ: Reconstruction of the pharynx after resection for cancer: a comparison of methods. Ann Surg 1989;209:554–561.
2. Carlson GW, Coleman JJ, Jurkiewicz MJ: Reconstruction of the hypopharynx and cervical esophagus. Curr Probl Surg 1993;30:425–480.
3. Reece GP, Shusterman MA, Miller MJ: Morbidity and functional outcome of free jejunal transfer reconstruction for circumferential defects of the pharynx and cervical esophagus. Plast Reconstr Surg 1995;96:1307–1316.
4. Theile DR, Robinson DW, Theile DE, et al: Free jejunal interposition reconstruction after pharyngolaryngectomy: 201 consecutive cases. Head Neck 1995;17:83–88.
5. Torres WE, Fibus TF, Coleman JJ, et al: The radiographic evaluation of the free jejunal graft. Gastrointest Radiol 1987;12:226–230.

Reconstrução

14.12 Sugestões Práticas para Executar um *Pull-Up* Gástrico

William I. Wei, Vivian Mok
Department of Surgery, University of Hong Kong Medical Centre, Queen Mary Hospital, Hong Kong, SAR, China

Ⓓ I C A S

- Para mobilização adequada do estômago a fim de atingir o mais alto possível no pescoço, deve ser realizada, no duodeno, a incisão de Kocher para o lado medial da veia cava inferior. A parede posterior da orofaringe e nasofaringe deve ser também separada do músculo pré-vertebral.
- O esôfago deve ser mobilizado sob visualização direta por meio da assistência de um toracoscópio em vez de trans-hiatal com dissecção fechada.
- O fundo do estômago é o ponto mais alto onde ele encontra a orofaringe para anastomose faringogástrica. As incisões na parede do estômago anterior devem ter formato de T, para permitir que a parede gástrica se mova lateralmente para reduzir a tensão ali. A base da língua se move inferiormente para encontrar a parede anterior do estômago diminuída.

Ⓐ R M A D I L H A S

- Durante a transposição do estômago trans-hiatalmente para o pescoço, o eixo do tubo estomacal deve ser mantido; a torção do estômago irá levar a necrose.
- Piloromiomectomia, remoção do segmento de um músculo no piloro, ajuda o estômago a esvaziar. Uma piloroplastia, embora igualmente eficiente, também encurta o estômago.
- Para carcinoma do esôfago cervical afetando a parede traqueal posterior a bainha do tubo de traqueostomia deve ser abaixada durante a separação dessas duas paredes para permitir dissecção precisa.
- Quando há deiscência da anastomose faringogástrica, pode não haver sinais significativos para alertar o médico. Sempre que houver suspeita de vazamento na anastomose, é essencial drenagem inicial do pescoço para evitar a extensão da infecção para o mediastino.

Introdução

A cirurgia de tubo gástrico é uma opção de reconstrução para a hipofaringe após remoção de tumor. Foi utilizada antes da era dos retalhos miocutâneos e transferência livre de tecido microvascular [1]. Recentemente, essa cirurgia somente tinha sido executada quando o tumor estivesse localizado na porção inferior da hipofaringe ou no esôfago cervical [2]. Remover o esôfago também elimina o órgão que poderia desenvolver um segundo tumor primário [3].

Essa cirurgia é indicada para pacientes que têm disfagia devido a um tumor na região laringoesofágica. A cirurgia de *pull-up* gástrico, além de remover o tumor em um único o procedimento, invariavelmente alivia a disfagia incômoda. O procedimento no entanto ainda está associado a mortalidade e morbidade hospitalar [4]. Com melhorias técnicas e melhor suporte perioperatório, tanto as taxas de morbidade quanto de mortalidade foram reduzidas [5] e as morbidades a longo prazo associadas são aceitáveis [6].

Sugestões Práticas

Pré-operatoriamente, os pacientes devem receber fisioterapia torácica e alimentação entérica com tubo nasogástrico ou alimentação parenteral para atingir um balanço positivo de nitrogênio.

O paciente está posicionado na posição lateral direita para mobilização toracoscópica do esôfago. A dissecção precisa sob visão direta evita danificar os vasos intratorácicos e também reduz o trauma cirúrgico, e os pacientes, em geral, têm uma recuperação mais estável [7]. Depois de mobilizar o esôfago, o paciente é então virado para a posição supina; o pescoço e o abdome são abordados simultaneamente por duas equipes cirúrgicas.

No pescoço, o tecido mole no estreito intratorácico é removido para que o estômago suba. Quando a parede posterior da traqueia é infiltrada pelo tumor no esôfago cervical, deve ser cuidadosamente separada do tumor. Quando a parede traqueal superior posterior é danificada, pode ser reparada a partir do pescoço. Se o dano for mais abaixo, então é obrigatória uma toracotomia para fechamento direto do defeito [8].

No abdome, o estômago é mobilizado para uma estrutura tubular com os vasos gástricos direito e esquerdo correndo ao longo de curvaturas menores e maiores. O estômago adequadamente mobilizado deve atingir a parede faríngea posterior no nível das tonsilas. Quando o estômago é transposto ortotopicamente para a o pescoço, o fundo é o ponto mais alto para atingir a parede faríngea posterior. Uma incisão em forma de "T" é feita na parede gástrica anterior, parte da parede anterior pode ser mobilizada lateralmente para reduzir a tensão ali e a base da língua pode ser puxada em direção à parede anterior do estômago, para completar a anastomose faringogástrica.

Para uma anastomose alta, uma incisão em forma de "U" pode ser feita sobre a parede anterior do estômago. Virando esse retalho da parede gástrica anterior superiormente, irá atingir a parede faríngea posterior e um retalho miocutâneo pode ser utilizado para fechar o defeito na parede anterior.

Referências Bibliográficas

1. Lam KH, Wong J, Lim ST, Ong GB: Pharyngogastric anastomosis following pharyngolaryngoesophagectomy. Analysis of 157 cases. World J Surg 1981;5:509–516.
2. Lam KH, Choi TK, Wei WI, Lau WF, Wong J: Present status of pharyngogastric anastomosis following pharyngolaryngo-oesophagectomy. Br J Surg 1987;74:122–125.
3. Martins AS: Multicentricity in pharyngoesophageal tumors: argument for total pharyngolaryngoesophagectomy and gastric transposition. Head Neck 2000;22:156–163.
4. Sasaki CT, Salzer SJ, Cahow E, Son Y, Ward B: Laryngopharyngoesophagectomy for advanced hypopharyngeal and esophageal squamous cell carcinoma: the Yale experience. Laryngoscope 1995;105:160–163.
5. Wei WI, Lam LK, Yuen PW, Wong J: Current status of pharyngolaryngo-esophagectomy and pharyngogastric anastomosis. Head Neck 1998;20:240–244.
6. Wei WI, Lam KH, Choi S, Wong J: Late problems after pharyngolaryngoesophagectomy and pharyngogastric anastomosis for cancer of the larynx and hypopharynx. Am J Surg 1984;148:509–513.
7. Cense HA, Law S, Wei W, Lam LK, Ng WM, Wong KH, Kwok KF, Wong J: Pharyngolaryngoesophagectomy using the thoracoscopic approach. Surg Endosc 2007;21:879–884.
8. Wei WI, Lam KH, Lau WF, Choi TK, Wong J: Salvageable mediastinal problems in pharyngolaryngo-esophagectomy and pharyngogastric anastomosis. Head Neck Surg 1988;10:S60–S68.

Diversos

15.1 Indicações e Limitações de Biópsia Aspirativa com Agulha Fina de Massas Cervicais Laterais

Paulo Campos Carneiro, Luiz Fernando Ferraz da Silva
Departamento de Patologia, Faculdade de Medicina da Universidade de São Paulo, São Paulo, Brasil

DICAS

- Biópsia aspirativa com agulha fina (BAAF) é um método poderoso e preciso para diagnosticar a maioria dos nódulos cervicais laterais.
- Métodos de imaginologia – ultrassonografia, TC e RM – são úteis para definir a topografia da lesão. A ultrassonografia deve sempre ser o método escolhido para orientar BAAF.
- Análise imunocitoquímica da amostra de BAAF aumenta a precisão do diagnóstico.

ARMADILHAS

- Representação extensiva é essencial para evitar material citológico escasso e para aumentar a amostra da lesão.
- Cuidadosamente retirar amostras de lesões císticas, calcificadas e fibrosas.

Introdução

BAAF é o método no qual a punção com uma agulha fina (23 a 25 g) conectada a uma seringa e um dispositivo de pressão negativa permite a avaliação de amostras citológicas para diagnóstico. Foi primeiro descrito em 1930, por Martin e Ellis [1], e tem sido cada vez mais utilizado e melhorado com a ajuda de métodos de imaginologia. É útil não somente para diferenciar processos malignos de benignos, mas também para determinar a natureza da doença, incluindo identificação de órgão, microrganismo e linhagem celular [2]. Quando o nódulo linfático é avaliado por BAAF, geralmente é possível distinguir entre linfadenite racional (processo infeccioso agudo, crônico e granulomatoso), linfoma de Hodgkin e não Hodgkin, e metástases de locais diferentes, incluindo neoplasia oculta na tireoide. Ainda assim, a BAAF raramente diferencia, somente em base morfológica, entre as proliferações linfoides, tecido linfoide reacional ou linfoma. Reações imunocitoquímicas são ferramentas úteis na BAAF dos nódulos linfáticos [3].

BAAF das glândulas salivares é geralmente conclusiva para processos inflamatórios agudos e crônicos; neoplasia benigna (adenoma pleomórfico, tumor de Whartin); neoplasia maligna (carcinomas mucoepidermoides, císticos adenoides, epidermoides, indiferenciados e adenocarcinomas) e ectopia glandular na região cervical baixa. Limitações: algumas vezes, é difícil diferenciar entre as características benignas e malignas das lesões com proliferação celular epitelial bem diferenciada.

BAAF de cistos cervicais, pele e seus anexos geralmente confirma a hipótese radiológico-clínica de cistos braquiais e cisto no ducto tireoglosso e define neoplasias nos anexos de pele.

A identificação de estruturas vasculares com exames de imagenologia, como aneurismas, contraindica a BAAF.

Sugestões Práticas

1. Conhecimento prévio de métodos de imaginologia é essencial.
2. Quando a BAAF não é executada pelo patologista orientado pelo radiologista, uma interação entre o médico do paciente, o médico que coleta a amostra e o patologista pode trazer melhores resultados [4].
3. Amostra adequada de cada lesão é essencial. Várias estratégias foram utilizadas para melhorar isso, como:
   a) 2 a 4 biópsias de cada região da qual será retirada amostra.
   b) Esfregaços em 5 a 8 lâminas por biópsia para diferentes corantes (rotineiramente, Papanicolaou e corante Giemsa).
   c) Blocos de células com o material remanescente na seringa e agulha (se houver muito pouco, é possível uni-los; se houver grande quantidade disponível, blocos de células diferentes são preferíveis).

④ Dependendo das características da lesão, o método de BAAF pode variar para garantir amostragem adequada:
  a) Lesões parcialmente císticas: executar BAAF direcionada para as áreas sólidas, evitando as císticas. Se não for possível, drenar o conteúdo cístico e, então, executar uma nova BAAF para fazer a amostra do componente sólido.
  b) Lesões fibrosas/calcificadas sólidas: aumentar o número de biópsias.
  c) Lesões hipervascularizadas: aumentar o número de biópsias; utilizar agulhas mais finas (25 g); aumentar a velocidade do movimento da agulha, e diminuir o tempo total do procedimento.

⑤ Uso de técnicas especiais aumentam a especificidade do diagnóstico. As geralmente utilizadas são:
  a) Colorações citoquímicas: para identificação de microrganismos como bacilos ácido-rápidos, fungos e outros.
  b) Reações imunocitoquímicas: identificação de linhagens celulares, locais primários de neoplasmas, clonalidade, marcadores prognósticos e outros diagnósticos diferenciais [1].
  c) Cultura: para procurar material necrótico e/ou sinais de doenças infecciosas.

Outras técnicas úteis incluem hibridização *in situ* e reação em cadeia de polimerase.

⑥ O relatório da BAAF deve evitar classificações simples – como positivo, negativo, suspeita ou inconclusivo – visto que isso restringe a gama de possibilidades de diagnósticos. Quando um diagnóstico citológico único não é possível, é essencial explorar todas as possibilidades diagnósticas, de preferência ordenando-as dos diagnósticos mais prováveis para o menos prováveis, dentro do aspecto citológico observado.

Conclusão

A BAAF é um método simples e fácil que pode definir o diagnóstico na maioria dos nódulos laterais cervicais. O conhecimento de métodos de imagenologia é importante para definir as melhores abordagem e interpretação da BAAF. Técnicas especiais, particularmente imunocitoquímica, podem melhorar o diagnóstico potencial das BAAFs.

Referências Bibliográficas

1. Martin HE, Ellis EB: Biopsy by needle puncture and aspiration. Ann Surg 1930;92:169–181.
2. Koss LG: Koss' Diagnostic Cytology and Its Histopathologic Bases, ed 5. New York, Lippincott Williams & Wilkins, 2005.
3. El Hag IA, Chiedozi LC, Al Reyess FA, Kollur SM: Fine needle aspiration cytology of head and neck masses. Seven years' experience in a secondary care hospital. Acta Cytol 2003;47:387–392.
4. Kocjan G, Feichter G, Hagmar B, Kapila K, Kardum-Skelin I, Kloboves V, Kobayashi TK, Koutselini H, Majar B, Schenck U, Schmitt F, Tani E, Totch M, Onal B, Vass L, Vielh P, Weynand B, Herbert A: Fine needle aspiration cytology: a survey of current European practice. Cytopathology 2006;17:219–226.

Diversos

15.2 Quando e Como Realizar uma Biópsia Aberta de Pescoço de uma Massa Cervical Lateral

Pedro Michaluart, Jr., Sérgio Samir Arap

Serviço de Cabeça e Pescoço, Hospital das Clínicas da Faculdade de Medicina da Universidade de São Paulo, São Paulo, Brasil

DICAS

- Em pacientes com mais de 40 anos de idade e com uma massa no pescoço, a malignidade é a maior preocupação.
- Biópsia aspirativa com agulha fina (BAAF) geralmente precede uma biópsia aberta.
- Quando há suspeita de um carcinoma metastático, é indicada avaliação da mucosa do trato aerodigestório superior.
- Em caso de suspeita de um câncer de tireoide metastático bem diferenciado, deve ser colocada tireoglobulina no material da BAAF.
- Exame de secção congelada durante a biópsia aberta tem o objetivo de confirmar que a amostra de tecido é adequada.
- Câncer metastático em massa supraclavicular deve levantar a suspeita de massa primária torácica ou abdominal.

ARMADILHAS

- Não substituir exame físico por diagnóstico por imagem.
- Não executar biópsia aberta antes de avaliação completa de cabeça e pescoço.
- Raramente é recomendada biópsia aberta de massa do pescoço como primeiro procedimento investigativo, já que pode interferir com estratégias de tratamento futuras.
- Não realizar biópsia aberta dentro da topografia da parótida sem ter certeza de que o nódulo é extraglandular.
- O nervo espinal acessório é superficial no triângulo posterior do pescoço e o dano a ele é a complicação mais frequente nas cirurgias nesse local.

Introdução

A avaliação das massas do pescoço é uma das situações mais comuns na prática clínica diária do cirurgião de cabeça e pescoço. Doenças inflamatórias, congênitas ou neoplásicas podem se apresentar como massa no pescoço e podem afetar órgãos do pescoço além dos linfonodos [1-3]. É crucial ter em mente todos os diagnósticos diferenciais enquanto se estiver avaliando o paciente. É muito importante obter um histórico clínico cuidadoso e um exame físico completo. Estudos de imagenologia devem ser utilizados quando necessário. Ultrassonografia e tomografia computadorizada são os exames mais úteis e podem diferenciar alargamentos de linfonodos de outras massas e mostrar características importantes, por exemplo, se a massa está dentro da glândula parótida ou não. Para definir a etiologia, é necessária uma amostra do tumor. Em caso de carcinoma celular escamoso metastático, o tumor primário é com frequência encontrado dentro da mucosa do trato aerodigestório superior e uma biópsia pode ser feita com facilidade. Biópsias de massas do pescoço devem começar rotineiramente com citologia obtida por BAAF. Na maioria dos casos, a citologia consegue confirmar um diagnóstico e pode ser planejado tratamento definitivo. Algumas vezes, no entanto, o diagnóstico não pode ser feito com base na citologia e é necessária uma biópsia aberta [1-5]. Esse é o caso de linfomas, quando rotineiramente um linfonodo deve ser avaliado para diagnóstico preciso e planejamento do tratamento [1]. Quando a citologia sugere carcinoma metastático e é indicada uma biópsia do linfonodo, deve ser considerada anestesia geral, de forma que uma panendoscopia também possa ser feita ao mesmo tempo.

Sugestões Práticas

Executando uma Biópsia nos Linfonodos

1. O primeiro passo é determinar um nódulo alvo. É importante determinar se os linfonodos são superficiais ou profundos com relação ao músculo esternocleidomastóideo.

2. O linfonodo alvo deve ser o mais facilmente acessível com características de envolvimento da doença, como alargamento, rigidez ou centro necrótico.

3. Os nódulos podem se tornar menos palpáveis após infiltração da anestesia, então, é útil marcar a incisão na pele antes.

4. Diversos fatores devem ser considerados para definição da anestesia. Tamanho, localização e mobilidade do nódulo são importantes. As características do paciente também são relevantes, por exemplo, idade e capacidade de colaborar.

5. Linfonodo superficiais posteriores podem ser da cadeia do nervo espinal acessório. É preciso ter cautela com a incisão e elevação dos retalhos de pele no triângulo posterior, por causa do curso superficial do nervo e ausência de platisma. A incisão deve permitir exposição adequada do nervo [6, 7].

6. Todos os esforços devem ser feitos para remover o linfonodo sem ruptura da cápsula, de forma que a arquitetura seja preservada. Para tração, uma linha de náilon 3-0 que imobilize o nódulos pode ser útil.

7. A secção congelada do linfonodo deve ser executada para se certificar de que há material suficiente para o diagnóstico.

8. Quando há possibilidade de doenças infecciosas, deve ser coletado material para cultura.

Conclusão

Embora a biópsia do nódulo linfático geralmente seja considerada um procedimento simples, complicações podem ser incapacitantes e devem ser evitadas com avaliação pré-operatória cuidadosa e seleção da melhor anestesia para cada caso. O cirurgião tem que ter conhecimento profundo da anatomia do pescoço e deve estar preparado para executar um cirurgia maior, se necessário.

Referências Bibliográficas

1. Karen M, Close LG: Mass in the neck; in Close LG (ed): Essentials of Head and Neck Oncology. Stuttgart, Thieme, 1998, pp 243–251.
2. Frank DK, Sessions RB: Physical examination of the head and neck; in Harrison LB, Sessions RB, Hong WK, Kies MS, Medina JE, Mendehall WM, Mukherji SK, O'Malley BB, Wenig BM: Head and Neck Cancer: A Multidisciplinary Approach, ed 2. Baltimore, Lippincott Williams & Wilkins, 2004, pp 4–10.
3. Schwetschenau E, Keley DJ: The adult neck mass. Am Fam Physician 2002;66:831–838.
4. Gleeson M, Herbert A, Richards A: Regular review: management of lateral neck masses in adults. BMJ 2000;320:1521–1524.
5. Batthacharyya N: Predictive factors for neoplasia and malignancy in neckmass. Arch Otolaryngol Head Neck Surg 1999;125:303–307.
6. Nason RW, Abdulrauf BM, Stranc MF: The anatomy of the accessory nerve and cervical lymph node biopsy. Am J Surg 2000;180:241–243.
7. Weisberger EC, Lingeman RE: Cable grafting of the spinal accessory nerve for rehabilitation of shoulder function after radical neck dissection. Laryngoscope 1987;97:915–918.

Diversos

15.3 Sugestões Práticas para Tratamento de Sarcomas de Cabeça e Pescoço Associados à Radiação

Thomas D. Shellenberger[a,b], Erich M. Sturgis[c,d]

[a]Head and Neck Surgical Oncology, M.D. Anderson Cancer Center Orlando, Orlando, Fla.
[b]University of Texas M.D. Anderson Cancer Center, and Departments of [c]Head and Neck Surgery
[d]Epidemiology, The University of Texas M.D. Anderson Cancer Center, Houston, Tex., USA

DICAS

- O tratamento de sarcoma associado à radiação depende do diagnóstico/avaliação imediatos, metas de tratamento definidas e terapia multimodal.
- Apesar dos prognósticos ruins de sarcoma associado à radiação, a combinação de cirurgia, quimioterapia e, raramente, radioterapia adicional podem oferecer uma chance de cura da doença.

ARMADILHAS

- Falha em considerar a possibilidade de demora no diagnóstico de sarcoma radiação-associado.
- O sarcoma associado à radiação deve ser diferenciado de sarcomas mais comuns para aperfeiçoar o tratamento.

Introdução

O sarcoma pode surgir de uma malignidade secundária rara dentro dos campos de tratamento de radiação, e o dano do filamento duplo de DNA induzido por radiação ionizante parece ser subjacente à patogênese do sarcoma associado à radiação. A etiologia do sarcoma associado à radiação pode incluir os efeitos de outros carcinogênicos como agentes quimioterápicos alquilantes, suscetibilidade genética, ou outros fatores desconhecidos. Assim, os termos sarcoma associado à radiação e sarcoma pós-radiação podem ser mais descritivos do que sarcoma induzido por radiação.

O sarcoma associado à radiação ocorre em pacientes com câncer na cabeça e pescoço com menos frequência do que em outros pacientes com câncer com probabilidades de sobrevivência mais prolongadas. A incidência estimada de sarcoma associado à radiação varia de 0,03 a 2,2% nos que sobrevivem mais de 5 anos após a radioterapia de cabeça e pescoço [1,2]. Os critérios para sarcoma associado à radiação incluem: desenvolvimento de sarcoma dentro do campo de radiação e latência de pelo menos 5 anos entre a radiação e o diagnóstico de sarcoma associado à radiação [3]. O sarcoma associado à radiação parece ocorrer de forma dose-dependente, com a maioria dos casos ocorrendo após doses terapêuticas (mediana 50 Gy) [4,5]. A histologia é, com frequência, de alto grau, incluindo sarcoma pleomórfico (histiocitoma fibroso maligno ou sarcoma não diferenciado) e osteossarcoma. [2,4].

Sugestões Práticas

1. O risco de sarcoma associado à radiação é baixo; assim, o risco de sarcoma associado à radiação não deve ter uma grande influência nas decisões de tratamento para pacientes com câncer de cabeça e pescoço [6]. No entanto, a incidência de sarcoma associado à radiação pode aumentar, conforme as melhorias nos tratamentos de câncer de cabeça e pescoço e a mudança na população resultem em sobrevivência prolongada.

2. Novos sintomas/sinais ou mudanças no caráter dos sintomas crônicos, como dor, devem estimular a investigação imediata. A aspiração com agulha fina é com frequência adequada para o diagnóstico inicial, que deve ser abordado com cirurgia posterior em mente. Todos os espécimes de biópsias atuais e anteriores, junto com as características clínicas e radiográficas, devem ser revisados por um patologista com experiência em sarcomas. Colorações imuno-histoquímicas e estudos citogenéticos podem auxiliar na identificação do subtipo patológico.

3. Registros antigos e dados de dosimetria podem não estar disponíveis; apesar disso, evidências da extensão do campo irradiado podem vir de marcas de ta-

tuagem, mudanças de radiação cutâneas, e descobertas radiológicas de danos de radiação em tecidos adjacentes ao sarcoma associado à radiação.

④ Para sarcoma associado à radiação, a sobrevivência geral em 5 anos varia de 10 a 30% [7-9]. O grau e o tamanho do tumor são os fatores prognósticos mais importantes. O prognóstico para sarcoma associado à radiação parece pior do que os de sarcomas de estágio similar surgindo novamente. Patel *et al.* [10] oferecem as seguintes explicações: (1) demora no diagnóstico causada pela falta de confiabilidade do exame clínico devido ao enrijecimento pós-radiação e fibrose, (2) proximidade do tumor de grandes estruturas neurovasculares limitando a ressecção cirúrgica, (3) opções de tratamento limitadas, (4) quimiossensibilidade relativamente ruim, (5) biologia mais agressiva, e (6) imunodepressão causada pelo primeiro tumor e/ou seu tratamento.

⑤ Ressecção cirúrgica com margens adequadas, em combinação com quimioterapia neoadjuvante ou adjuvante, oferece a melhor chance de cura para sarcoma associado à radiação na ausência de doença metastática (e para paliação em casos selecionados). No momento da detecção, muitos tumores se estenderam além de seus limites locais, tornado limitada a probabilidade de ressecção precisa. Além disso, mudanças no campo irradiado impõem dificuldades técnicas na cirurgia, desafiam a análise patológica das margens e afetam a cura da ferida.

⑥ Tumores de alto grau de ressectabilidade limítrofe devem ser considerados para terapia neoadjuvante seguida por ressecção completa sempre que possível. Tumores de alto grau removíveis e todos os tumores de baixo grau devem ser tratados cirurgicamente sempre que possível, seguidos por quimioterapia adjuvante quando uma margem negativa é difícil ou impossível. Por causa do alto risco de falha, a quimioterapia adjuvante deve ser considerada mesmo naqueles tumores de alto grau completamente removíveis [1].

⑦ Embora radioterapia com feixe de raios externos posterior seja raramente possível, braquiterapia ou radioterapia intraoperatória podem ser aplicadas em casos selecionados.

Conclusão

A detecção do sarcoma radiação-associado em um estágio inicial é de máxima importância, e resultados favoráveis dependem de alto índice de suspeita em pacientes com histórico de exposição à radiação. O sarcoma associado à radiação apresenta desafios únicos; a despeito disso, a ressecção cirúrgica completa oferece a única chance real de sobrevivência a longo prazo.

Referências Bibliográficas

1. Patel SR: Radiation-induced sarcoma. Curr Treat Options Oncol 2000;1:258–261.
2. Ko JY, Chen CL, Lui LT, Hsu MM: Radiation-induced malignant fibrous histiocytoma in patients with nasopharyngeal carcinoma. Arch Otolaryngol Head Neck Surg 1996;122:535–538.
3. Cahan WG, Woodward HQ, Higinbotham NL, Stewart SW, Coley BL: Sarcoma arising in irradiated bone: report of eleven cases. Cancer 1948;1:3–29.
4. Brady MS, Gaynor JJ, Brennan MF: Radiation-associated sarcoma of bone and soft tissue. Arch Surg 1992;127:1379–1385.
5. Kuttesch JF, Wexler LH, Marcus RB: Second malignancies after Ewing's sarcoma: radiation dose-dependency of secondary sarcomas. J Clin Oncol 1996;14:2789–2795.
6. Mark RJ, Bailet JW, Poen J, Tran LM, Calcaterra TC, Abemayor E: Postirradiation sarcoma of the head and neck. Cancer 1993;72:887–893.
7. Robinson E, Neugut AI, Wylie P: Clinical aspects of postradiation sarcomas. J Natl Cancer Inst 1988;80:233–240.
8. Davidson T, Westbury G, Harmer CL: Radiation induced soft-tissue sarcoma. Br J Surg 1986;73:308–309.
9. Wiklund TA, Blomqvist CP, Raty J, Elomaa I, Rissanen P, Miettinen M: Postirradiation sarcoma: analysis of a nationwide cancer registry material. Cancer 1991;68:524–531.
10. Patel SG, See AC, Williamson PA, Archer DJ, Rhys Evans PH: Radiation induced sarcoma of the head and neck. Head Neck 1999;21:346–354.

Diversos

15.4 Sugestões Práticas para Executar Cirurgia Robótica Transoral

Gregory S. Weinstein, Bert W. O'Malley, Jr.

Department of Otorhinolaryngology – Head and Neck Surgery, University of Pennsylvania, Philadelphia, Pa., USA

D I C A S

- Cirurgia robótica transoral (TORS) é executada via dispositivos bucais e nunca por laringoscopia tubular.

A R M A D I L H A S

- Tentar uma TORS sem certificação geral de robôs da Vinci e cursos padronizados em animais e observacionais especificamente focados em TORS é desaconselhável.

Introdução

A viabilidade de TORS usando o Sistema Cirúrgico Robótico da Vinci® (Intuitive Surgical, Sunnyvale, Califórnia, EUA) foi primeiro demonstrada por nossa equipe cirúrgica na Universidade da Pensilvânia, em modelos de manequim, cadáveres e cães ([1-3]. A TORS utiliza um sistema robótico prontamente disponível onde haja um carrinho robótico ao lado do leito que tem no mínimo três braços que podem ser inseridos por uma variedade de dispositivos bucais para executar a cirurgia transoral. Os braços robóticos estão sob o controle do cirurgião que, sentado em um console, tem uma vista por vídeo tridimensional do campo cirúrgico. Na TORS, dois braços instrumentais são utilizados, assim como a videoendoscopia dupla central. O cirurgião tem controle total dos instrumentos robóticos miniaturizados por meio de manipuladores no console. Nossa equipe publicou inúmeros relatórios pré-clínicos, assim como relatórios de nosso estudo de pacientes de TORS incluindo a abordagem com TORS para laringectomia parcial supraglótica, ressecção da base da língua e tonsilectomia radical [4-8].

Sugestões Práticas

1. Como em todas as cirurgias oncológicas, a seleção do paciente é de máxima importância. Com algumas exceções, recomendamos avaliação pré-operatória tanto no ambiente do paciente externo quanto no momento da endoscopia pré-operatória sob anestesia geral, momento no qual o paciente pode ser classificado entre tratamento não cirúrgico, ressecção cirúrgica aberta, cirurgia a *laser* transoral e TORS.

2. A eficiência intraoperatória é significativamente melhorada se houver uma equipe dedicada de pessoal de sala de cirurgia treinada em robótica e ambiente de sala de operações para TORS.

3. Visto que, com raras exceções, os mesmos conjuntos de instrumentos robóticos e instrumentos não robóticos são necessários para os casos de TORS, o ambiente da sala e o ambiente de instrumentos deve ser padronizado e o mesmo para cada caso, o que melhora a eficiência e diminui o tempo de cirurgia.

4. Nunca tente realizar TORS por meio de laringoscopia tubular. Dispositivos bucais devem ser utilizados para prover acesso a instrumentos e o mais comumente utilizado é o dispositivo bucal Davis-Crow (base da língua e amídala) e o sistema FK-Laryngo-Pharyngoscope (retrator Feyh-Kastenbauer) da Gyrus ACMI (www. gyrus-ent.com)/Explorent GmbH, Tuttlingen, Alemanha (www.explorent.de; laringe e hipofaringe).

5. Os assistentes ao lado do leito desempenham papéis-chave em cirurgias robóticas transorais, incluindo retração, sucção e aplicação de grampos nos vasos sanguíneos para hemostase.

(6) O instrumento de eletrocauterização com ponta de espátula de 5 mm é a ferramenta de "corte" mais comum e funciona muito bem em todos os locais anatômicos.

(7) Todos os vasos sanguíneos com um lúmen grande o suficiente para ser visualizado devem ter de 2 a 3 clipes aplicados em cada extremidade antes da transecção. Descobrimos que é mais eficiente aplicar clipes com o aplicador de clipes manual Storz Laryngeal (Karl Storz, Tuttlingen, Alemanha).

(8) Se no final o cirurgião estiver preocupado com o potencial de edema significativo nas vias aéreas, então, o paciente deve permanecer intubado por um período de 24 a 48 horas, tanto com esteroides quanto com antibióticos intravenosos.

(9) Dissecção do pescoço, quando indicada, é preparada e realizada em 1 a 3 semanas seguindo-se à TORS. A justificativa para preparar a dissecção do pescoço foi discutida em outra fonte [7].

(10) Em pacientes nos quais a aspiração representa um possível risco, uma gastrostomia percutânea é executada pré-operatoriamente.

Conclusão

Neste capítulo o leitor foi exposto a pontos-chave para executar com sucesso a TORS. Nossa experiência com mais de 150 procedimentos de TORS nos permitiu não somente descrevem abordagens cirúrgicas reproduzíveis, mas também resumir as características comuns de todos os casos de TORS que, se seguidas, melhorarão a chance de excelentes resultados [5-8].

Referências Bibliográficas

1. Weinstein GS, O'Malley BW Jr, Hockstein NG: Transoral robotic surgery (TORS): supraglottic laryngectomy in the canine model. Laryngoscope 2005;115:1315–1319.
2. Hockstein NG, O'Malley BW Jr, Weinstein GS: Assessment of intraoperative safety in transoral robotic surgery. Laryngoscope 2006;116:165–168.
3. O'Malley BW Jr, Weinstein GS, Hockstein NG: Transoral robotic surgery (TORS): glottic microsurgery in a canine model. J Voice 2006;20:263–268.
4. O'Malley BW Jr, Weinstein GS, Snyder W, Hockstein NG: Transoral robotic surgery (TORS) for base of tongue neoplasms. Laryngoscope 2006;116:1465–1472.
5. Weinstein GS, O'Malley BW Jr, Snyder W, Hockstein NG: Transoral robotic surgery: supraglottic partial laryngectomy. Ann Otol Rhinol Laryngol 2007;116:19–23.
6. O'Malley BW Jr, Weinstein GS: Robotic anterior and midline skull base surgery: preclinical investigations. Int J Radiat Oncol Biol Phys 2007;69(2 suppl):S125–S128.
7. Weinstein GS, O'Malley BW, Snyder W: Transoral robotic surgery (TORS) radical tonsillectomy. Arch Otolaryngol Head Neck Surg, in press.
8. O'Malley BW, Weinstein GS: Robotic skull base surgery: preclinical investigations to human clinical application. Arch Otolaryngol Head Neck Surg, in press.

Índice Remissivo

Os números em *itálico* são referentes a tabelas.

A

2HPT (Hiperparatireoidismo Secundário)
 tratamento cirúrgico do, 22-23
3HPT (Hiperparatireoidismo Terciário), 22
AAF (Aspiração com Agulha Fina), 10
AC (Artéria Carótida), 160
Acesso
 subcraniano, 130-131
ACI (Artéria Carótida Interna), 50, 52, 138, 142, 146
ACT (Artéria Cervical Transversa), 56
AFB (Anomalia de Primeira Fenda Braquial), 156
AJCC (Comitê da Junta Americana do Câncer), 64
Antebraço
 retalho microvascular do, 188-189
 executar, 188-189
APP (Abscesso Profundo do Pescoço)
 acessar um, 166-167
APP (Adenoma Pleomórfico da Parótida), 116
APRP (Adenoma Pleomórfico Recorrente da Parótida), 116-117
AT (Artéria Tireóidea), 10
ATI (Artéria Tireóidea Inferior), 2
Autoenxerto
 livre jejunal, 196-197
 reconstrução com, 196-197
 de defeitos faringoesofágicos, 196-197
Autotransplante
 de paratireroides, 8

B

BAAF (Biópsia Aspirativa com Agulha Fina), 202
 de massas cervicais laterais, 200-201
 indicações, 200-201
 limitações, 200-201
BAC (Base Anterior do Crânio), 136
BC (Base do Crânio)
 cirurgia da, 134-135
 grandes defeitos durais na, 134-135
 como tratar, 134-135
 TNs extensos da, *163*
 excisão de, *163*
 tumores da, 130-149
 ressecção de, 138-139
 contraindicações, 138-139
BC (Biópsia de Congelação)
 lesões fibro-ósseas da, 148-149
 extensas, 148-149
 tratamento de, 148-149
 limitações da, 118-119
 nas cirurgias para tumores, 118-119
 das glândulas salivares, 118-119

BF (Broncoscópio Flexível), 175
BI (Bócio Intratorácico)
 cirurgia de, 12-13
Biópsia
 aberta de pescoço, 202-203
 de massa cervical lateral, 202-203
 como realizar, 202-203
 quando realizar, 202-203
BLNS (Biópsia de Linfonodo Sentinela)
 no tratamento do câncer oral, 40-41
 N0, 40-41
Boca
 soalho da, 60-63
 grandes defeitos do, 62-63
 reconstrução de, 62-63
 pequenos defeitos do, 60-61
 como reconstruir, 60-61
BS (Bócio Subesternal), 12

C

Cabeça
 e pescoço, 166-169, 184-185, 204-205
 infecções de, 166-169
 reconstrução de, 184-185
 retalho miocutâneo para, 184-185
 de músculo grande dorsal, 184-185
 sarcoma de, 204-205
 associados à radiação, 204-205
Câncer (es)
 de laringe, 72-73
 ressecção a *laser* do, 72-73
 de parótida, 122-123
 EC eletivo nos, 122-123
 indicações, 122-123
 hipofaríngeo, 92-99
 nasofaríngeo, 100-105
 tratamento cirúrgico do, 100-101
 indicações, 100-101
 oral, 36-37, 40
 pescoço N0 no, 36-37
 aguardar e observar, 36-37
 N0, 40-41
 BLNS no tratamento do, 40-41
Carcinoma
 bem diferenciado, 30-31
 com invasão do nervo recorrente, 30-31
 como tratar, 30-31
 de língua, 68-69
 ressecções de, 68-69
 margens cirúrgicas adequadas em, 68-69
CBDT (Câncer bem Diferenciado da Tireoide), 30

CC (Corpo Carotídeo), 160
CC (Corte de Congelação), 10
CCE da CO (Carcinoma de Células Escamosas da Cavidade Oral), 38, 64
CCE (Carcinoma de Células Escamosas), 8
  de cabeça e pescoço, 34-36
    estudo pré-operatório do pescoço no, 34-35
    oral, 36
CCECP (Carcinoma de Células Escamosas de Cabeça e Pescoço), 58
CCO (Câncer da Cavidade Oral), 42-43
  pescoço N+ nos, 42-43
    tratamento do, 42-43
      ECS no, 42-43
CCR (Cirurgia Cervical de Resgate), 54
CDTG (Cisto de Ducto Tireoglosso)
  tratamento do, 158-159
    como evitar surpresas no, 158-159
CFB (Cisto de Fenda Braquial)
  tratar, 156-157
    sugestões práticas, 156-157
Cirurgia
  da BC, 134-135
    grandes defeitos durais na, 134-135
      como tratar, 134-135
  da parótida, 110-113
    reconstruir o NF excisado na, 112-113
      como, 112-113
      quando, 112-113
    sacrifício do NF na, 110-111
      decisões intraoperatórias de, 110-111
  cervical, 46
    preservação em, 46
      do NMM, 46
  de BI, 12-13
  de paratireoides, 6-7
    monitoramento em, 6-7
      do NLR, 6-7
  de tireoide, 6-9
    como preservar na, 8-9
      as GPs, 8-9
    monitoramento em, 6-7
      do NLR, 6-7
CIT (Câncer Invasivo da Tireoide)
  tratamento do, 32-33
CMT (Câncer Medular da Tireoide)
  LN no, 28-29
  tratamento dos, 28-29
CN (Carcinoma Nasofaríngeo), 100
  metástases cervicais do, 104-105
    controle das, 104-105
Coxa
  retalho anterolateral da, 176-177
    microvascular, 176-177
      sugestões práticas para executar, 176-177
Cricotireoidotomia
  emergência de obstrução, 172-173
    da via aérea superior, 172-173
Crista
  ilíaca, 192-193
    retalho microvascular de, 192-193
      sugestões práticas para executar, 192-193

D

DCPT (Dissecção Cervical Paratraqueal Terapêutica), 26
Defeito(s)
  faringoesofágicos, 196-197
    reconstrução de, 196-197
      com autoenxerto livre jejunal, 196-197
  grandes, 62-63, 134-135, 144-145
    reconstrução de, 62-63
      da língua, 62-63
      do soalho da boca, 62-63
    durais, 134-135
      na cirurgia da BC, 134-135
  pequenos, 60-61
    como reconstruir, 60-61
      da língua, 60-61
      do soalho da boca, 60-61
Diafragma
  craniofacial, 136-137
    método para selar o, 136-137
      qual é o melhor?, 136-137
Dissecção
  cervical, 26-27
    paratraqueal, 26-27
      dicas cirúrgicas, 26-27
Diverso(s), 200-207
DLS (Dissecção do Linfonodo Sentinela), 41
Doença(s)
  vasculares, 66-67
    pacientes com, 66-67
      defeitos da mandíbula anterior em, 66-67
        como reconstruir, 66-67
DR (Doença Recorrente), 116
DRC (Doença Renal Crônica), 22
DT (Ducto Torácico)
  lesão do, 56-57
    na ressecção cirúrgica, 56-57
      de LN nível IV esquerdo, 56-57

E

EBV (Vírus Epstein-Barr), 100
EC (Esvaziamento Cervical), 36, 40, 54
  eletivo, 38-39, 122-123
    nos cânceres de parótida, 122-123
      indicações, 122-123
    pescoço N0, 38-39
      no câncer oral, 38-39
  XI nervo nos, 44-45
    como tratar, 44-45
ECB (Esvaziamento Cervical Bilateral), 48-49
ECM (Esvaziamento Cervical Modificado), 56
ECM (Músculo Esternocleidomastóideo), 44, 58, 120
ECMF (Esvaziamento Cervical Modificado Funcional)
  novos conceitos em, 58-59
ECR (Esvaziamento Cervical Radical), 58
ECS (Esvaziamento Cervical Seletivo)
  no tratamento, 42-43
    do pescoço N+, 42-43
      nos CCO, 42-43
EI (Extensão Intraluminal), 32
EIAS (Espinha Ilíaca Anterossuperior), 176
EO (Exenteração Orbital), 136, 140-141

Espaço
  parafaríngeo, 115, 164-165
    da parótida, 115
      tumores do, 115
    massa no, 164-165
    via de acesso cirúrgica a, 164-165
Estenose
  do traqueostoma, 88-89
    depois da LT, 88-89
ET (Endotraqueal)
  tubo, 6
ETCLNRF (Esvaziamento Transcervical de Linfonodos Retrofaríngeos), 52

F

Faringectomia
  parcial, 94-95
    reconstruir defeitos na, 94-95
Faringolaringectomia
  reabilitação da voz depois da, 96-97
  total, 98-99
    método reconstrutivo depois da, 98-99
      como escolher, 98-99
Faringotomia
  supra-hióidea, 78-79
FB (Falha de Barorreceptores), 160
FB (Fenda Braquial)
  fístulas de, 156-157
    tratar, 156-157
FFC (Fístula Faringocutânea), 84
  depois da laringectomia, 90-91
    como prevenir, 90-91
    como tratar, 90-91
Fíbula
  transferência microvascular da, 190-191
    reconstrução da mandíbula com, 190-191
Fístula(s)
  de FB, 156-157
    tratar, 156-157
    sugestões práticas, 156-157
FL (Fascia Lata), 136
FN (Fascite Necrosante)
  tratamento da, 168-169
FOS (Fissura Orbital Superior), 142

G

GDBC (Grandes Defeitos da Base do Crânio)
  como reconstruir, 144-145
Glândula(s)
  salivares, 106-129
    tumores das, 106-129
      limitações nas cirurgias de, 118-119
        da BC, 118-119
        da PAAF, 118-119
  tireoide, 2-33
GP (Glândula Paratireoide), 10, 16
  como preservar as, 8-9
    na cirurgia da tireoide, 8-9
GP (Glândula Parótida), 126
GSM (Glândula Submandibular)
  excisão da, 128-129
    sugestões práticas, 128-129

H

Hipoparatoireoidismo
  tratamento do, 9
    permanente, 9
    temporário, 9
HPT (Hiperparatireoidismo), 24
HPTP (Hiperparatireoidismo Primário), 18

L

Laringe
  câncer de, 72-73
    ressecção a *laser* do, 72-73
      sugestões práticas para, 72-73
Laringectomia
  FFC depois da, 90-91
    como prevenir, 90-91
    como tratar, 90-91
  parcial, 76-77, 82-83
    supracricóidea, 82-83
      sugestões práticas, 82-83
    vertical, 76-77
      reconstrução glótica depois da, 76-77
  supraglótica, 80-81
    resultado funcional após a, 80-81
      manobras intraoperatórias para melhorar o, 80-81
Lesão(ões)
  benignas, 74-75
    nas PVs, 74-75
      tratamento fonomicrocirúrgico de, 74-75
  como evitar, 2-3, 4-5
    do NLI, 2-3
    do RENLS, 4-5
  do DT, 56-57
    na ressecção cirúrgica, 56-57
    de LN nível IV esquerdos, 56-57
  fibro-ósseas, 148-149
    da BC, 148-149
    extensas, 148-149
  não salivares, 124-125
    PT tática nas, 124-125
    indicações, 124-125
Língua
  carcinoma de, 68-69
    ressecções de, 68-69
      margens cirúrgicas adequadas em, 68-69
  defeitos da, 60-63
    grandes, 62-63
      reconstrução de, 62-63
    pequenos, 60-61
      como reconstruir, 60-61
LN (Linfonodo), 39, 40
  biópsia nos, 202
LNRF (Linfonodo Retrofaríngeo)
  como tratar, 50-53
    via de acesso, 50-51, 52-53
      transcervical, 52-53
      transoral, 50-51
LS (Linfonodo Sentinela), 41
LT (Laringectomia Total)
  estenose depois da, 88-89
    do traqueostoma, 88-89

reconstruir defeitos na, 94-95
  sugestões práticas, 94-95
resultado funcional após a, 84-85
  manobras intraoperatórias para melhorar o, 84-85
LT (Lobo Tireóideo), 10
LVP (Laringectomia Vertical Parcial), 32

M

Mandíbula
  anterior, 66-67
    como reconstruir defeitos da, 66-67
    em pacientes com doenças vasculares, 66-67
  reconstrução da, 190-191
    com transferência microvascular, 190-191
    de fíbula, 190-191
  ressecções da, 64-65
    margens cirúrgicas em, 64-65
    como avaliar as, 64-65
Manobra(s)
  intraoperatórias, 80-81, 84-85
    para melhorar o resultado funcional, 80-81, 84-85
    após laringectomia supraglótica, 80-81, 84-85
Massa(s)
  cervicais laterais, 200-203
    BAAF de, 200-201
      indicações, 200-201
      limitações, 200-201
    biópsia aberta de pescoço da, 202-203
      como realizar, 202-203
      quando realizar, 202-203
  no espaço parafaríngeo, 164-165
    via de acesso cirúrgica a, 164-165
MAV (Malformação Arteriovenosa)
  extensas, 150-151
    controlar, 150-151
  sangramento de emergência em, 154-155
    episódios de, 154-155
    como lidar com, 154-155
MCT (Músculo Cricotireóideo), 4
MEI (Músculo Esterno-Hióideo), 10
MET (Músculo Esternotireóideo), 10
Metástase(s)
  cervicais, 36-59, 104-105
    do CN, 104-105
    controle das, 104-105
Método
  reconstrutivo, 98-99
    depois da faringolaringectomia total, 98-99
    como escolher, 98-99
ML (Malformação Linfática)
  extensas, 152-153
    como tratar, 152-153
MLN (Metástase Linfonodal), 38, 42
Monitoramento
  do NLR, 6-7
    em cirurgia, 6-7
      de paratireoides, 6-7
      de tireoide, 6-7
  nervoso, 6
    com NIM 2, 6
MS (Massa no Mediastino), 12
MT (Músculo Temporal), 136
Músculo
  grande dorsal, 184-185
    retalho miocutâneo de, 184-185
      para reconstrução de cabeça e pescoço, 184-185

N

NAE (Nervo Acessório Espinal), 44
NAM (Nervo Auricular Magno)
  poupar o, 120-121
    na PT, 120-121
NC (Nervo Craniano), 160
Nervo
  recorrente, 30-31
    carcinoma bem diferenciado com invasão do, 30-31
      como tratar, 30-31
  XI, 44-45
    nos EC, 44-45
    como tratar, 44-45
NF (Nervo Facial), 116, 156
  abordagem retrógrada do, 108-109
    indicações, 108-109
    técnicas, 108-109
  reconstruir o, 112-113
    excisado na cirurgia da parótida, 112-113
  sacrifício do, 110-111
    na cirurgia da parótida, 110-111
      decisões intraoperatórias de, 110-111
  tronco principal do, 106-107
    identificar o, 106-107
NF (Nervo Frênico), 56
NL (Nervo Laríngeo), 32
NLI (Nervo Laríngeo Inferior), 17
  lesão do, 2-3
    como evitar, 2-3
NLINR (Nervo Laríngeo Inferior Não Recorrente), 3
NLR (Nervo laríngeo Recorrente), 10, 26, 30
  monitoramento do, 6-7
    em cirurgia, 6-7
      de paratireoides, 6-7
      de tireoide, 6-7
NMM (Nervo Marginal da Mandíbula), 128
  preservação do, 46
    em cirurgia cervical, 46

O

Obstrução
  da via aérea superior, 172-173
    emergência de, 172-173
      cricotireoidotomia, 172-173
      traqueotomia, 172-173
ORN (Osteorradionecrose)
  mandibular, 70-71
    administrar a, 70-71

P

PAAF (Punção Aspirativa por Agulha Fina), 110, 116, 126
  limitações da, 118-119
    nas cirurgias para tumores, 118-119
    das glândulas salivares, 118-119
Paratireoide
  autotransplante de, 8
  cirurgia de, 6-7
    monitoramento em, 6-7
      do NLR, 6-7

Paratireoidectomia
    limitada, 20-21
    reoperatória, 24-25
    videoassistida, 18-19
Parótida
    cânceres de, 122-123
        EC eletivo nos, 122-123
            indicações, 122-123
    cirurgia da, 110-113
        reconstruir o NF excisado na, 112-113
            como, 112-113
            quando, 112-113
        sacrifício do NF na, 110-111
            decisões intraoperatórias de, 110-111
    tumores da, 114-115
        de lobo profundo, 114-115
            abordagens dos, 114-115
        do espaço parafaríngeo, 115
        em forma de ampulheta, 114
        laterais, 114
PCCP (Paciente com Câncer de Cabeça e Pescoço), 54
Pescoço
    biópsia aberta de, 202-203
        de massa cervical lateral, 202-203
            como realizar, 202-203
            quando realizar, 202-203
    cabeça e, 166-169, 184-185, 204-205
        infecções de, 166-169
        reconstrução de, 184-185
            retalho miocutâneo para, 184-185
                de músculo grande dorsal, 184-185
        sarcoma de, 204-205
            associados à radiação, 204-205
    LN-positivo, 54-55
        tratamento do, 54-55
            em pacientes submetidos à quimioterapia, 54-55
    N+, 42-43
        ECS no tratamento do, 42-43
            nos CCO, 42-43
    N0, 36-37, 38-39
        no câncer oral, 36-37, 38-39
            aguardar e observar, 36-37
            EC eletivo, 38-39
    N3, 92-93
        tumores primários hipofaríngeos com, 92-93
            como tratar, 92-93
PMIF (Paratireoidectomia Minimamente Invasiva Focalizada), 20
PO (Preservação Orbital), 140-141
PPV (Paralisia da Prega Vocal), 30
PS (Parotidectomia Superficial), 116
PT (Parotidectomia Total), 117
PT (Parotidectomia)
    poupar o NAM na, 120-121
    tática, 124-125
        nas lesões não salivares, 124-125
            indicações, 124-125
PTE (Punção Traqueoesofágica), 85
    primária, 96
PTH (Hormônio Paratireóideo), 18, 22

PTHIO (Monitoramento Intraoperatório do Hormônio Paratireóideo), 19
PTX (Paratireoidectomia), 22
Pull-Up
    gástrico, 198-199
        sugestões práticas para executar, 198-199
PVs (Pregas Vocais), 30
    lesões benignas nas, 74-75
        tratamento fonomicrocirúrgico de, 74-75

Q

Quimioterapia
    pacientes submetidos à, 54-55
        tratamento em, 54-55
            do pescoço LN-positivo, 54-55

R

RC (Resposta Clínica), 54
RCp (Resposta Completa Patológica), 54
RCr (Resposta Completa Radiográfica), 55
Reabilitação
    da voz, 96-97
        depois da faringolaringectomia, 96-97
Reconstrução, 176-199
    da mandíbula, 190-191
        com transferência microvascular, 190-191
            de fíbula, 190-191
    de cabeça e pescoço, 184-185
        retalho miocutâneo para, 184-185
            de músculo grande dorsal, 184-185
    de defeitos faringoesofágicos, 196-197
        com autoenxerto livre jejunal, 196-197
    de grandes defeitos, 62-63
        da língua, 62-63
        do soalho da boca, 62-63
    glótica, 76-77
        depois da laringectomia parcial, 76-77
            vertical, 76-77
Recorrência
    na área do traqueostoma, 86-87
        como administrar a, 86-87
RENLS (Ramo Externo do Nervo Laríngeo Superior)
    lesão do, 4-5
        como evitar, 4-5
RENLS (Ramo Externo do Nervo Laríngeo Superior), 16
Ressecção(ões)
    a *laser*, 72-73
        do câncer de laringe, 72-73
    cirúrgica, 56-57
        de LN nível IV esquerdos, 56-57
            como evitar lesão do DT na, 56-57
    da mandíbula, 64-65
        margens cirúrgicas em, 64-65
            como avaliar as, 64-65
    de carcinoma da língua, 68-69
        margens cirúrgicas adequadas em, 68-69
    de tumores, 138-139
        da BC, 138-139
            contraindicações, 138-139

RET (Ressecção em Espessura Total), 32
Retalho
   anterolateral, 176-177
     microvascular, 176-177
       da coxa, 176-177
   do reto abdominal, 186-187
     transversal, 186-187
   escapular, 194-195
   miocutâneo, 184-185
     de músculo grande dorsal, 184-185
       para reconstrução de cabeça e pescoço, 184-185
   sugestões práticas para executar um, 178-183, 188-189, 192-193
     deltopeitoral, 178-179
     de peitoral maior, 180-181
     de trapézio, 182-183
     microvascular, 188-189, 192-193
       de crista ilíaca, 192-193
       do antebraço, 188-189
Reto
   abdominal, 186-187
     transversal, 186-187
       retalho do, 186-187
RL (Retalho Livre), 136, 144
RM (Ressonância Magnética), 25
RMNE (Ramo mandibular Marginal do Nervo Facial), 38
RMPM (Retalho Miocutâneo do Peitoral Maior), 180
Rotação
   maxilar, 102-103
     realização de, 102-103
RS (Ressecção com *Shave*), 33
RT (Radioterapia), 116, 160
   pós-operatória, 97
RTFE (Radioterapia com Feixe Externo), 32
RTPO (Radioterapia Pós-Operatória), 42

S

Sangramento
   de emergência, 154-155
     em MAVs, 154-155
       como lidar com episódios de, 154-155
Sarcoma
   de cabeça e pescoço, 204-205
     associados à radiação, 204-205
SC (Seio Cavernoso), 138, 146
   acesso do, 142-143
SC (Sistema Carotídeo), 160
Seio
   paranasal, *139*
     procedimentos prolongados do, *139*
       contraindicações dos, *139*
       limitações anatômicas dos, *139*
Soalho
   da boca, 60-63
     grandes defeitos do, 62-63
       reconstrução de, 62-63
     pequenos defeitos do, 60-61
SPM (Síndrome de Primeira Mordida), 160
SSS (Seio Sagital Superior), 138

T

TADS (Trato Aerodigestivo Superior), 32
TC (Tireoidectomia de Complementação), 10-11
TC (Tomografia Computadorizada), 25
TCC (Tumor de Corpo Carotídeo)
   extensos, 160-161
TDP (Traqueotomia de Dilatação Percutânea)
   complicações em, 174-175
     prevenção de, 174-175
TE (Tubo Endotraqueal), 174
TF (Translocação Facial)
   técnica de, 132-133
Tireoide
   cirurgia de, 6-7
     monitoramento em, 6-7
       do NLR, 6-7
Tireoidectomia
   em doenças benignas, 14-15
     extensão da, 14-15
       como decidir a, 14-15
TNs (Tumores Neurogênicos)
   extensos, 162-163
     da BC, *163*
       excisão de, *163*
TOHB (Tratamento com Oxigênio Hiperbárico), 70
TORS (Cirurgia Robótica Transoral), 206-207
Transferência
   microvascular, 190-191
     da fíbula, 190-191
       reconstrução da mandíbula com, 190-191
Traqueostoma
   estenose do, 88-89
     depois da LT, 88-89
   recorrência na área do, 86-87
     como administra a, 86-87
Traqueotomia, 170-175
   aberta, 174
   complicações na, 170
     minimização das, 170
   convencional, 174-175
     prevenção de complicações em, 174-175
   cricotireoidotomia ou, 172-173
TRBC (Tumores Recorrentes da Base do Crânio)
   tratamento cirúrgico de, 146-147
TT (Tireoidectomia Total), 12, 30
TT (Tubo de Traqueotomia), 174
Tubo
   ET, 6
Tumor(es)
   congênitos, 156-159
   da BC, 130-149
   da parótida, 114-115
     de lobo profundo, 114-115
       abordagens dos, 114-115
     em forma de ampulheta, 114
     laterais, 114
   das glândulas salivares, 106-129
     limitações nas cirurgias de, 118-119
       da BC, 118-119
       da PAAF, 118-119
   do espaço parafaríngeo, 115, 160-165
   laríngeos, 72-91
   orais, 60-71

orofaríngeos, 60-71
parotídeo, 126-127
   quando não operar, 126-127
primários hipofaríngeos, 92-93
  com pescoço N3, 92-93
    como tratar, 92-93
vasculares, 150-155
TVAMI (Tireoidectomia Videoassistida Minimamente Invasiva), 16-17

U

UF (Unidades Faciais), 132
US (Ultrassonografia), 22

V

Via Aérea
  superior, 172-173
    obstrução da, 172-173
      emergência de, 172-173

Via de Acesso
  cirúrgica, 164-165
    a massa no espaço parafaríngeo, 164-165
      como escolher, 164-165
  transcervical, 52-53
    do LNRF, 52-53
  transoral, 50-51
    do LNRF, 50-51
VJI (Veia Jugular Interna), 48, 56
Voz
  reabilitação da, 96-97
    depois da faringolaringectomia, 96-97
      sugestões práticas, 96-97
VPP (Valor Preditivo Positivo), 55
VPN (Valor Preditivo Negativo), 55
VS (Veia Subclávia), 56